専門医・指導医のための難症例解決指南

脳神経血管内治療

次の一手

合併症が生じた時，展開に悩む局面に役立つ

表技・裏技集

編集 寺田 友昭

副編集 津本 智幸・松本 浩明・増尾 修・奥村 浩隆

MC メディカ出版

推薦のことば

　絵を描く，料理を作る．同じ材料と道具を使っているのに，ある人がすると非常に洗練されたでき上がりになるのはなぜであろうか．脳血管内治療にも共通する．同じ道具を使ってうまくできる術者とうまくできない術者がいる．

　この差はどこからくるのか言うまでもなく，個々の症例の病態分析が十分か，治療のポイントを認識しているか，どの器具が最も適切か，またそれらをどのように組み合わせて，どういう順番に使っていくか，などなど，多くの点で経験に裏打ちされて培われた工夫や処理方法を持っているか，いないかの差である．

　脳血管内治療の書物が多く出版されてきているが，治療現場での具体的な「コツ・手順・次の一手」を網羅した書はいまだない．実臨床では，全く同じという症例はなく，症例ごとに違った治療上の問題が出てくるものである．術者としてこれをうまく乗り越えると大変満足である．このうまくいったときの手順をいつまでも記憶できればいいのだが，結構忘れてしまうことが多い．小生はよく忘れるほうなので，忘れないように手順や注意すべきことを手帳にメモしている．自分のための手帳なので，簡単なメモでも，一見しただけですぐ全体を思い出せるのであるが，治療現場にいなかった第三者に「うまくできるコツ・手順」を説明し理解してもらうことは案外難しい．この「コツ・手順」，寺田友昭先生らの言う「次の一手」を理解してもらうためには，丁寧に説明しかつ動画で実際の手技を見せないことには困難であることがほとんどである．これにはかなりの努力が必要である．

　寺田先生はじめ寺田門下の先生方は，メディカ出版の『脳神経外科速報』に，治療困難な症例で経験された，うまく治療するための「次の一手」を図・画像・動画を活用し，平易で簡潔な文章で，シリーズで発表してこられた．小生もこの連載記事を読んでいたが，大変理解しやすく，また幾度か「これは役に立つなあ」と思い，何冊か手元に置いていた．

　この度，今まで発表してこられた「次の一手」シリーズを元に，テーマごとにまとめられ，一冊の単行本として出版されるということで，記事をまとめて読むことができるようになり，大変ありがたいと思っている．達人たちの「次の一手」の集大成の本である，脳血管内治療医の技術を向上させるための必読書，何回も読みかえすべき書である．

　最後にもう一言，脳血管内治療の治療器具は日進月歩であり短期間に変化してくるものなので，著者の先生方にはご苦労とは思いますが，定期的に改訂していただきたいと思います．

三重大学名誉教授

滝 和郎

推 薦 の こ と ば

　寺田友昭教授，このたびは『脳神経血管内治療 次の一手』の発刊おめでとうございます．

　脳血管内治療は年々隆盛となり，ますます精力的で油がのっている寺田先生の仕事ぶりをいつも傍から敬服しつつ拝見しております．

　寺田先生はいわずもがな脳血管内治療の国内黎明期からのメンバーの一人であり，この分野でも技術を要する難治性の動脈瘤からシャント疾患までを広くカバーするオールマイティーな国内トップエキスパートの一人です．

　本書は将来，脳血管内治療のエキスパートを目指す医師にとって，特に現実的に遭遇し得るような大きさやシチュエーションの動脈瘤や，寺田先生がとりわけ得意とされているdAVF，AVM，CASなどを扱う内容となっています．

　私が専門とする開頭手術でも，どんな困難なものに対する場合でも，まずは安全に施行する安定したハサミや吸引管の使い方などの基本操作があります．もちろん脳血管内治療でも同様だと思いますし，開頭でも血管内でも，順調にいかなかった場合や急なトラブルの場合も，「次の一手」の引き出しが豊富で，その場の判断と対処ができることがエキスパートへの道です．

　寺田先生と私はもともと釣りという趣味を通じての仕事を超えたご縁です．釣りも大物を釣り上げたりたくさんの釣果を得たりするためには，いろいろ工夫をするところがおもしろいのですが，釣りでも，血管内でも手術でも，達人と言われる人でも最初は誰もが素人で，その中から経験やうまくいかなかったことを通じて技術を進化させた過程があると思います．画家や芸術家などもそうだと思いますが，達人とはその考えと自分のスタイルを持って，しかも工夫し，進化と変化を続けていく人が多いと思います．寺田先生は，私から見ていて，まさにそういう方だと思います．

　ただ今の時代，達人の技は，"見て覚えろ"では，通じる世界ではなく，tipsや考え方を，少しでも多くの後輩にわかりやすく伝えていくことができることが，次世代を育て，ひいては多くの患者さんのために必要です．

　あまたある教科書の中でこの書は，研修医，専門医，指導医の対話形式で進んでおり，開頭術者の私から見ても，超実践的，具体的で分かりやすく，寺田先生のtipsが全編にわたって浸透して，ひときわ光輝いています．私からも本書を強く推薦します．

昭和大学医学部脳神経外科主任教授

水谷 徹

序 文

　脳神経血管内治療は，新しいデバイスが次々に導入され脳神経外科領域では最もホットな領域の一つです．手技としては，親カテーテルの挿入，治療用カテーテルの病変部への導入，治療（再開通，塞栓，血管拡張等），カテーテルの抜去というプロセスで終了するわけですが，それぞれのプロセスでさまざまなことが起こり得ます．そのときにどうするかということを，読者の皆様に考えてもらいながら，血管内治療に対する知識と理解を深めてもらおうと，本企画を思いつきました．

　私も，年齢とともに，自分自身が手洗いして術者に入る回数は減り，そのぶん外からモニターを見ながらあれこれと指示を出すことが多くなってきました．前任地の和歌山労災病院では，数年前から，記録係がiPadを用いて血管内治療の手術記録をその場で作成するようになりました．このシステムが導入されて，しばらくすると，術者が治療中にトラブルに陥ったり，手技が進まなくなったりすると，そのときの小生のつぶやき（ボヤキ？）を記録係が克明に記録するようになってきました．また，何も言わないと，「先生，ここはこれでよかったのでしょうか？」と後から聞かれ，そのコメントもiPadに記載されてゆくようになりました．

　2014年9月に昭和大学藤が丘病院に異動するにあたり，今までiPadに記載された血管内治療手術記録を見返してみると，自分でも素晴らしいと思うコメント，「こんなことしゃべったか？」という言葉，「ちょっとパワハラかな？」という指導が，術中にその場で記録された画像とともに，臨場感を持って血管内治療の記憶としてよみがえってきました．本企画のプランナーとして，読者の皆様に，1例1例を実際に自分が術者になったつもりで，ドキドキ，ハラハラしながら体験していっていただきたいと思います．

　最後に，この企画にご協力いただきました昭和大学関連脳神経外科・血管内治療グループ，和歌山血管内治療グループ，小生が治療を一緒に担当させていただいた全国の先生方，また，快く推薦文を引き受けてくださいました私の敬愛する滝 和郎先生，開頭術のパートナーでもあり，良き釣り友達でもある水谷 徹先生に心より感謝いたします．

2019年10月

昭和大学藤が丘病院脳神経外科教授

寺田 友昭

専門医・指導医のための難症例解決指南

脳神経血管内治療 次の一手

Contents

推薦のことば 3

序文 5

編集・執筆者一覧 8

登場人物プロフィール／使用上の注意 10

1章 脳動脈瘤

0 脳動脈瘤コイル塞栓術に対する基本的な考えと応用手技 12

1 内頚動脈に高度の屈曲蛇行を伴った未破裂中大脳動脈瘤の 1 例
　　──アクセス困難をどう克服するか? WEB ··· 14

2 アクセスの困難な脳底動脈先端部動脈瘤の 1 例 WEB ··· 23

3 一見簡単そうに見える傍前床突起部動脈瘤の 1 例 WEB ··· 31

4 温存しなければならない後交通動脈が動脈瘤の
　　ドームから出ている破裂動脈瘤の 1 例 WEB ··· 40

5 3mm 以下の破裂動脈瘤に対するコイル塞栓術 WEB ··· 49

6 脳血管攣縮を伴った破裂 A1 動脈瘤の 1 例 WEB ··· 55

7 ブレブを伴い,前脈絡動脈がドームより分岐する急性期破裂動脈瘤の 1 例 WEB ··· 64

8 ステントを用いた広頚前交通動脈瘤の血管内治療 WEB ··· 72

9 顔面けいれんで発症した後下小脳動脈がドーム寄りから分岐する
　　椎骨動脈−後下小脳動脈分岐部動脈瘤の 1 例 WEB ··· 79

10 たこ足状に後大脳動脈がドームから分岐する脳底動脈先端部動脈瘤の 1 例 WEB ··· 87

11 T ステントで治療した大型内頚動脈−後交通動脈分岐部動脈瘤 WEB ··· 96

12 再出血した血豆状動脈瘤に対する血管内治療 WEB ··· 106

13 留置したはずのコイルがマイクロカテーテルに残存した前交通動脈瘤の 1 例 WEB ··· 115

14 ステント併用コイル塞栓術後に再出血した解離性椎骨動脈瘤の 1 例 WEB ··· 124

15 ステント留置に伴い稀な合併症が生じた
　　内頚動脈−後交通動脈分岐部動脈瘤の 1 例 WEB ··· 133

16 クリッピング後再発前交通動脈瘤に対するコイル塞栓術
　　──ステント併用コイル塞栓術中の動脈瘤破裂 WEB ··· 141

2章 硬膜動静脈瘻（dAVF）

0 硬膜動静脈シャントに対する血管内治療の基本的な考え方 ············ 152

1 経顔面静脈ルートでアプローチした CCF の 1 例 ············ WEB ··· 153

2 脳皮質静脈に主な流出路を有する CCF の 1 例 ············ WEB ··· 162

3 初回塞栓後，急激な眼症状の悪化を認めた外傷性 CCF の 1 例 ············ WEB ··· 174

4 海綿静脈洞部硬膜動静脈シャントに対する TVE 後に
dangerous drainage が出現した 1 例 ············ WEB ··· 185

5 治療に難渋した左横静脈洞－S 状静脈洞硬膜動静脈シャントの 1 例 ············ WEB ··· 193

6 静脈洞の開存している横静脈洞－S 状静脈洞の
硬膜動静脈シャントに対する根治的塞栓術 ············ WEB ··· 203

7 拍動性耳鳴りで発症した anterior condylar confluent の dAVF の 1 例 ············ WEB ··· 213

8 脳腫瘍塞栓術中に血管穿孔により中硬膜動静脈シャントが形成された 1 例 ············ WEB ··· 220

9 マイクロカテーテルの挿入に工夫を要した脊髄硬膜動静脈シャントの 1 例 ············ WEB ··· 229

3章 脳動静脈奇形（AVM）

0 脳動静脈奇形に対する血管内治療の基本的な考え方 ············ 240

1 塞栓術中に破裂をきたした脳動静脈奇形の 1 例 ············ WEB ··· 241

2 中硬膜動脈を勝負血管に設定し良好な塞栓効果の得られた
小児脳動静脈奇形の 1 例 ············ WEB ··· 250

4章 脳腫瘍

0 脳腫瘍に対する塞栓術 ············ 260

1 小脳橋角部髄膜腫に対する術前塞栓術 ············ WEB ··· 261

2 Round up technique を用いて塞栓した
前頭蓋底－篩骨洞内悪性腫瘍の 1 例 ············ WEB ··· 272

5章 頚動脈狭窄症（CAS）

0 虚血性脳血管障害に対する血管内治療 ············ 282

1 病変部の通過に工夫を要した内頚動脈狭窄症の 1 例 ············ 283

2 内頚動脈高度狭窄症例に対する CAS ─術中のプラーク突出にどう対応するか? ······ WEB ··· 290

3 高位内頚動脈狭窄病変末梢に高度の屈曲を伴った症例における CAS ············ WEB ··· 298

4 High cervical ICA dissection の 1 例 ············ WEB ··· 306

あとがき ············ 313

WEB 動画の視聴方法 ············ 315

索引 ············ 316

WEB のついた項目に関連した動画を専用 WEB ページで視聴できます.

編 集・執 筆 者 一 覧

編集 寺田 友昭　Tomoaki TERADA　　昭和大学藤が丘病院脳神経外科教授

副編集 津本 智幸　Tomoyuki TSUMOTO　昭和大学藤が丘病院脳神経外科准教授
松本 浩明　Hiroaki MATSUMOTO　昭和大学藤が丘病院脳神経外科准教授
増尾 修　Osamu MASUO　横浜市立市民病院脳血管内治療科科長／
　　　　　　　　　　　　　　　　昭和大学藤が丘病院脳神経外科客員教授

奥村 浩隆　Hirotaka OKUMURA　昭和大学医学部脳神経外科学講座

1章 脳動脈瘤

0　寺田 友昭[1]
1　寺田 友昭[1]，藤本 剛士[2]，恩田 清[3]
2　岡田 秀雄[4]，辻 栄作[4]，寺田 友昭[1]
3　寺田 友昭[1]，梅嵜 有砂[5]，神谷 雄己[6]
4　寺田 友昭[1]，山家 弘雄[7]
5　寺田 友昭[1]，藤本 剛士[2]
6　寺田 友昭[1]，岡田 秀雄[4]
7　寺田 友昭[1]，河野 健一[8]
8　寺田 友昭[1]，入江 亮[9]，中山 禎理[7]
9　寺田 友昭[1]，藤本 剛士[2]，恩田 清[3]
10　寺田 友昭[1]，桑島 淳氏[9]，梅嵜 有砂[5]
11　梅嵜 有砂[5]，寺田 友昭[1]，阪本 有[10]，田中 優子[1]
12　樫村 洋次郎[11]，西山 徹[1]，寺田 友昭[1]
13　増尾 修[12]，川口 匠[13]，寺田 友昭[1]
14　阪本 有[10]，西山 徹[1]，寺田 友昭[1]
15　寺田 友昭[1]，田中 優子[1]
16　寺田 友昭[1]，田中 優子[1]，松崎 丞[14]

2章 硬膜動静脈瘻（dAVF）

0　寺田 友昭[1]
1　寺田 友昭[1]，樫村 洋次郎[11]，梅嵜 有砂[5]
2　寺田 友昭[1]，河野 健一[8]，松崎 丞[14]

3　寺田 友昭[1]，梅嵜 有砂[5]，松本 浩明[1]
4　黒木 亮太[15]，宮﨑 雄一[16]，津本 智幸[1]
5　寺田 友昭[1]，神谷 雄己[6]
6　寺田 友昭[1]，藤本 剛士[2]，恩田 清[3]
7　寺田 友昭[1]，梅嵜 有砂[5]
8　寺田 友昭[1]，大島 幸亮[17]，田中 優子[1]，小林 博雄[17]
9　山家 弘雄[7]，寺田 友昭[1]

3章　脳動静脈奇形（AVM）

0　寺田 友昭[1]
1　寺田 友昭[1]，田中 優子[1]，大島 幸亮[17]
2　松本 浩明[1]，田中 優子[1]，寺田 友昭[1]

4章　脳腫瘍

0　寺田 友昭[1]
1　寺田 友昭[1]，松本 浩明[1]
2　寺田 友昭[1]，中山 禎理[7]

5章　頚動脈狭窄症（CAS）

0　寺田 友昭[1]
1　寺田 友昭[1]，松崎 丞[14]，梅嵜 有砂[5]
2　寺田 友昭[1]，今泉 陽一[18]，松崎 丞[14]
3　寺田 友昭[1]，長久 公彦[19]
4　寺田 友昭[1]，藤本 剛士[2]，恩田 清[3]

1）昭和大学藤が丘病院脳神経外科
2）宇都宮記念病院脳神経外科
3）新潟脳外科病院脳神経外科
4）和歌山労災病院脳神経外科
5）東京都保健医療公社荏原病院脳神経外科
6）昭和大学江東豊洲病院脳神経内科
7）昭和大学横浜市北部病院脳神経外科
8）株式会社iMed Technologies
9）昭和大学病院脳神経外科
10）昭和大学江東豊洲病院脳神経外科

11）昭和大学藤が丘病院救命救急科
12）横浜市立市民病院脳血管内治療科
13）和歌山県立医科大学脳神経外科
14）多根総合病院脳神経内科
15）福岡徳洲会病院脳神経外科
16）国立病院機構九州医療センター脳血管内治療科
17）石岡循環器科脳神経外科病院脳神経外科
18）AOI国際病院脳神経外科
19）長久病院脳神経外科

登場人物プロフィール

A 研修医

脳神経外科研修医2年目．開頭術も血管内治療もどちらもマスターしたいと思っている意欲的な研修医．

B 専門医

卒後8年目で，今後血管内治療に専念したいと思っている伸び盛りの医師．

C 指導医

卒後20年目．最近は，カテ室外で見ていることが多いが，困ったときには的確なアドバイスをくれる，頼りになる指導医．

使 用 上 の 注 意

- 本書の情報は2019年9月現在のものです．
- 本書で取り上げる製品の解説には，一部適応外（承認外）使用も含まれます．実際の使用・施行にあたっては，必ず個々の添付文書を参照し，その内容を十分に理解したうえでご使用ください．
- 適応外（承認外）使用については，十分なinformed consentと院内倫理委員会の承認を得たのちに，経験値の高い指導者のもとで適切に実施してください．
- 本書の編集制作に際しては，最新の情報を踏まえ，正確を期すように努めておりますが，医学・医療の進歩により，記載内容が適切でなくなってしまう場合があり得ます．また当然ながら，施設の環境，使用機器，患者の状態，術者の知識・技術等により，記載通り実施できない場合があります．上記による不測の事故に対し，著者および当社は責を負いかねます．
- 製品写真は2019年9月に著者またはメーカーより提供されたものを掲載しています．製品の外観は変更される可能性があります．また，製品は予告なく，販売中止される可能性がありますので，各製品の使用時には最新の添付文書などをご確認ください．

1章

脳動脈瘤

0 脳動脈瘤コイル塞栓術に対する基本的な考えと応用手技

1 内頚動脈に高度の屈曲蛇行を伴った未破裂中大脳動脈瘤の1例
　─アクセス困難をどう克服するか?

2 アクセスの困難な脳底動脈先端部動脈瘤の1例

3 一見簡単そうに見える傍前床突起部動脈瘤の1例

4 温存しなければならない後交通動脈が動脈瘤の
　ドームから出ている破裂動脈瘤の1例

5 3mm以下の破裂動脈瘤に対するコイル塞栓術

6 脳血管攣縮を伴った破裂A1動脈瘤の1例

7 ブレブを伴い, 前脈絡動脈がドームより分岐する急性期破裂動脈瘤の1例

8 ステントを用いた広頚前交通動脈瘤の血管内治療

9 顔面けいれんで発症した後下小脳動脈がドーム寄りから分岐する
　椎骨動脈−後下小脳動脈分岐部動脈瘤の1例

10 たこ足状に後大脳動脈がドームから分岐する脳底動脈先端部動脈瘤の1例

11 Tステントで治療した大型内頚動脈−後交通動脈分岐部動脈瘤

12 再出血した血豆状動脈瘤に対する血管内治療

13 留置したはずのコイルがマイクロカテーテルに残存した前交通動脈瘤の1例

14 ステント併用コイル塞栓術後に再出血した解離性椎骨動脈瘤の1例

15 ステント留置に伴い稀な合併症が生じた
　内頚動脈−後交通動脈分岐部動脈瘤の1例

16 クリッピング後再発前交通動脈瘤に対するコイル塞栓術
　─ステント併用コイル塞栓術中の動脈瘤破裂

1章　脳動脈瘤

0 脳動脈瘤コイル塞栓術に対する基本的な考えと応用手技

寺田 友昭[1]　　1）昭和大学藤が丘病院脳神経外科

①親カテーテル・DACの重要性

親カテーテルまたはdistal access catheter（DAC）をできるだけ末梢に挿入し，マイクロカテーテルの操作性を高める．ただし，無理しすぎると解離を起こすので要注意．登山で言うと，1次キャンプ（親カテーテル），2次キャンプ（DAC），そして最後に登頂（マイクロカテーテル）になる．

②マイクロカテーテルのシェーピング

マイクロカテーテル先端が動脈瘤長軸に向くように確実にシェーピングする．ここは，いくら時間がかかっても丹念に試行錯誤を繰り返しながら行う．

③分枝確保のためのシェーピングテクニック

大型動脈瘤でもカテーテルのシェーピングを工夫し瘤回しをせずに分枝を確保する．瘤回しは最後の手段．マイクロカテーテルの先端のsmall J，small Sシェープをマスターしよう．

④ガイドワイヤーによるカテーテル交換は痛い目に遭うことがある

カテーテルexchangeは簡単なようで血管穿孔を起こしやすい危険な操作であることを認識しよう．Exchange用のガイドワイヤー先端をJにシェープするなどの配慮が必要．この手技はできるだけ行わず，sheep techniqueを用いたほうが安全．

⑤バルーンカテーテルの使用に習熟しよう

バルーンカテーテルの種々の使用法をマスターしよう．ネックをカバー，herniate，バルーン後端でマイクロカテーテルの位置を固定する等，バルーンの使い方をマスターすれば，難しいコイル塞栓術にも対応できるようになる．

⑥ステントの活用法

ステント併用時には，できるだけ瘤内にコイルを充填してからステントを展開する．カテーテルが瘤内に留置できたら，その後ステントを展開するのが正しいと一般的に信じられているが，先にコイルを巻いてからステントを展開したほうがはるかに安全で自由度が高い．コイルが親動脈から出てくるぎりぎりまでコイルで頑張

って最後にステントを展開する．そうすれば，最初のコイルでマイクロカテーテルが瘤外に押し出されてコイルを入れるのに苦労するような事態は避けられることが多い．また，ステント選択時にネックカバーを主体に使用するのか，flow diversion効果を期待するのか，ステントで解剖学的な変化を期待するのかによって使用するステントは異なってくる．

⑦ Scepter からステント展開する利点

我々がScepter（テルモ）からステントを展開する理由は，以下の通りである．
1）バルーンリモデリングである程度コイルの巻き具合がわかる（場合によってはステントなしにコイル塞栓できることもある）．
2）ステントを展開してしまうと，最初のコイル挿入時にマイクロカテーテルが押し出され，次のコイル挿入が困難となることがある．
3）術中破裂をきたした場合に，Scepterを使っておけばすぐに血流遮断をすることができる〔ScepterからNeuroform Atlas（日本ストライカー）を展開することはメーカーからは推奨されていないが大多数の症例で可能である〕．

⑧ Multiple stent technique

Telescopic stent，half T，T，Y，U，X stentの使用にあたってはステントの特性を知り，その使用に習熟することは必須であるが，ステントストラットをマイクロカテーテルでクロスすることは必ずしも容易ではない．できない場合，ほとんどの原因はledgeによるものであり，ledgeの少なくなる太めのガイドワイヤーを用いることで対応できることが多い．

⑨ 出血性合併症への対応

術中合併症としては，破裂，穿孔，血栓塞栓性合併症がある．破裂，穿孔にはヘパリン中和（状況にもよる），血圧低下は当然であるが，最も有効な手段はバルーンによる血流遮断である．「バルーンはtemporary clip」と考え，常に準備しておくことが必須である．また，末梢血管をガイドワイヤーで穿孔することも時に経験するが，抗血小板薬内服中のこの合併症は時に致命的となることがある．止血困難と判断すれば穿孔血管の塞栓，開頭術への移行をためらってはならない．

⑩ 虚血性合併症への対応

血栓塞栓性合併症が生じたときの対処法の原則は，まず不要なカテーテル等のデバイスを抜去し，瘤のネック周囲の血流を良くすることである．その上で抗凝固薬，抗血小板薬の強化を行うことである．ただし，やりすぎると出血性合併症につながるので血栓塞栓性合併症から脱却できれば早期に中止することも必要である．

| 1章 | 脳動脈瘤 | | 難易度 ★☆☆ |

1 内頚動脈に高度の屈曲蛇行を伴った未破裂中大脳動脈瘤の1例
── アクセス困難をどう克服するか？

寺田 友昭[1]，藤本 剛士[2]，恩田 清[3]
1) 昭和大学藤が丘病院脳神経外科
2) 宇都宮記念病院脳神経外科
3) 新潟脳外科病院脳神経外科

 次の一手（表技・裏技）

1. 屈曲蛇行の強い内頚動脈に親カテーテルを挿入する場合には，血管攣縮予防のために灌流ラインにヘパリン化生食1,000mLあたりミリスロール® 1mLを加えておく．

2. DD6をできるだけ末梢に挿入するためには，カテーテルの先端に形状を付けて4.2F FUBUKIと0.035inchのガイドワイヤーで誘導してみる．

3. 屈曲を越えないときは，coaxialの4.2F FUBUKIをできるだけ末梢まで誘導し，その後ガイドワイヤーを抜いてFUBUKIをガイドワイヤーとしてDD6を進めてみる．そうすれば，血管壁外側に当たりながらDD6が進んでいくことが多い（sliding technique）．

☞ 症例紹介

　今回の症例は，50歳女性で，内頚動脈（ICA）に高度の屈曲蛇行を伴い，アクセスに困難な中大脳動脈瘤（MCA AN）です．また，動脈瘤のネックはさほど広くはないのですが，高さがなくエイリアンの頭のように前後に広がった形（4×4×8mm）をしています（図1）．治療の難易度はそれほど高くないのですが，このような症例は逆に取りこぼしのないように確実に塞栓する必要があります．脳動脈瘤コイル塞栓術の基本に立ち返り，本症例の治療法について検討していきたいと思います．左総頚動脈（CCA）撮影ですが，ICAは2カ所で強い屈曲蛇行を認めます（図2）．アクセスルートに屈曲蛇行を伴った症例にどのように対応するかが今日のテーマです．

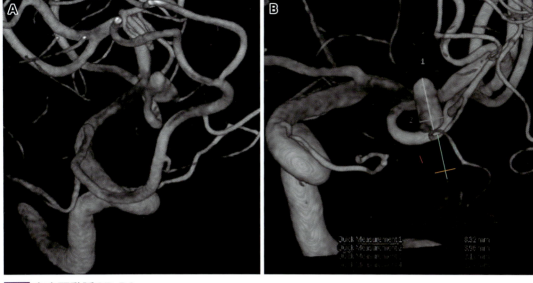

図1 右内頚動脈 3D-RA
A, B：ネックは小さいが高さはなく，前後に長い形状を示すMCA動脈瘤を認める．

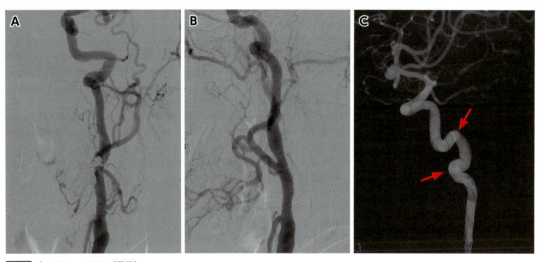

図2 右ICA，CCA撮影
A, B：CCA撮影正面，側面像，ICA遠位部に強い屈曲蛇行を認める．
C：WA (B plane)，ICAに強い屈曲蛇行を認める（矢印2箇所）．

1. 術前検討：治療戦略

C指導医 さて，A先生，この動脈瘤の治療のポイントは何でしょうか？

A研修医 やはり，ICAの屈曲蛇行が強く，親カテが末梢まで挿入できない可能性があります．そこをどう工夫するかがポイントになると思います．瘤のネックもそこそこ広そうなので，2デバイスが挿入できるように6Fのカテを上げたいのですが，

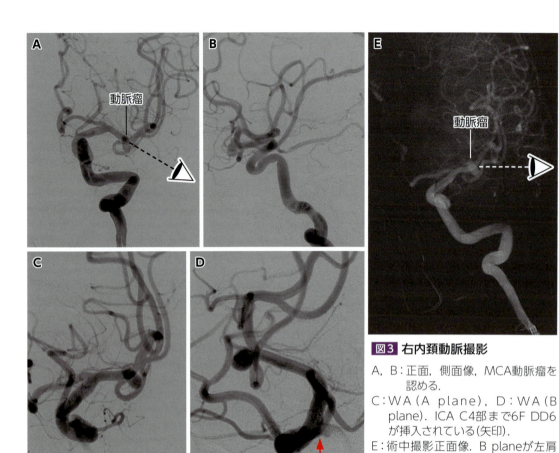

図3　右内頚動脈撮影

A, B：正面，側面像．MCA動脈瘤を認める．
C：WA（A plane），D：WA（B plane）．ICA C4部まで6F DD6が挿入されている(矢印)．
E：術中撮影正面像．B planeが左肩に干渉しないように頭を右30°傾け，DのWAをとった．

難しそうです．<mark>8Fの親カテをICA起始部に置き，そこから4.2FのFUBUKI（朝日インテック）をC3まで挿入し，その中をマイクロカテーテル（MC）を通して瘤に挿入，バルーンが必要なときは8Fの親カテから挿入する</mark>というのはどうでしょうか？

C指導医　いい考えですね．親カテについては，最後の手段としてその方法を使うようにしましょう．それ以外に，この症例で何か工夫すべきポイントはありますか？

B専門医　<mark>動脈瘤コイル塞栓術のポイント</mark>は，C先生がいつも言われているように，<mark>①アクセスルート，②MCの形状，③ワーキングアングル（WA），④adjuvant technique</mark>の4つがあると思います．この症例では，ネックが分離できるWAを通常の状態ではとることができません．WAをとるためには頭部を右へ屈曲させる必要があります（図3）．

C指導医　その通りですね．いいコイル塞栓をしようとすれば，適切なWAを設定し，MCの操作が容易になるように親カテを十分末梢まで挿入し，MCが動脈瘤の長軸のほうを向くように形状形成を行います．<mark>MCが安定した形で留置できれば治療の</mark>

半分は成功したようなものです．最後のadjuvant techniqueにはダブルカテーテル法，バルーンリモデリング，ステント併用などがありますが，どうしても複数本のMCを挿入する必要が生じてきます．本症例では，シンプルテクニックでも塞栓できそうですが，バルーンカテーテル（BC）ないしダブルカテーテルを用いる可能性があるので，6F親カテを何とか末梢まで挿入しておきたいですね．B先生，何か良い方法がありますか？

B専門医　ICAの屈曲が結構強いのですが，Shuttle Sheath（Cook Japan）をICA入り口に留置し，その中を4.2F FUBUKIと6F Cerulean DD6（以下DD6，メディキット）でC4部まで挿入できるか試してみたいと思います．だめならA先生の方法で行いたいと思います．

A研修医　ちょっと無理なように思いますが．

B専門医　A先生，スライディング法というのを知っていますか？ 屈曲の強い部分でガイドワイヤー（GW）を抜き，4.2F FUBUKIをGW代わりにして6F DD6を進める方法です．

A研修医　カテが進まないときは硬いGWに変えて入れるように教わったのですが．

C指導医　その通りです．通常は硬いワイヤーに入れ替えるとカテは上がっていきます．ただ，カテの上がらない原因がledgeの場合はどうでしょう．屈曲部で硬いワイヤーを使って血管を直線化すると，カテのエッジが血管の壁に当たって進まなくなるのです．

　図で説明すると，屈曲部でGWを使って血管をまっすぐにすると，太いカテのエッジが血管壁に引っかかって進まなくなります．これがledgeです（図4A）．逆に，硬いワイヤーを抜いてやわらかい4.2F FUBUKIを軸に6F DD6を進めると，DD6はFUBUKIとともに血管の最外側に当たるため，ledgeがなくなり，血管壁の外側を滑るように入っていきます（図4B）．

A研修医　なるほど，それでスライディング法ですか．でも，本当にうまくいくのでしょうか？

Point

動脈瘤コイル塞栓術のポイント
①アクセスルート，②MCの形状，③WA，④adjuvant technique（ダブルカテーテル法，バルーンリモデリング，ステント併用など）．

Tips

スライディング法（Sliding technique）
屈曲の強い部分でGWを抜き，4.2F FUBUKIをGW代わりにして6F DD6を進める方法．

脳神経血管内治療 次の一手　**17**

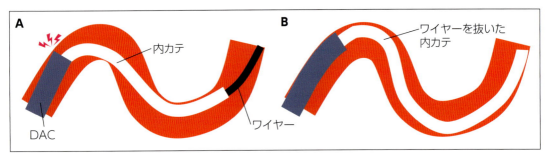

図4 Sliding techniqueのシェーマ
A：ワイヤーが入っていると，内カテは血管の真ん中を通ろうとするためledgeが生じる．
B：内カテがやわらかいと内カテは血管壁に接するように走行し，ledgeは生じないため，屈曲部を越えてゆく．

- **C指導医**　A先生，他にこのような屈曲の強い症例でDACを挿入するときに注意すべき点は何ですか？
- **A研修医**　<mark>血管攣縮</mark>です．たしか若い女性では，高率に出現していたように思います．攣縮予防のために灌流ラインの中にニトログリセリン（ミリスロール®）を1mL加えておきます．
- **C指導医**　ご心配なく．すでに，B先生が最初に対応してくれています．
- **A研修医**　B先生，ありがとうございます．

2．実際の治療

- **B専門医**　では，やってみましょう．まず，6F DD6の先端にhot air gunで60°程度の小さなカーブを付けておきます（図5）．4.2F FUBUKIも同様に形状形成しておきます．シャトルシースはICA近位部に入っていますから，ここから4.2Fと6F DD6を上げていきます．4.2F FUBUKIは0.035inchのGWで容易に末梢まで挿入できます．この状態でDD6を上げてみます．やはり，屈曲で引っかかって入りません．
- **C指導医**　0.035inchのGWを屈曲の末梢まで下げてください．そして，4.2F FUBUKIを軸にDD6を進めてください．
- **B専門医**　GWを下げて，FUBUKIを軸に進めます．少しFUBUKIが下がりましたが，DD6は屈曲を越えました．次の屈曲まで進めます．GWがあるとやはり引っかかります．ワイヤーを抜いてFUBUKIを軸に進めます．次の屈曲も越えました．DD6がC4まで上がりました（図3D）．
- **A研修医**　すごいですね．こんな屈曲でも越えていくのですね．まさに逆転の発想ですね．
- **C指導医**　ちょっと無理かと思いましたが，何とか上がってくれましたね．ここまで親カテ

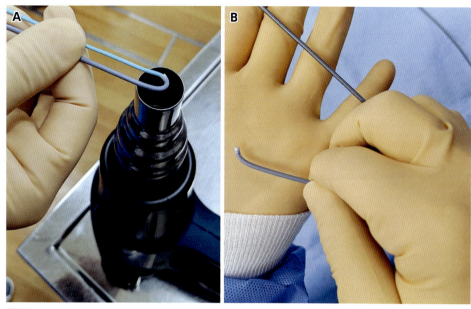

図5 Hot air gunによるshaping

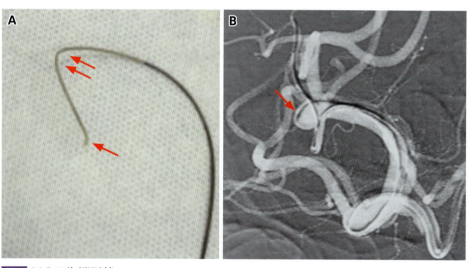

図6 MCの先端形状
A：MCの先端形状を示す．矢印：先端シェイプ，二重矢印：IC topのシェイプ．
B：カテ先は動脈瘤の後方を向いている．

が入れば，あとの治療は非常に楽になります．次は，BCの挿入とMCの挿入ですが，MCはどのように形状付けしますか？

B専門医 MCの先端が動脈瘤の後方の拡張した部を向くようにしたいと思います．M1の分岐から計測してMCに形状を付けます．**図6A**のような形で形状付けを行います．Hot air gun 150℃で90秒加温します．いい感じで形状が付きました．

A研修医　では，BCは私が挿入します．ここまで親カテが入っているとカテ操作が非常に楽です．簡単にM1，M2を確保できました．ではB先生，MCをお願いします．

B専門医　BCが妨げになってGWがBCのほうに入っていきますが，何とか瘤内にGWが入りました．MCを少し深めに挿入しておきます．カテ先は動脈瘤の後方を向いているようです（図6B）．BCを拡張してもカテはさほど動きません．

C指導医　ではコイルを挿入していってください．

A研修医　まず，GDC 360 Soft SR（日本ストライカー）5×20cmを挿入します．カテが瘤の後方を向いているので全体に広がる良いフレームができました（図7）．BCなしでも大丈夫そうです．撮影します．

B専門医　瘤外への突出はありませんね．離脱しましょう．次はサイズを落として後方コンパートメントからコイルを詰め戻していきましょう．

A研修医　次はOrbit Galaxy Complex Xtrasoft（ジョンソン・エンド・ジョンソン）4×8cmを挿入します．後方コンパートメントにうまく入っています．どんどん詰め戻ってきます．そろそろMCが押し出されそうです．最後は，SMART COIL（メディコスヒラタ）2×4cmを入れます．ここでMCが押し出されました．コイルは計42cm入りました．撮影します．

B専門医　瘤はタイトに詰められていますね（図8）．

C指導医　では，MC内にGWを通してからカテを抜去してください．そして，BCも抜去してください．

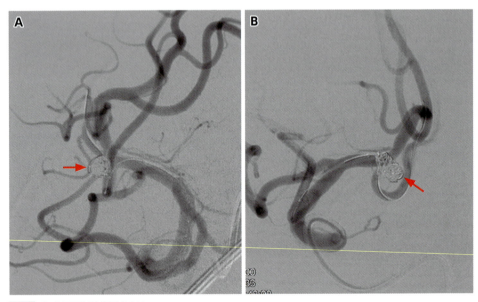

図7 右内頚動脈撮影WA

A，B：1st coil挿入後の血管撮影を示す．動脈瘤全体をカバーするようなフレームが形成されている．

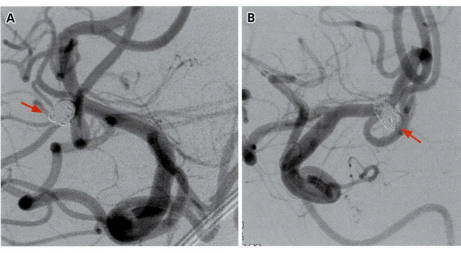

図8 右ICA撮影 WA（コイル塞栓終了後）
A, B：動脈瘤には十分なコイルが充填されており, 動脈瘤は造影されなくなっている.

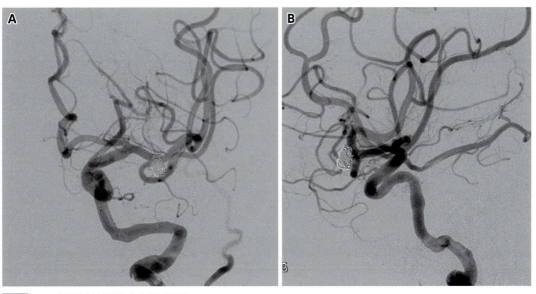

図9 コイル塞栓終了後右ICA撮影
A, B：動脈瘤には十分なコイルが充填されており, 動脈瘤は造影されなくなっている.

A研修医　きれいに詰まりました（図9）. やはり, すべてのステップを確実に踏んでいくと良い結果が出るということですね.

C指導医　その通りです. **簡単な症例こそ手を抜かずにきっちりと治療することが大切**です. 本日はこれで終了です.

・使用デバイス一覧・

- FUBUKI 6F ST/Dilator
- 6F JB2
- Cerulean DD6
- FUBUKI 4.2F 130cm
- Excelsior SL-10 preshaped 45°
- Scepter XC 4 × 11

コイル

- GDC 360 Soft SR 5 × 20
- Orbit Galaxy Complex Xtrasoft 4 × 8, 3 × 6
- SMART COIL extra soft 2 × 4 × 2本

👉 Master's Comment

　脳動脈瘤のコイル塞栓術のポイントは，①良いワーキングアングルをとること（必要に応じて頭の固定位置を変える），②親カテーテル・DACをできるだけ末梢に挿入しておくこと（動脈瘤までの到達距離が短くなり，カテーテルコントロールが容易になる），③マイクロカテーテルの形状形成（マイクロカテーテルの先端が安定して動脈瘤の長軸を向くように形状を付ける），④適切なadjuvant technique（ダブルカテーテル法，バルーンリモデリング，ステント併用など）を用いることです．

　特に，親カテーテル挿入に関しては，内頚動脈の屈曲蛇行が強いときには，無理に挿入するとkinkしたりスパスムを起こしたりすることがあります．また，硬いガイドワイヤーで挿入しようとすると，ledgeで上がらなかったり，無理をすると解離を作ってしまうこともあります．今回のsliding techniqueを用いると容易に挿入できることが多いので，一度試してみる価値はあるでしょう．

| 1章　脳動脈瘤 | 難易度 ★★☆ |

2 アクセスの困難な脳底動脈先端部動脈瘤の1例

岡田 秀雄[1]，辻 栄作[1]，寺田 友昭[2]
1) 和歌山労災病院脳神経外科
2) 昭和大学藤が丘病院脳神経外科

 次の一手（表技・裏技）

1. 椎骨動脈へのアプローチルートとして大腿動脈経由，上腕動脈（橈骨動脈）経由，最後に観血的なV3からの直接穿刺がある．

2. 上腕から椎骨動脈にアプローチする場合，分岐角度が急峻な場合は，小さな釣り針状に曲げた形状をカテ先につけてやるとガイドワイヤーが末梢まで挿入できることが多い．

3. 高度の屈曲病変を伸ばしてカテーテルを挿入したときは，血管の内膜を傷つけていることがあるのでカテーテル抜去時に細いガイドワイヤーを残した状態で血管撮影を行い，血管に問題のないことを確認したうえで抜去する．

症例紹介

今回の症例（図1，2）は，他院で未破裂脳底動脈瘤（BA AN）の塞栓を試みられたのですが，アクセスルートが屈曲蛇行しており塞栓ができず当科紹介となった68歳男性です．椎骨動脈（VA）のアクセスの仕方にどのようなものがあるかを検討しながら，本症例の治療法を一緒に考えてみたいと思います．

1. 術前検討：治療戦略

C 指導医　塞栓術の前にアクセスルートは検討しておくべきですが，最近は3D-CT angiography（3D-CTA）でアクセスルートが評価できるので，術前に経動脈的な血管撮影を行わずに治療に入ることが多々あります．さて，今回の症例ではどのようなルートでアクセス可能かを考えてみたいと思います．A先生，この患者さんの3D-CTA（図2A，B）を見てどのようなアクセスルートを考えますか？

A 研修医　大腿動脈から腸骨動脈，さらにVA起始部から末梢にかけての強い屈曲蛇行が認

められます．通常の6Fの親カテではVA末梢に挿入できないと思います．それに，もし親カテが末梢に挿入できたとしても屈曲部でkinkが発生し，VAの血流が途絶える可能性があります．私なら，6Fのシャトルシース（Cook Japan）をどちらかの鎖骨下動脈に挿入し，buddy wireを上腕動脈まで通して，シースを安定させてそこから4.2F FUBUKI（朝日インテック），TACTICS（テクノクラートコーポレーション）などのDACをVA末梢に挿入し，そこからMCで動脈瘤にアクセスしたいと思います．

B専門医　**マイクロカテーテル（MC）1本で塞栓を試みる**ということですね．治療中の造影はどうしますか？

A研修医　対側のVAに上腕動脈，ある

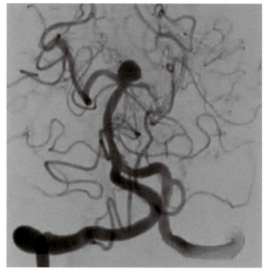

図1　術前画像

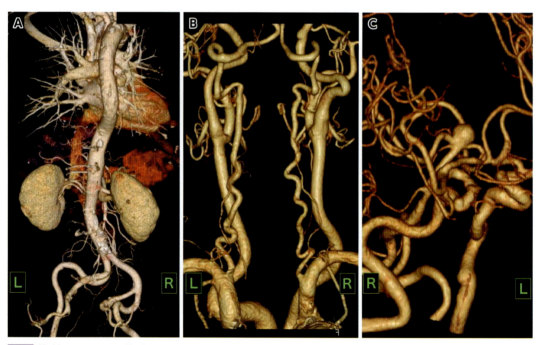

図2　術前3D-CTA画像（A，Bは後面から撮影）
A：下肢からのアクセスルート評価．左右の腸骨動脈には屈曲を認め，特に右側で高度である．
B：左右のVAに高度屈曲を認める．血管径は右がやや太い．
C：BA動脈瘤頸部はやや広めである．

いは橈骨動脈からカテを入れ，造影用に使いたいと思います．

C指導医 ネックが比較的広いです（**図2C**）が，シンプルテクニックで塞栓できますか？

A研修医 微妙な大きさですね．シンプルテクニックでコイルを巻いてみて無理なら，ステント留置を行って，transcell法でコイル塞栓を行いたいと思います．

C指導医 確かにその方法なら何とかなりそうですね．B先生，何か注意点はありませんか？

B専門医 DACを使えばできると思うのですが，130cmもあるような長いものを使うとMCの長さが足りなくなり動脈瘤まで到達できないという事態が生じます．術前に十分なシミュレーションをしておくことが大切です．また，DACも120cm以下のものを用いないと，実際にBA先端部まで到達できないということが起こり得ます．

C指導医 B先生はどんな方法を考えていますか？

B専門医 大腿動脈からアクセスするのであれば，A先生が言ったようにシャトルシース＋buddy wireを用いる方法か，8F NeuroEBU（ガデリウス・メディカル）を鎖骨下動脈に引っかけて，そこからDD6（メディキット）を含めたDACを上げてみると思います．あるいは，6Fの親カテをVAの入り口に少し挿入した状態で2本のMCでアクセスする方法もありかと思います．

A研修医 後交通動脈（Pcom）経由というのはどうでしょうか？

C指導医 Pcomの発達している症例では可能性はありますが，本症例では両側のPcomは低形成でアクセスルートとしては使えません．上腕動脈からのアプローチはどうですか？

A研修医 鎖骨下動脈からの分岐角度を考えると，カテの挿入が困難ではないでしょうか？

B専門医 VAに挿入するカテの先端形状をうまくつけてやると挿入可能だと思います．

A研修医 具体的にはどのような形状になるのですか？

B専門医 循環器内科の先生が使っている内胸動脈（IMA）に挿入するような形状（先端に小さな釣り針様の形状をつけたもの）のカテをVA入り口部に引っかけてそこからガイドワイヤー（GW）でVA末梢まで挿入できれば6Fの親カテを挿入できるかもしれません．ただし，そのときVAはkinkし，血流は途絶えますので，対

> **Tips**
>
> **Transcell 法**
> ステントの網目（stent strut）からMCを誘導する方法．

> **Tips**
>
> 分岐角度が急峻な場合は，カテ先に小さな釣り針様の形状をつけるとGWが末梢まで挿入できることが多い．

脳神経血管内治療 次の一手　**25**

側からの血管造影が必要になります．もちろん同側のVAが閉塞した状態でも末梢の造影は可能ではありますが，流れはよくわかりません．

A研修医 鎖骨下から挿入した場合のカテのサポート力はどうでしょうか？

B専門医 鎖骨下動脈はさほど太くないので鎖骨下動脈中枢側にカテが落ち込むことはまずありません．大腿動脈からのアクセスよりもサポートは強いと思います．

A研修医 頚動脈の場合は直接穿刺というのがありますが，VAでは無理なのでしょうか？

C指導医 診断のみであれば直接穿刺は可能ですが，経皮的な穿刺角度を考えるとカテを進めることは困難です．以前，腹臥位で後頭骨と環椎の間のVAを観血的に露出し，皮膚を通して4Fのシースを挿入したことがあります．そこからポータブルDSAを用いて血栓化巨大BA動脈瘤に冠動脈用の3cm程度の長さのステントを3本タンデムに挿入したことがあります．Hybrid手術室であれば対応できると思いますが，今はステント自体もやわらかくなっているので，このようなことをする必要はないと思います．ただ，最後の手段として覚えておくとよいでしょう．

さて，いろんな意見が出ましたが，どの方法でトライしてみますか？

A研修医 B先生の話を聞いていると，上腕からのアプローチが良いように思えてきました．VAの屈曲の程度を総合的に判断すると右のほうが屈曲の程度が軽いように思います．右上腕動脈から6F相当のカテをVA末梢に挿入してみる．無理ならVA入り口に6F相当のカテを引っかけて120cm TACTICSをVA末梢まで挿入するという方針でどうでしょうか？

B専門医 私もその方針に賛成です．ただ，VAに挿入するのは4F 80cmのguiding sheathを使いたいと思います．内腔は6F相当なので6F親カテと同じと考えて大丈夫です．そうすれば上腕の穿刺部の穴が小さくて済みます．また，VAに挿入するカテは4Fで先端を小さな釣り針状に熱湯で形成します．左VAには，大腿動脈から診断用のカテを挿入しますが，こちらもVAに4Fのみでは上がらなかったということですので，NeuroEBUを左鎖骨下動脈に引っかけてそこから4FカテをVA起始部に挿入しておきたいと思います．

C指導医 では，その方針で全身麻酔下に治療に入りましょう．

Point VAへのアプローチルートとしては大腿動脈経由，上腕動脈（橈骨動脈）経由があり，最後の手段として，観血的なV3からの直接穿刺もあり得る．

2. 実際の治療

A研修医 左大腿動脈を8Fで穿刺し，シース挿入後8F NeuroEBUを左鎖骨下動脈に引っかけます．これは，簡単に安定してかかっています．ここからなら，4F診断カテをVAに挿入できます．では，次に4F FUBUKI dilator kitを右鎖骨下動脈に挿入します．ここから0.035inchのGWでVAに挿入を試みましたが，GWのみでは入りません．では，先端形状をほどこした4Fカテを進めます．カテを回すと先端がVAのほうに向きました．ここから0.035inchのGWをVAに挿入してみます．今度は屈曲を越えて末梢まで入っていきます（図3A）．4Fのカテもゆっくりですが一緒に追従していきます．4Fを軸に4F guiding sheathをゆっくり進めていきます（図3B）．これも，ゆっくりと進んでいきます．椎体のC3

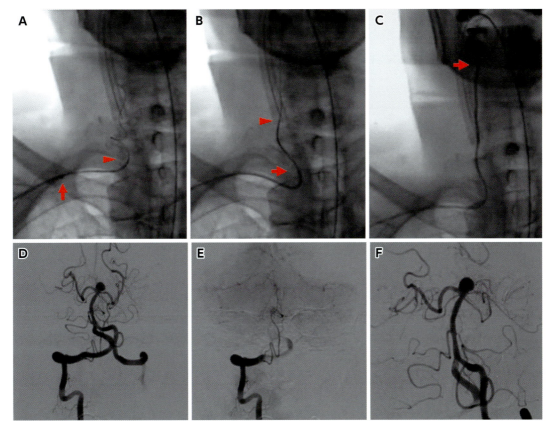

図3 右上腕アプローチ（A-C）とguiding sheath挿入後のVA撮影（D-F）
A：右VAに引っかけた4Fカテ（矢頭）を支えに0.035inchワイヤーを右VA遠位に誘導する．
B：0.035inchワイヤーに沿って4Fカテを誘導しつつ，4F guiding sheath（矢印）をゆっくり追従させる．
C：4F guiding sheathをC3レベルまで誘導．VAの屈曲は伸展されている．
D：右VA撮影正面像（動脈相）．
E：静脈相．右VAに造影剤が貯留し，washoutは不良である．
F：左VA撮影（動脈相）．Guiding sheathを留置した右VAまで造影されている．

上端まで入りました（図3C）．

B専門医　上出来です．ここからなら，2本のMCを挿入できます．GWと4Fカテを抜いてください．Guiding sheathから血液の逆流はありますね．

A研修医　血液は逆流してきます．ゆっくり造影してみます．造影されますが，下からのwashoutはほとんどありません（図3D，E）．確かに屈曲部でkinkして血流が悪くなっているようです．対側のVAから造影してみます．右VAまで造影されるので右の血流が悪くなっていることは間違いありません（図3F）．

C指導医　いくらヘパリン化しているとはいえ，<mark>長時間の血流途絶は良くないので早く治療を完結</mark>しましょう．カテは幸い2本入りますから，バルーンリモデリングや，jail techniqueでのstent-coil塞栓術も可能ですね．この患者さんはもともと，冠動脈ステントが入っていて抗血小板薬を内服している方ですから，動脈瘤の再発予防という意味でステントを使って治療しましょう．

A研修医　まず，ステント用のExcelsior SL-10（日本ストライカー）をBAから右後大脳動脈（PCA）に留置します．入りました．次に，もう1本別のSL-10の先端に軽いS形状をつけたものを動脈瘤内に挿入します．入りました（図4A）．

B専門医　最初は，7mmのコイルを巻いてみましょう．

A研修医　比較的うまくフレーミングできました．

C指導医　では，次はステントです．今回は，<mark>ステントを半分だけ展開するsemi-jail technique</mark>で塞栓をしていきましょう．少し高度なテクニックですが，動脈瘤のネックを押さえつつ，コイル用のMCは比較的フリーに動ける利点があります．

A研修医　右PCAからNeuroform Atlas 3×21mm（日本ストライカー）を展開します．ちょうどBAからの分岐部にかかる部分まで展開しました（図4B，C）．では，

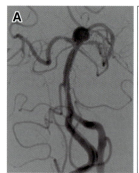 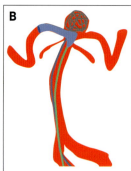 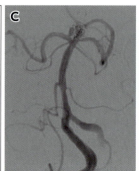 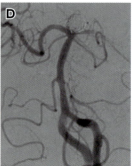

図4　ステント併用コイル塞栓（semi-jail technique）
A：右後大脳動脈および動脈瘤基部に1本ずつMCを誘導．
B：Semi-jailのシェーマ．
C：1st coil留置後に，Neuroform Atlasを部分的に展開（semi-jail technique）．
D：塞栓終了後．

> **Tips** **Jail technique と semi-jail technique**
> - Jail technique：ステントを全展開してからコイル塞栓を行う方法．
> - Semi-jail technique：ステントを一部展開しておき，動脈瘤頸部をある程度形成した上で MC からコイルを挿入する方法．MC の操作が容易となるが，ステントに血栓がついたり，ステントが移動したりする欠点もある．

　　　サイズダウンしコイルを充填していきます．6-9時の方向にコイルが充填できていませんが，どうしましょう？

C 指導医　コイルパッキングを続けていけば入っていきますから，コイルを入れていってください．

A 研修医　確かに，6-9時の方向にも入りだしました．ネックまでかなり充填され，MCが抜けてきました．

C 指導医　では，ステントを最後まで展開してください．

A 研修医　留置が終わりました．きれいに詰まったと思います（図4D）．では，guiding sheath を抜去します．

C 指導医　ちょっと待ってください．一応 **0.014inchのGWで真腔をキープした状態で，guiding sheath をゆっくり下げて**きてください．

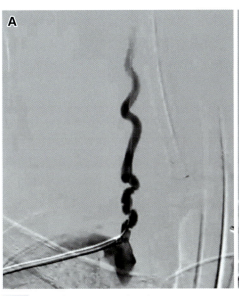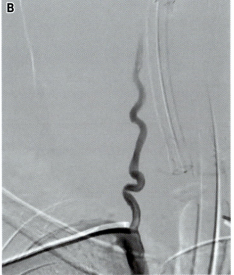

図5　塞栓終了後のVA撮影
A：0.014inchのワイヤーで右VAを確保したまま，4F guiding sheathを起始部まで下げ，撮影．動脈解離などの損傷を認めない．
B：ワイヤーを抜去したうえでの最終確認．

A 研修医 どういう意味があるのでしょうか？

B 専門医 ==屈曲部を無理に伸ばして内膜を損傷したり，解離を作ったりすることがあるので，その確認のため==です．場合によっては，ステントなどで修復しなければいけない可能性もあるということです．

A 研修医 なるほど．VA起始部までguiding sheathが抜けました．造影します．内腔はきれいに通っています．では，4F guiding sheathをVAから抜去します（図5A，B）．

C 指導医 今回はVAへのさまざまなアクセスルートについて勉強しました．本日はこれで終了です．

・使用デバイス一覧・

右上腕
- 4F FUBUKI Dilator kit（angle, 80cm）
- 4F Tempo 4 125cm
- サーフ 0.035inch 150cm

左大腿動脈
- 8F ショートシース
- 8F NeuroEBU（左鎖骨下動脈）
- 4F Tempo4（左椎骨動脈）

マイクロカテーテル
- Excelsior SL-10 45°（右PCA，ステント用）
- Excelsior SL-10 Straight（動脈瘤コイル用）

ステント
Neuroform Atlas 3×21

コイル
- Target 360 XL soft 7×20
- Barricade 6×11
- Orbit Galaxy Complex Fill 6×10
- ED COIL 3×4
- SMART COIL soft 3×6
- Barricade 3×6×2本
- Target 360 soft 3×6
- Barricade 3×4
- ED COIL ExtraSoft 2.5×4
- ED COIL ExtraSoft 2×3

☛ Master's Comment

1. アクセスができないという理由で治療をあきらめてはいけません．血管がつながっている限りは到達できる方法は残されています．

2. 高度の屈曲を越えカテーテルを留置した場合，kinkにより椎骨動脈の血流が悪くなります．対側からの血流は確保しておくとともに，できる限り短時間で手技を終了するようにしましょう．まれに脊髄梗塞が発生することがあるので注意を要します．

| 1章 脳動脈瘤 | 難易度 ★☆☆ |

3 一見簡単そうに見える傍前床突起部動脈瘤の1例

寺田 友昭[1]，梅嵜 有砂[2]，神谷 雄己[3]
1）昭和大学藤が丘病院脳神経外科
2）東京都保健医療公社荏原病院脳神経外科
3）昭和大学江東豊洲病院脳神経内科

 次の一手（表技・裏技）

1. 内頚動脈の膝部近傍から出る動脈瘤のコイル塞栓は，マイクロカテーテルが安定化しにくいので注意を要する．

2. カテーテルの形状のみでは対応できない症例では，バルーンを用いてバルーンの近位部でマイクロカテーテルの屈曲部を支えてやると，カテーテルを瘤内に挿入できる．

3. カテーテルがキックアウトされている状況では，コイルが瘤内で絡んでいることが確信できれば，バルーンをデフレートせずにコイルを離脱するのも一つの方法である．

症例紹介

　今回は，脳ドックで発見された53歳女性，右内頚動脈（ICA）paraclinoidの内側下方向きの最大径5 mm程度の未破裂脳動脈瘤の症例です（図1）．くも膜下出血の家族歴はなく，アクセスルートの問題点などもありません．血管撮影所見ではC3部より内側やや下向きに最大径5 mm程度でネックは約2.5 mmで，比較的小さい動脈瘤を認めます（図2）．

1. はじめに

C 指導医　今回は内頚動脈傍前床突起部動脈瘤（ICA paraclinoid AN）の内側下方向き症例です．この部の動脈瘤は，カテの形状形成，ガイドワイヤー（GW）の進歩，コイルのバリエーションの増加に伴い治療の安全性が向上し，現在われわれの施設では，血管内治療を勉強中の先生に動脈瘤のコイル塞栓を行ってもらう場合には，第1例目にこの部位の動脈瘤を行ってもらいます．

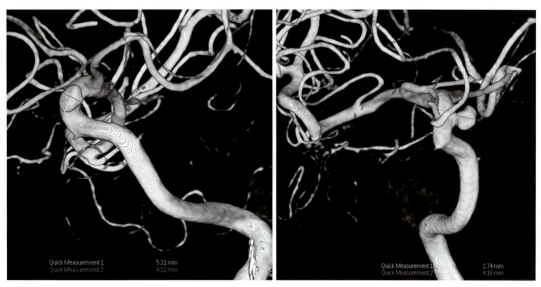

図1 右ICA 3D-RA（53歳女性．偶然発見された右ICA paraclinoid AN）
右ICA C3部にネックを持ち，内側に突出する約5mm大の脳動脈瘤を認める．

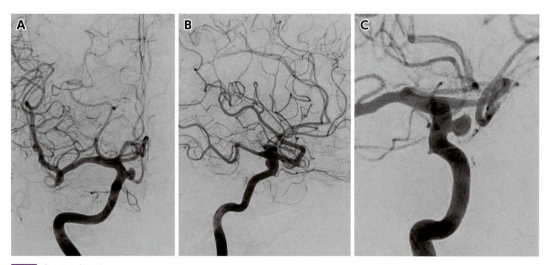

図2 右ICA撮影
A：正面，B：側面，C：WA．

　ただ，この部位の動脈瘤はカテの形状形成，バルーンによるカテの安定化，あるいはネックでのコイルの逸脱防止が大部分の症例で必要になり，ほぼ100％の割合でバルーン（またはステント）併用のコイル塞栓術となります．また，大部分の症例では，それほど苦労せずにコイル塞栓を完遂できるのですが，50例に1例程度，カテの挿入に難渋する症例があります．では，今回の症例について検討してみましょう．

2. 術前検討：治療戦略

C指導医 A先生，今回，塞栓術を行うとすれば，どんな方法で塞栓しますか？

A研修医 カテの操作性を高めるために，DAC（Cerulean〔メディキット〕6F）をC5まで進め，そこでバルーンリモデリング用のバルーンカテーテル（BC）Scepter C 4×10mm（テルモ）を，ネックをカバーするように挿入します．そして，マイクロカテーテル（MC）は先端をpig tail状に形成したものを用い，瘤内に挿入し，バルーンリモデリングを使いながらコイル塞栓します．ICAの近位部なのでMCは安定性の高いHeadway（テルモ）を選択したいと思います．

C指導医 B先生，MCでExcelsior SL-10（日本ストライカー）とHeadwayの使い分けはどのようにしていますか？

B専門医 ICA近位部でカテを安定させたい場合や強い形状形成が必要なときはHeadwayを選択し，前交通動脈（Acom），中大脳動脈（MCA），前大脳動脈（ACA）distalなどの動脈瘤で，MCをより末梢に挿入する必要のある場合はSL-10を選択しています．

C指導医 あと，何か注意点はありますか？

B専門医 HeadwayはSL-10に比べて形状をつけやすいのですが，あまり長く熱を加え過ぎると短縮することがあります．またカテが若干硬いので，追従性はSL-10に劣ると思います．ただ，先端のテーパーはよく効いているので，ネックの非常に小さな瘤ではSL-10がledgeで入らなくても，Headwayは入るように思います．

C指導医 そうですね．では今回はHeadwayを使いましょう．B先生，カテの形状はどうしますか？

B専門医 A先生の言うとおり，pig tail状でよいと思いますが，瘤が内側を向いているのでpig tailで先端が内側を向くように3D形状をつけます（図3A，B）．

C指導医 A先生，B先生，それでは手技を始めてください．

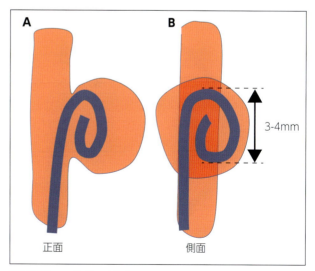

図3 Pig tail状に形成したMC
1章10，図3も参照．

3. 実際の治療

A研修医 親カテは挿入できました．血管撮影を行い，WAを決めます．

B専門医 では，BCを挿入しましょう．動脈瘤より少し末梢に留置しておきましょう．

A研修医 次に，MCを瘤に挿入します．CHIKAI 14（朝日インテック）先端をJに曲げ，瘤にガイドワイヤー（GW）先行で挿入します．GWは，何とか瘤に入りました．GWにMCを追従させて瘤内に挿入します．あれっ，MCがICAの末梢のほうに逃げてしまい，GWに追従しません．もう一度試してみますが，やはり同じようになります．どうしたらよいでしょうか？

B専門医 MCの先端形状を少し変えれば，カテが瘤に引っかかるかもしれません．形状をもう少し強いpig tailにしてみましょうか？

C指導医 <mark>MCというのは，フリーな状態で血管腔に存在すると，ちょっとした力で瘤から外れてしまいます</mark>．今回の動脈瘤の形状をもう一度よく見直してみましょう．この症例はICAのサイホン部が開いており，動脈瘤はちょうどサイホンの屈曲部より少し末梢で内側向きに出ていますね．通常，この部位の動脈瘤はもう少し末梢に発生し，またICAのサイホン部も普通はもう少し閉じているので，ICAの上壁にカテが当たって，そこでカテが安定化されるわけです（図4A，B）．ただ今回はMCの屈曲部がICAの上壁に当たらず末梢に移動してしまうので，カテを安定化させるのが非常に難しいわけです（図5A，B）．

A研修医 なるほど．だから今回の症例は難しいわけですね．どうしたらよいでしょうか？

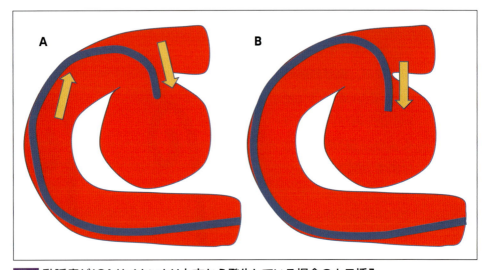

図4 動脈瘤がICAサイホンより上方から発生している場合のカテ挿入
動脈瘤がICAのサイホンより上方から発生している場合．MCはICA上壁に当たり(A)，カテを押すと，その反作用で先端が瘤内に入っていく(B)．

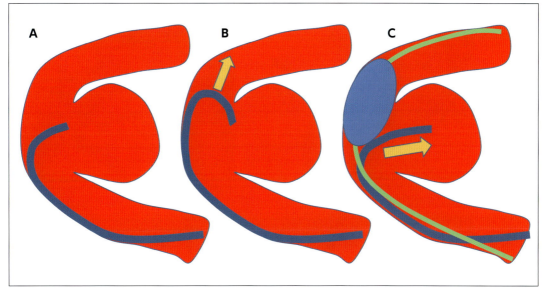

図5 動脈瘤がICA膝部から発生している場合のカテ挿入

動脈瘤が内頚動脈膝部から発生している場合．MCは，血管壁に当たる場所がないので，押すとそのまま末梢に移動する(A，B)．膝部末梢にバルーンを置いて支点を作ってやると，そこにカテが当たり，反作用で瘤内にカテが入っていく(C)．

B専門医 <mark>カテが当たる場所がない場合は，人工的に当たる場所を作ってやる</mark>ということでしょうか．バルーンを動脈瘤の少し末梢に進めて，<mark>バルーンの後端にMCの屈曲部を当てて安定化させる</mark>というのはどうでしょうか？

C指導医 そうですね．<mark>Flip turn technique</mark>を使ってやればよいでしょう．

B専門医 バルーンを少し末梢に移動させ，バルーンの後端にカテの屈曲部を当てて，MCを瘤内に導入します．

A研修医 確かに，簡単にMCを瘤内に導入できましたね（図6）．コイルを挿入するときも，バルーンで固定して，MCが抜けないようにコイルを挿入すればよいわけですね．

C指導医 そのとおりです．

B専門医 では，バルーンでMCを安定化させながらコイルを挿入します．最初はTarget 360° 10 soft（日本ストライカー）4×8cmを挿入します（図7）．うまく入ったので離脱します（図8）．次はOrbit Galaxy Complex Xtrasoft（ジョンソン・エンド・ジョンソン）3×6cmを挿入します．すべて入りましたが，最後にMC

> **Tips** **Flip turn technique**
> カテが当たる場所がない場合に進めたい血管の末梢に，人工的に当たる場所を作り，そこを支点にしてカテーテルを反転させる方法．MCを安定させるためにバルーンは拡張させたままにすることもある．

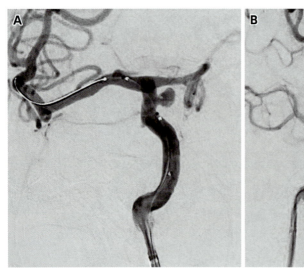
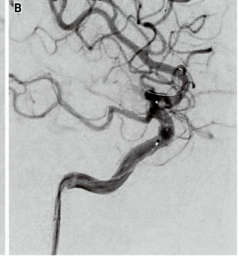

図6 右ICA撮影 (catheter introduction)
A：WA，B：側面像．
バルーンを拡張させ，支点を作ってやることで，MCが瘤内に挿入されている．

が押し出されました．とりあえず，切りましょうか？

C指導医　離脱してください．その後，GWでMCを再挿入しましょう．

B専門医　バルーンを再度，瘤の末梢に進めて，バルーンの後端を支点にMCをターンさせて瘤内に挿入します．GWは入りました．MCも，バルーンの後端に当たって回転し少し瘤内に入りました．バルーンは少し引き戻して，MCを押さえこみながらコイルを挿入します．次はどんなコイルにしましょう？

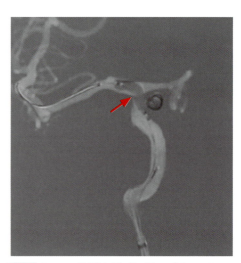

図7 1st coil挿入時（矢印：バルーン）

A研修医　1.5mm径の3Dコイルはどうでしょうか？

B専門医　挿入時の抵抗を小さくするという意味で2Dのほうがよいように思うのですが，C先生，どうですか？

C指導医　今，MCは確実にフレーム内に入っています．したがって，コイルの絡みをさほど心配する必要はありません．主眼は瘤内でコイルのボリュームを稼ぐということになりますから，helicalコイルを使用しましょう．

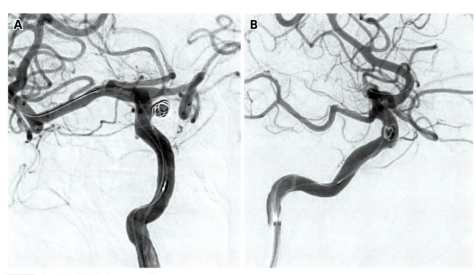

図8 右ICA撮影（1st coil）
A：WA，B：側面像．
バルーンを拡張させ，MCを安定化させ，1本目のコイルを挿入している．

B専門医　では，ED COIL（カネカメディックス）1.5mm×3cmを挿入してみます．
A研修医　抵抗なく入っていきます．離脱します．まだ，入りそうです．同じものを入れてみます．
B専門医　A先生，どうですか？ 少し抵抗がありますか？
A研修医　先ほどよりも少し抵抗が出てきました．あと，数ミリです．あっ，MC先端が瘤外に出てきたようです．
B専門医　コイルはすべて入っていますから，ここで離脱しましょう．
A研修医　では，バルーンをデフレートします．
B専門医　待ってください．**バルーンはデフレートせずに離脱**しましょう．
A研修医　なぜですか？ 離脱後にデフレートしてコイルが出てくることはないですか？
B専門医　**MCが何とかバルーンで押さえ込めている状態でデフレートすると，カテが末梢に動いてしまい，入っているコイルを引き出してしまう可能性があります**．少なくとも3cmのコイルで先端2cm程度は確実に瘤内に入っていますから，コイルのしっぽがICAに出てくることはあっても，コイルすべてが出てきて末梢の血管に迷入することはないでしょう．むしろ，バルーンを解除して，カテと一緒にコイルが出てくるほうが厄介です．
C指導医　私もB先生の意見に賛成です．バルーンはデフレートせずに離脱し，終了しましょう．
A研修医　では，離脱します．離脱できました．バルーンをデフレートします．コイルは出

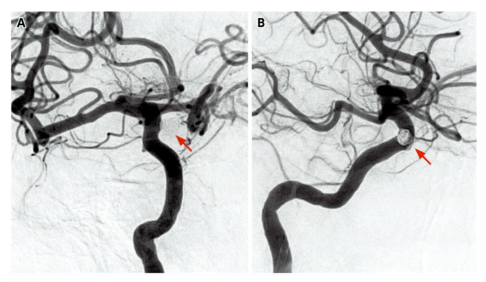

図9 右ICA撮影（final angio graphy）
A：WA，B：側面像.
動脈瘤は完全に閉塞されている（矢印）.

てきません．うまく瘤内に収まっています．血管撮影を行います．

B専門医 瘤は，完全に写らなくなっていますね．では，終了しましょう（図9）．

 カテがキックアウトされている状況では，コイルが瘤内で絡んでいることが確信できれば，バルーンをデフレートせずにコイルを離脱するのも一つの方法.

・使用デバイス一覧・

アンギオカテーテル
・CXカテーテル 6-4F 125cm JB2
・CXカテーテル 4F 125cm OK2M

ガイディングカテーテル
・FUBUKI 6Fr 90cm ST（ダイレーター付）

マイクロカテーテル
・Headway17 STR

ガイドワイヤー
・RADIFOCUS 35inch 150cm angle
・CHIKAI 14 200cm

・Traxcess 14inch/12inch 200cm

バルーンカテーテル
・Scepter C 4×10

コイル
・Target 360-10 Soft 4×8
・Orbit Galaxy Complex Xtrasoft 3×6
・ED COIL-10 Type R ExtraSoft 1.5×3
・ED COIL-10 Type R ExtraSoft 1.5×3

☛ Master's Comment

　どんな動脈瘤でもそうですが，「一見簡単そうでも，実際は難しい」ということがあります．特に内頚動脈系は，内頚動脈の屈曲，蛇行の程度により，マイクロカテーテルが安定せず塞栓術に苦労する症例が稀にあります．ネックが狭い，コイルの収まりやすい形状をしているという面からの判断ではなく，マイクロカテーテルが最後にどの血管のどの部分に当たって安定するかを考えておくと，それぞれの症例の難易度が予測できます．

　原則として，太い血管の分岐から距離がなく急角度で分岐する動脈瘤（前大脳動脈の後ろ向き動脈瘤），脳底動脈先端部より少しP1寄りにずれた動脈瘤，太い血管の血流方向と逆向きに発生した動脈瘤などは要注意です．術前に，マイクロカテーテルの形状，カテーテルの支点がどこに来るかを十分に考えておく必要があるでしょう．

脳動脈瘤

1章

3

一見簡単そうに見える傍前床突起部動脈瘤の1例

脳神経血管内治療 次の一手　　39

1章　脳動脈瘤　　　　　　　　　　　　　　　難易度 ★★☆

4 温存しなければならない後交通動脈が動脈瘤のドームから出ている破裂動脈瘤の1例

寺田 友昭[1]，山家 弘雄[2]
1）昭和大学藤が丘病院脳神経外科
2）昭和大学横浜市北部病院脳神経外科

  次の一手（表技・裏技）

1. ネックブリッジで瘤内回しをしてループをとる方法に，
   ① simple pull，② coil anchoring，③ balloon anchoring，④ stent anchoring technique，があることを知っておこう．

2. 一度ネックブリッジができたら，sheep technique でステント用マイクロカテーテルを別ルートで挿入する方法も知っておくと役に立つ．

☛ 症例紹介

　今回は，P1がほとんどなく，ドームから出ている後交通動脈（Pcom）を温存しなければならない破裂動脈瘤の症例です．ドーム寄りから出た分枝の温存をどうするかという点に焦点を合わせて，次の一手を考えていきたいと思います．
　症例は75歳の女性で，Hunt and Kosnik grade Ⅱの，くも膜下出血で発症した右内頚動脈

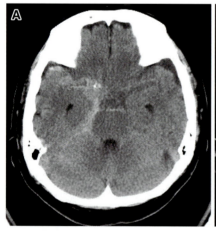
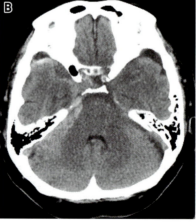

図1 頭部CTスキャン
右鞍上槽に強いくも膜下出血を認める．

40　脳神経血管内治療 次の一手

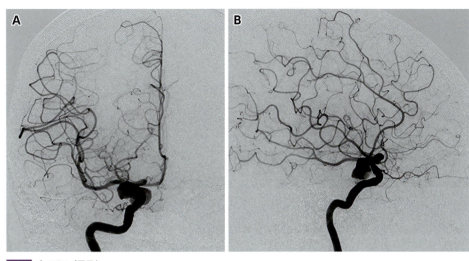

図2 右ICA撮影

A：正面，B：側面像．IC-PC分岐部に大きな動脈瘤を認める．

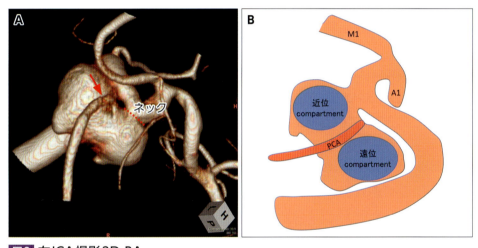

図3 右ICA撮影3D-RA

A：右IC-PC分岐部に19×11×10mm大の動脈瘤を認め，Pcom（矢印）はドームから出ている．
B：シェーマ

－後交通動脈（IC-PC）の19×11×10 mmの大きな動脈瘤です．発症時の頭部CTでは右のchiasmatic cisternに有意にくも膜下出血を認めます（図1）．血管撮影を行うと，IC-PCに大きな動脈瘤を認めるものの椎骨動脈（VA）撮影では右後大脳動脈（PCA）はほとんど描出されておらず，fetal typeのPcomが認められました（図2）．3D-RAでは，Pcomは動脈瘤のネックから1.5 mm程度離れて，ドーム寄りからICAの走行とヘアピンカーブをなすようなかたちで分岐しています（図3）．また，動脈瘤はPcomを境として2つのコンパートメントに分かれているように見えます．

1. 術前検討：治療戦略

C指導医 さてA先生，この動脈瘤を血管内治療で行うとすればどのように治療しますか？

A研修医 動脈瘤は2つのコンパートメントに分かれており，その境界部にPcomがあるので，**ダブルカテーテルテクニック**を用いて，それぞれのコンパートメントにマイクロカテーテル（MC）を挿入し，Pcomの入口を残すようなかたちでコイルを挿入するのはどうでしょうか？

B専門医 確かにその方法もありそうですが，途中でフレームが崩れたりして，Pcomの出口を閉塞してしまうと手の打ちようがなくなります．やはり，**何らかの方法でPcomを確保した状態で瘤を詰めていくのが定石**のように思います．

A研修医 C先生，この症例でPcomの出口が閉塞してしまうと，本当にだめなのでしょうか？たしか，以前，先生が巨大ICA動脈瘤の塞栓をされていたとき，PCAは80％程度の確率で問題なく閉塞できるとおっしゃっていたように思うのですが．

C指導医 確かに，P2より遠位の脳動脈瘤症例で閉塞試験を行うと，80％程度の確率で中大脳動脈（MCA）から脳軟膜吻合を介して逆行性にPCAが描出されてきて，神経症状も出ません．実際に瘤を含めた親動脈閉塞を行っても大丈夫でした．ただ本症例はくも膜下出血症例なので，仮に今Pcomの閉塞が成立したとしても，スパスム期に何も起こらないという保証はありません．また，あくまでもP2以降のPCAの話で，Pcomの穿通枝が大丈夫という保証はまったくありません．

A研修医 本症例では，血管内治療を行うのであれば，**Pcomの温存は必須**ということですね．B先生，バルーンリモデリングは本症例では無理なのでしょうか？

B専門医 この症例ではネックは狭く，Pcomはかなりドーム寄りから出ています．バルーンリモデリングは効果がないと思います．

C指導医 B先生，それでは，この症例で**ネックブリッジ**をするとすればどんな方法が考えられますか？

B専門医 一般的には，**MCを瘤の中で1回転させてPcomに挿入し，ある程度末梢まで送れれば，ガイドワイヤー（GW）を少し抜いてカテを引くとたわみが取れてネックブリッジできる**と思います．あるいは，対側からAcomを介してICAを逆行させてカテを挿入すればPcomにカテが入ると思います．あと，以前に先生が発表された，動脈瘤末梢のICAにバルーンカテーテル（BC）を置いて，そのバルーンに当ててMCを反転させてPcomを確保する「**flip turn technique**」も有効だと思います．

> **Tips**
>
> **Double catheter technique**
> 2本のMCを使用し，コイルを絡めながら瘤内で安定させる方法．

| C指導医 | そうですね．では，MCを1回転させてカテを引いてもカテのループが取れない のはどんな場合でしょう？ |

| B専門医 | ネックの広いものでは，簡単にカテが伸びますが，狭いものだと，ループが取れ なかったように思います．そのような場合には，BCを1回転させ，末梢でバル ーンを拡張させカテを引っ張る balloon anchoring technique を用いるのがよ いと思います． |

| C指導医 | そうですね．未破裂の巨大脳動脈瘤などでは比較的よく使われる方法ですね．こ の症例ではどうでしょう？ |

| A研修医 | 動脈瘤が大きいといっても高さは8mm程度で，破裂動脈瘤でもあるので，BC を回したりするのは危険ではないでしょうか？ |

| C指導医 | 確かに，動脈瘤を裂いた場合にはほとんど致死的な出血をきたすので，できるだ け動脈瘤壁に負担のない方法がいいでしょうね． |

2. "Coil anchoring technique"

| C指導医 | それでは，今日はA先生からの指摘もあったので，Marathon（日本メドトロニ ック）とTENROU 1014（カネカメディックス）を用いてネックブリッジを行 ってみましょう．この組み合わせが，国内で使用できるデバイスとしては瘤壁に 最も負担のかからない方法です．ただ，Marathonを引いてもループが取れない ことがあるので，ED ExtraSoft（カネカメディックス）をPCA末梢で巻いて， アンカーをかけた状態でMarathonを引いてみましょう． |

| A研修医 | C先生，それは何というテクニックなのですか？ |

| C指導医 | 私は coil anchoring technique と名付けています． |

| B専門医 | ネックブリッジした後は，BCに交換するのですか？ |

| C指導医 | 本症例では，A先生が指摘してくれたように瘤が2つのコンパートメントに分か れています．PcomにMCが通った状態で14または18コイルでしっかりとした フレームを形成しておけば，Pcomは温存できると思います．もしできないとき は，BCまたはステント用のカテに置換してPcomを確保するようにしましょう． |

Tips

"Coil anchoring technique"

　MarathonとTENROU 1014を用いてネックブリッジを行うが，Marathonを 引いてもループが取れないことがあるため，ED ExtraSoftをPCA末梢で巻いて， アンカーをかけた状態でMarathonを引く，coil anchoring technique も知って おくとよい．他のカテーテル，コイルでも応用可能だが，MCが瘤回しになってい るので，硬いコイルを通すと瘤が破れるリスクもあることも知っておこう．

脳神経血管内治療 次の一手　43

B専門医 では，Marathon，TENROUでPcomを確保し，カテーテルプロテクション下に，ダブルカテーテルで2つのコンパートメントにフレームを作成し，コイル塞栓を行うということでいいですね？

C指導医 そうです．ではA先生，必要なデバイスを言ってください．

A研修医 3本MCが通るのと，そのうち1本はステント導入用のカテになる可能性もあるので，親カテは8Fが必要です．MCは，奥のコンパートメントを詰めるには，先端がJ，手前のコンパートメントは45°アングルがいいと思います．Marathonの先端は60°くらいになるように軽くhot air gunで形状をつけておきます．

3. 実際の治療

C指導医 それでは，A，B先生，さっそく始めてください．

B専門医 TENROUの先端は，ダブルアングルに形状形成しておきます．Marathonが瘤内に入りました．やはり，TENROUで直にPcomにはかかりません．できるだけブレブから離れたところでMarathon，TENROUで瘤内を回します．TENROUがPcomに入りました．そのまま，Marathonを追従させます．PCAの末梢までMarathonを送り込みます．末梢に入ったのでTENROUを抜いてMarathonを引いてみましたが，ループは取れませんでした．再度カテを進め，TENROUを抜いてED ExtraSoftの2×8cmを挿入してみます．コイルが出たのでMarathonを引きます．

A研修医 B先生，ループが取れてますね．

B専門医 そうですね．では，コイルを回収して，TENROUをMarathonの中に通しておきます（図4）．

C指導医 では，次にMCを瘤の奥のコンパートメントに挿入し，もう1本のカテは手前のコンパートメントの入口部分に置いてください．奥にはExcelsior 1018（日本ストライカー）を，手前にはHeadway 17（テルモ）を挿入します．

B専門医 奥のコンパートメントにMCが入りました．Target XL 360 standard（日本ストライカー）9×30cmでフレームコイルを巻いていきます．コイルはコンパートメント内できれいに巻いています．手前にはフレームを作らず，このままこのコンパートメントを詰めていいですか（図5）？

C指導医 そうしましょう．Pcomの出口はうまく残っていますね．Orbit Galaxy Fill（ジョンソン・エンド・ジョンソン）8×24cmが2本，5×15cmが3本入りました．

B専門医 奥のコンパートメントは，かなりタイトにパッキングできました（図6A，B）．Excelsior 1018も手前のコンパートメントまで戻ってきました．

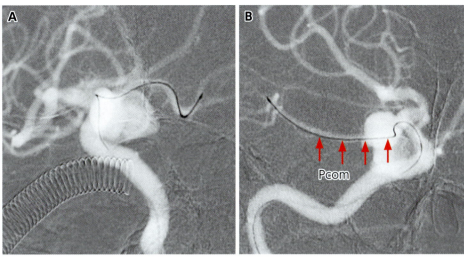

図4 右ICA撮影WA
ICAからPcom（矢印）に，Marathonが中にGWの入った状態で挿入されている．

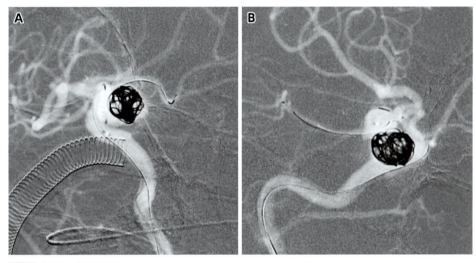

図5 右ICA撮影WA
動脈瘤遠位部のコンパートメントに2本のコイルが入っている．近位部のコンパートメントにはコイルは入っていない．

C指導医 では，手前に戻ってきた1018をもう少し引き戻して，GDC-18 2D helical（日本ストライカー）7×30cmでフレームを巻きましょう．

B専門医 フレームコイルでPcomの出口がV字型にきれいに残せています．カテに当たって，フレームが形成されています（図6C，D）．コイルを離脱します（図7）．

C指導医 ここからは，2本のMCからコイルを挿入して，タイトにこのコンパートメントを詰めてください．奥のMCからのコイル挿入は抵抗があるので，奥のMCは抜きます．Target XL 360 soft 6×20cm，Galaxy Fill 4×10cmが入りました．

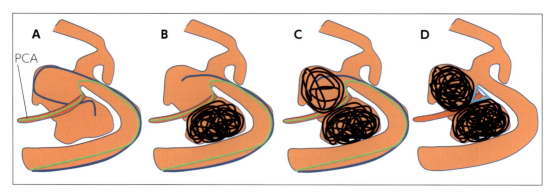

図6 術中シェーマ
A, B：PCAを確保したのち, 遠位コンパートメントを塞栓.
C, D：引き続き, 近位コンパートメントを塞栓.

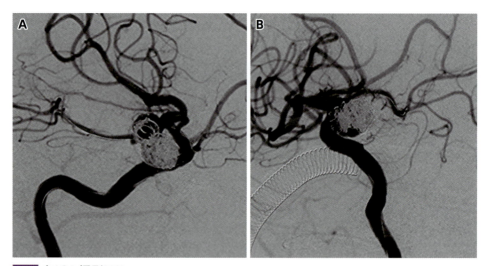

図7 右ICA撮影WA
近位部のコンパートメントに7×30cmのコイルが入り, フレームが形成されている. Pcomの分岐部は温存されている.

手前から詰めていますが, Galaxy Fill 4×12cmが入った時点で手前のMCも瘤外に出てきました. A先生, 造影してください.

A研修医 造影します. 動脈瘤はほとんど描出されなくなりました. Pcomもきれいに残っています. Marathonも抜いていいですか？

C指導医 とりあえず, TENROUを残して, Marathonだけを抜いてみてください.

A研修医 コイルマスは動きません. 血管撮影でもPcomもきれいに残っています（図8, 9）.

C指導医 A先生, それではTENROUも抜去してください. これで終了です.

B専門医 結構難しい症例でしたが, きれいにできましたね. やはり, ネックブリッジが最大のポイントだったと思います.

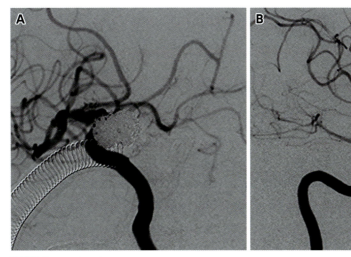

図8 右ICA撮影WA
動脈瘤はICAを残した状態できれいに塞栓されている．

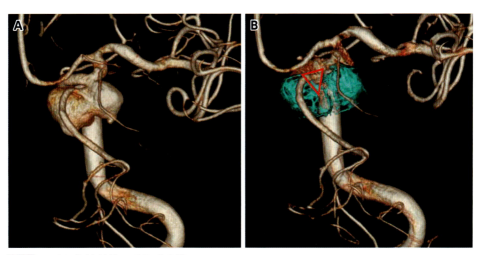

図9 コイル塞栓前後の3D-RA像
A：塞栓前，B：塞栓後．コイルはICAを残した状態で動脈瘤を塞栓している．Pcom起始部（△の部分）を温存している。

・使用デバイス一覧・

- 8F FUBUKI 90cm
- Excelsior 1018-J + CHIKAI 14
- Headway 17-90°+ CHIKAI 14
- Marathon + TENROU 1014
  ED COIL ExtraSoft 2×8（coil anchoring technique 用）
- Target XL 360 standard 9×30×2本
- Orbit Galaxy Complex Fill 8×24×2本
- GDC-18 2D 7×30（後に離脱）
- Orbit Galaxy Complex Fill 5×15×3本
- Target XL 360 Soft 6×20
- Orbit Galaxy Complex Fill 4×10
- Orbit Galaxy Complex Fill 4×12

👉 Master's Comment

　今後，ステントは動脈瘤治療においてかなりのウエイトを占めるデバイスです．ステントを留置するのが難しいと誤解されている先生方が多いかもしれませんが，ステントを置くよりネックブリッジのほうがはるかに難しいのです．また，ネックブリッジができないとステントも置けません．ネックブリッジにおいて，原則はカテーテルシェープとガイドワイヤーの組み合わせで瘤壁を回さずにブリッジするのが理想ですが，大きな瘤では必ずしも容易ではありません．そのような場合に瘤壁を回すわけですが，このとき，できるだけ壁に負荷がかからないような工夫をすることが必要です．

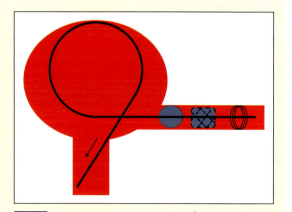

図10　Loop technique後にループを解除する方法
末梢の血管にバルーン，ステント，コイルなどを挿入し，アンカーをかけて引いてみる．ただし，コイルの場合はカテとしてMarathon以外では十分なアンカーにならないことが多い．

　われわれは10mm以下の小さな瘤では，Marathon，選択性に優れ柔軟なTENROUの組み合わせを多用しています．これで，ネックブリッジができれば，あとはexchange，sheep techniqueなどでステント用のMCを挿入することが可能です．巨大動脈瘤，海綿静脈洞部の動脈瘤では，balloon anchoring technique（前述），stent anchoring technique（瘤内を回したカテ内にステントを通し，ステントを末梢で開いた状態でMCを引いてブリッジし，ステントを展開してブリッジする，図10）なども有効です．

1章 脳動脈瘤

難易度 ★☆☆

5 3mm以下の破裂動脈瘤に対するコイル塞栓術

寺田 友昭[1]，藤本 剛士[2]
1) 昭和大学藤が丘病院脳神経外科
2) 宇都宮記念病院脳神経外科

  次の一手（表技・裏技）

1. 小さな破裂動脈瘤のコイル塞栓術で最も重要なポイントは，"マイクロカテーテル先端部を安定した状態で瘤内に留置すること"．そのためには，マイクロカテーテルの形状形成に徹底的にこだわる．

2. マイクロカテーテルの操作性を高めるために，DACを積極的に活用する．

3. バルーンカテーテルがマイクロカテーテル挿入の妨げになる場合は，待機させておくという方法もある．

4. 術中破裂に備えて，血圧管理，ヘパリン中和，バルーン拡張などをすぐにできるように準備しておく．

☛ 症例紹介

今回は，65歳女性の2mm程度の左脳底動脈－上小脳動脈分岐部動脈瘤（BA-SCA AN）の破裂症例です．1年3カ月前に脳ドックで5mm程度の前交通動脈瘤（Acom AN）と左脳底動脈－上小脳動脈分岐部に2mm程度の未破裂瘤が認められ，AcomのみコイルЯ塞栓し，BA-SCAの未破裂瘤は経過観察していたところ，1年3カ月後に破裂して来院した症例です．来院までに一度再出血をきたしていますが，来院時はHunt and Kosnik grade Iの状態です．3D-CTAでは前回のBA-SCA ANは若干増大し，一部ブレブを伴っていますが，それでも最大径は3mm，高さは2mm程度です．ネックは1.2mmです（図1，2）．

1. 術前検討：治療戦略

C指導医 A先生，さて，今回は小さな破裂脳動脈瘤のコイル塞栓術ですが，ポイントはどんなところでしょうか？

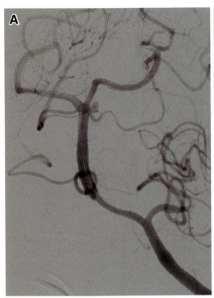 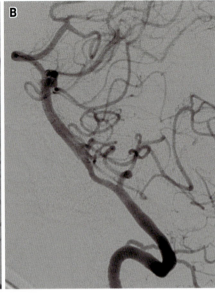

図1 左VA撮影

A：正面像，B：側面像．左BA-SCA分岐部に2-3mm大の脳動脈瘤を認める．

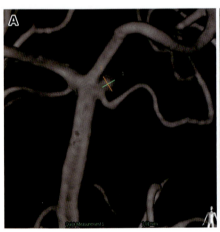 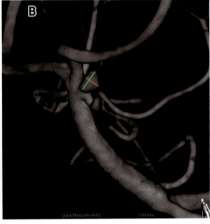

図2 左VA撮影 3D-RA

A：正面寄りのWA，B：側面のWA．最大径3mmの動脈瘤が認められる．

A研修医 3mm以下の小さな動脈瘤は塞栓術中の破裂頻度が非常に高かったように思います．そのため，術中破裂に備えてバルーンカテーテル（BC）で止血できるように準備しておくことが大切だと思います．

C指導医 B先生，術中破裂させる原因はどんなところにあるのでしょうか？ また，術中破裂を防ぐためには，どんな点に注意すればいいでしょうか？

B専門医 私も以前小さなAcom ANで術中破裂を実際に経験しました．Acomの上向きの動脈瘤でカテが安定して入らず，ネック付近で瘤を破裂させた経験があります．やはり，きっちりとカテが瘤の長軸を向くように安定して挿入することが最も大切だと思います．

C指導医 そうですね．「カテが安定して入る」というのはどういうことかというと，"カテ

がコイル挿入中にキックアウトされても，カテの形状で，瘤の中に瘤の長軸を向いて入っていくような形状でカテ先を瘤内に留置すること"を言います．すべての瘤で言えることですが，小さな瘤を塞栓するときには，特に安定した形状できっちり瘤内にマイクロカテーテル（MC）を挿入することが大切です．

では，今回の症例の場合，どこからどのようにMCを挿入しますか？

A研修医 椎骨動脈（VA）は右が太いので，右VAに6Fの親カテを挿入し，そこからBCとMCを挿入し，コイル塞栓を行いたいと思います．MCの先端形状は45-90°程度のものがよいと思います．

B専門医 A先生，その形状だとMCの先端は右の後大脳動脈（PCA）のほうを向き，瘤内への挿入は難しいと思います．もし，右からアクセスするなら，S型の形状が必要です（図3）．私なら，左のVAは後下小脳動脈（PICA）の末梢で細くなっていますが，MCが通過しない細さではないので，左から，45-90°のアングルのMCでアプローチします．

A研修医 B先生，その理由はなぜですか？

B専門医 左から入った場合はBAの右壁にカテが当たり，そこに支えができてMCが安定した形状で入るからです（図4）．BCは必要ないかと思いますが，確かに術中破裂のリスクは高いので，右VAから挿入します．

A研修医 左VAからMCとBCを入れるという選択肢はありませんか？

B専門医 不可能ではありませんが，PICA末梢で血管が細くなっており，2本通すとカテ同士が干渉し問題が生じることがあります．また，BAの径が2.6mmなのでMCを瘤内に入れるときにBCが妨げとなって入りにくくなることもあります．そのような場合は，順序が逆になりますが，MCを挿入し，コイルを少し入れてから，BCを入れ直すという選択肢も考えておく必要があります．

C指導医 そうですね．私も，B先生の戦略に賛成です．左6FからFUBUKI 4.2F（朝日インテック）をVAのPICA手前まで上げておくとカテ操作も非常に楽になりますので，今回はDACとしてFUBUKI 4.2FをVAに挿入しておきましょう．

A研修医 結構複雑なことをするのですね．

B専門医 破裂の小さな瘤はそれぐらいリスクが高いということです．できる準備は先にしておくことが血管内治療の常識です．全身ヘパリン化のタイミングについては意見の分かれるところですが，今回はBC，DACも使用するので，親カテ留置時から全身ヘパリン化を行います．

Point 小さな破裂脳動脈瘤のコイル塞栓術中の破裂頻度は非常に高い．"MC先端部を安定した状態で瘤内に留置する"ことが最も大切．

脳神経血管内治療 次の一手　51

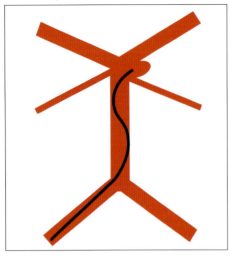 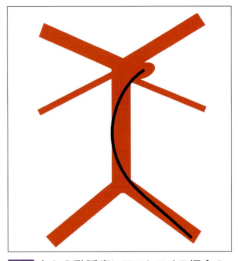

図3 右から動脈瘤にアクセスする場合のシェーマ
カテをS状に形成し，BAの左壁と右壁にカテを当てて安定させる．

図4 左から動脈瘤にアクセスする場合のシェーマ
カテを弧状に形成し，先端を少し強く曲げ，BAの右壁に当ててカテを安定させる．

2. 実際の治療

C指導医 では，A，B先生，治療を始めてください．

B専門医 親カテ，DACは所定の位置に留置できました．次に，右VAからBCの **SHOURYU 4×7mm**（カネカメディックス）を **CHIKAI 14**（朝日インテック）**ガイドワイヤー（GW）で挿入します**．

A研修医 TENROU 1014（カネカメディックス）ではないのですか？

B専門医 TENROUは，末梢に挿入するにはやわらかくて良いGWなのですが，近位部の血管ではやわらかすぎて安定性，支持性に欠けます．われわれは，SHOURYUはすべてCHIKAIを用いています．使い比べてみると歴然とした違いがわかります．また，CHIKAIを用いてもバルーンのinflation，deflationも問題ありません．

A研修医 確かに，CHIKAIのほうが操作性が良いように思います．簡単に左PCAにGWが入りました．では，MCを左VAから挿入します．カテが思ったように内側を向きません．BCが妨げになるような感じです．

B専門医 そうですね．BCは一度VAまで戻して，そこで待機させておきましょう．それと，Excelsior SL-10 45°（日本ストライカー）を選択しましたが，少し先端の曲げ

Point MCの操作性を高めるため，DACを積極的に活用する．

52　脳神経血管内治療 次の一手

が足らないようですね．抜去して，hot air gunで先端に90°程度のアングルを付けて，BAの右壁で支えるように**Headhunter型の形状**を近位部に付けておきましょう．これで安定して入ると思います．

A研修医 確かに，今回はカテ先が動脈瘤のほうを向いて進んでいきますね．GWも簡単に瘤内に入りました．MCをゆっくり進めます．カテ先がネックより少し入った部分で安定して留置されています（図5）．確かに，脳底動脈の右壁でカテが支えられているのがわかります．

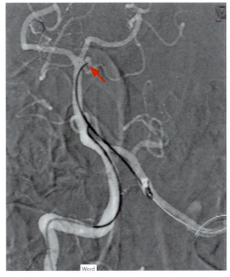

図5 MC挿入時（矢印：MC先端）

C指導医 では，コイルを挿入していきましょう．コイル径は2mmのExtraSoft系という選択肢もあるのですが，今回は1.5mm径の3Dタイプで最も長いコイル，HyperSoft 1.5×4cm（テルモ）を入れてみましょう．

A研修医 確かに，瘤全体に広がるようにコイルが入っていきます．4cm入りましたが，まだまだ余裕で入りそうです．セカンドマーカーがTになりました．

C指導医 せっかくですから，BCをネックまで上げておきましょう．

B専門医 コイルの入った状態で，MCは安定していますし，別ルートで入っていますからカテ同士の干渉もありません．では，BCをネックまで上げておきます．

A研修医 確かに，MCはまったく動きませんでした．血管撮影ではカテは瘤内に留置されているので，ここで逆Tまでコイルを進め離脱します．次は1mm径のコイルでしょうか？

C指導医 そうですね．1×2cmのHyperSoft 3Dを入れましょう．

A研修医 このコイルも抵抗なく入りました．まだ，入りそうです．もう1本同じものを入れてみます．今度は最後のほうでMCが押し出されてきました．

C指導医 そうですね．これを入れ切って終わりにしましょう．ダメな場合は，バルーンでカテを固定するためにネックを押さえましょう．

B専門医 バルーンなしでも何とか入ってしまいそうです．Tになりました．逆Tでカテ先が瘤外に出ました．血管撮影では瘤はまったく造影されていません．

C指導医 では，そのコイルを離脱して終了しましょう（図6）．

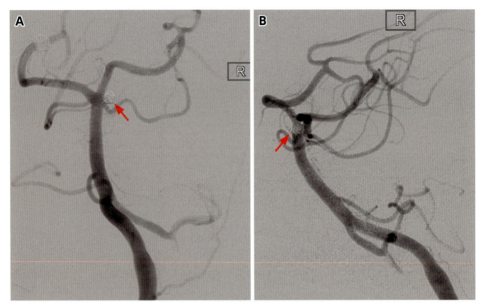

図6 コイル塞栓終了後，右VA撮影
A：WA正面像，B：WA側面像．最後のコイルの断端が少しSCAに出ているが，動脈瘤(矢印)は完全に塞栓されている．

・使用デバイス一覧・

- 6F long sheath 25cm/ 6F Slim Guide 90cm
- 4F JB-2/ 0.035inch SURF 150cm
- 4.2F FUBUKI（左VA）
- 6F FUBUKI（右VA）
  SHOURYU 4×7 + CHIKAI 14
- Excelsior SL-10 45°

コイル
- HyperSoft 3D 1.5×4
- HyperSoft 3D 1×2×2本

Master's Comment

　3mm以下の破裂脳動脈瘤のコイル塞栓は，破裂リスクの高い手技です．破裂の原因としては，MC挿入時，コイル挿入時が多いのですが，「ガイドワイヤーが入ったのでマイクロカテーテルを進めると穿孔させてしまった」とか，「コイル挿入時にマイクロカテーテルが押し戻されたので，再留置しようとカテーテルを押したところコイルで穿孔した」などの事案が多いようです．これらに共通するポイントとしては，マイクロカテーテルが安定して留置されていないということです．小さな瘤にアプローチするときには，しつこすぎるほどカテーテルが動脈瘤に安定した状態で入る形状を丹念に作ることです．また，カテーテルの操作性を高めるために積極的にDACを用いることです（国内では，4.2F FUBUKI, TACTICSなどが使用できます）．この2点に留意するだけで，安全性は飛躍的に向上すると思います．

| 1章 | 脳動脈瘤 | 難易度 ★★★ |

6 脳血管攣縮を伴った破裂A1動脈瘤の1例

寺田 友昭[1]，岡田 秀雄[2]
1）昭和大学藤が丘病院脳神経外科
2）和歌山労災病院脳神経外科

次の一手（表技・裏技）

1. スパスムを伴った脳動脈瘤に対する血管内治療において，親動脈にマイクロカテーテルを挿入できない場合には，ファスジル塩酸塩等の薬物動注またはPTAを追加することによりカテーテルの誘導を可能にしてから動脈瘤の塞栓を行う．

2. Compliant balloonを用いたPTAでは，まず体外で目的とするバルーン拡張径に必要な造影剤注入量を決定しておいて，その量で透視下にバルーンの拡張程度を確認しながら，血管を拡張する．拡張時間は数秒でよい．

3. バルーンに充填する造影剤の濃度は75-100％の濃いものを用いる．

4. A1などの細い血管の屈曲病変部では拡張が不十分なことがあるが，無理して拡張しない．

5. スパスム前の血管撮影があれば，その写真で血管径を確認しておく．

6. スパスムのPTAは難しい手技ではないが，一つ間違うと致命的な合併症を引き起こすということを十分認識したうえで行うことが重要である．実際，この治療が導入された初期のころには血管破裂を伴う重篤な合併症が数多く発生していることを記憶に留めておいていただきたい．

症例紹介

脳血管攣縮（スパスム）時の破裂脳動脈瘤のクリッピングは，攣縮を助長するため一般的には施行されませんが，血管内治療の場合は経皮的血管形成術（percutaneous transluminal angioplasty：PTA）やファスジル塩酸塩（エリル®）等の薬剤の動脈内投与によりスパスムの治療と同時にコイル塞栓術が施行できるという利点があります．

今回の症例は，41歳の男性で，頭痛で発症しましたが，4日目にはじめて専門医を受診し，くも膜下出血を指摘され紹介入院となっています．入院時には軽度の右片麻痺が認められて

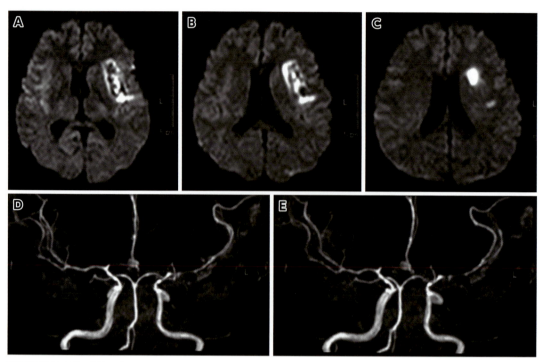

図1 術前MRI (DWI), MRA
A-C：受診時のMRI (DWI) を示す．右島周囲とその上方に高吸収域と一部低吸収域を認める．
D, E：MRAでは両側A1，左M1の狭小化と右A1末梢部に動脈瘤を認める．

おり，MRI (DWI) では，左島内側，上方に高吸収域を認め，MRAでは両側前大脳動脈 (ACA) A1部 (A1) とM1部の狭小化と右A1に脳動脈瘤を認めます（図1）．

1. 術前検討：スパスムを伴う破裂脳動脈瘤の血管内治療

C指導医 では，スパスムを伴う破裂脳動脈瘤に対する血管内治療の問題点について考えてみましょう．A先生，治療手順はどのようにしますか？

A研修医 まず，脳動脈瘤のコイル塞栓を行い，その後にスパスムの治療を行いたいと思います．

B専門医 一般的にはその手順でよいと思いますが，スパスムが強い場合はカテの誘導ができないのと，ガイドワイヤー（GW）操作，カテの誘導などによりさらにスパスムが強くなる場合があります．

C指導医 そうですね．脳動脈瘤の再破裂は致命的になる場合がありますので，瘤の治療を優先したいところですが，症例によっては，まずスパスムの治療を優先せざるを得ない場合がありますね．では，今回の症例を検討してみましょう．A先生，まず血管撮影所見から，どのような治療を考えますか？

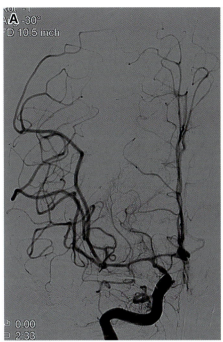
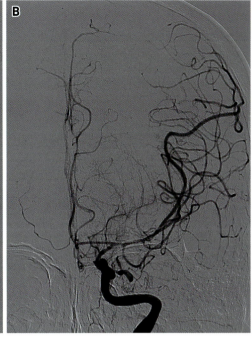

図2 術前ICA撮影

A：右ICA撮影正面像．ICA末梢，M1，A1にスパスムによると思われる血管の狭小化とA1末梢に脳動脈瘤を認める．
B：左ICA正面像．ICA末梢，M1，A1にスパスムによると思われる血管の狭小化を認める．

A研修医　血管撮影では両側の内頸動脈（ICA），A1，中大脳動脈（M1）にスパスムを認め，右A1に動脈瘤を認めます（図2）．A1が細いですが，動脈瘤にマイクロカテーテル（MC）を誘導するのは可能と思います．まず，動脈瘤をコイル塞栓してからスパスムの治療を考えます．

B専門医　A1の血管径が1mm程度なので，仮にMCが瘤に誘導できたとしても血管撮影で瘤の塞栓状況を観察することは困難だと思います（図3）．また，スパスムを助長し，カテ操作が困難になることも考えられます．まず，==ファスジル塩酸塩をICAから動脈内投与し，スパスムを改善させてからコイル塞栓==を行ったほうがよいと思います．

C指導医　そうですね．私も，この血管径ではMCの瘤内への誘導は難しいと思います．まず，ファスジル塩酸塩を動注して，その後ICA，M1にPTAを行ってから動脈瘤の塞栓を行いましょう．

A研修医　C先生，PTAは必要でしょうか？　それと，バルーンは何を用いるのですか？

C指導医　ファスジル塩酸塩の効果は一過性であるのと，MCを出し入れしているときにスパスムを助長する可能性もあるので，念のためICA，M1にPTAを行っておいたほうがよいでしょう．PTAバルーンはHyperGlide（日本メドトロニック）

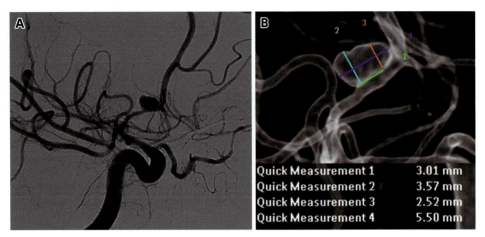

図3 術前右ICA撮影WAとその3D-RA
A, B：ICA末梢, M1, A1にスパスムによると思われる血管の狭小化とA1末梢に長径5.5mm, 高さ3.57mmの脳動脈瘤を認める.

4×10mmを用いましょう. スパスム血管は低圧のPTAで容易に拡張するのですが, 過拡張させると血管破裂という重篤な合併症が生じます. あまり経験のない先生には, M1スパスムにはsemicompliantで2.5mm程度のバルーンで拡張するように勧めているのですが, 操作性, 追従性はシングルルーメンのcompliant balloonのほうが有利です. 特に, A1, M2のPTAはcompliant balloonでないと困難です[1-3].

このバルーンで安全にスパスムのPTAを行うコツは, 注入する造影剤の量で拡張径をきっちりとコントロールすることです. 例えば3mmに拡張するなら, シリンジには0.05mL以上の造影剤は吸っておかないことです. それと, 造影剤は75-100％の濃いものを使用するのがよいでしょう. 拡張時間は数秒の拡張で十分です. では, まずファスジル塩酸塩をICAからシリンジポンプを使って30mg動注しましょう.

Point
スパスム血管は低圧のPTAで容易に拡張するが, 過拡張させると血管破裂を引き起こす可能性がある.

Tips
Compliant balloonを用いたPTA
注入する造影剤の量で拡張径をきっちりとコントロールすることが大切. 造影剤は75〜100％の濃いものを使用し, 拡張時間は数秒でよい. マイクロバルーンが見えないことほど恐ろしいことはない. バルーンを拡張, 収縮させている間に血液が造影剤に混ざり見えにくくなってくるので, 我々は造影剤を希釈せずに用いている.

2. 治療の実際：初回治療

A研修医 では，MCをICAに進めてファスジル塩酸塩を動注します．

B専門医 ICA，M1，A1はかなり拡張しましたね．M1，ICAはHyperGlideでM1は2.5mm，ICAは3.0mm程度に拡張しておきます．ではS型のExcelsior SL-10（日本ストライカー）を瘤内に挿入し，コイル塞栓を行います．MCはネックの末梢側に入りました．近位側の瘤のパッキングが少し甘くなるかもしれません．

C指導医 そうですね．とにかくMCが押し出されるまでコイルを挿入してください．

B専門医 ではGDC-10 soft 3×6cm（日本ストライカー），ED COIL ExtraSoft 2×3cm（カネカメディックス）2本，最後にED ExtraSoft 2×2cmでMCが押し出されたので終了します．

C指導医 念のため，今入っているMCからA1にもファスジル塩酸塩15mgを動注し，HyperGlide 4×10mmでPTAを行っておきましょう（図4）．その後，対側のICA，M1のPTAを行い終了しましょう．

A研修医 今，スパスムの治療にこだわる理由は何かあるのでしょうか？

C指導医 若年者で，発症から4日目に結構強いスパスムをきたしています．このような症例は瘤の治療がうまくいってもスパスムで打ち取られる可能性が高いのです．ICA，M1-M2，脳底動脈（BA），後大脳動脈（PCA）は，HyperGlide，HyperForm（日本メドトロニック）などのPTAバルーンを用いると対応可能なのですが，A1は血管径の細さ，屈曲の強さ，距離の短さなどを考えると，いま

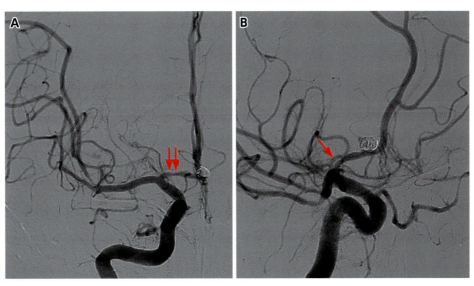

図4 術後右ICA撮影正面，WA

ICA，M1，A1の拡張を認め，動脈瘤がコイル塞栓されている．動脈瘤の近位部のoutflow zoneに造影剤のわずかな流入が認められる（矢印）．A1に残存狭窄を認める（二重矢印）．

だに**PTAを行うにはリスクの高い病変**です．しかし，若年者でACA領域に梗塞が起こると高次脳機能の障害で社会復帰が困難になることがあります．本症例は，重症のスパスムが生じる可能性が高いので，積極的に現時点から治療しておいたほうがよいでしょう．

B 専門医 それでは，A1にファスジル塩酸塩を動注し，HyperGlideでPTAを行っておきます．ICA-A1のコーナーで若干バルーンの拡張が悪いのですが（**図4A，B，二重矢印**），これでよいでしょうか．

C 指導医 今のcompliant balloonは従来のものに比べて格段にやわらかくなっています．それは，安全な半面，屈曲部で拡張しにくいことにつながります．しかし，ここでバルーンを無理に拡張するのは危険なのでここでやめましょう．

A 研修医 患者は術後，神経学的に著変ありません．あと何か注意することがあるでしょうか？

B 専門医 PTAをした部分は今後大丈夫ですが，PTAをしていないM2部分は，さらにスパスムが進行する可能性があります．スパスム治療を継続し慎重に経過観察していきましょう．

3. スパスム進行時の対応

A 研修医 発症から10日目ですが，患者の意識レベルが低下し，四肢麻痺が出現しています．スパスムの可能性が高いと思いますので，今から血管撮影を行います．

B 専門医 血管撮影所見では，最初にPTAを行った部分は拡張していますが，両側のM2，それと椎骨脳底動脈（VA・BA）に強いスパスムを認めます（**図5**）．神経学的所見からはVA・BA領域のスパスムが関与しているようにも思えますが，両側M2にも強いスパスムを認めます．両側M2，VA・BAに対する治療が必要と思います．

C 指導医 若年者で早期に出現するスパスムは，早急に対応しないと重篤な脳梗塞をきたします．M2，VA・BAにPTAを行いましょう．ただ，スパスムが強い場合はPTAバルーンも通過しないことがあるので，そのような場合はファスジル塩酸塩を動注してからPTAを行いましょう．

B 専門医 では右のA1，M2に対してHyperGlide 4×10mmを用いてPTAを行います．A先生，過拡張は絶対にしないように，慎重に行いましょう．PTA前にバルーンを拡張させ，どのくらいの量でどの程度拡張するかを確認しておくことが重要です．

C 指導医 A1の拡張は少し不十分ですが，M2は十分拡張しましたね（**図6A**）．次は左M2にいきましょう．左A1はもともと狭いのと，右A1が開きましたから，このままにしておきましょう．

Tips **PTA**
PTAは過拡張しないように，慎重に行う．PTA前にバルーンを拡張させ，どのくらいの量でどの程度拡張するかを確認しておくことが重要．

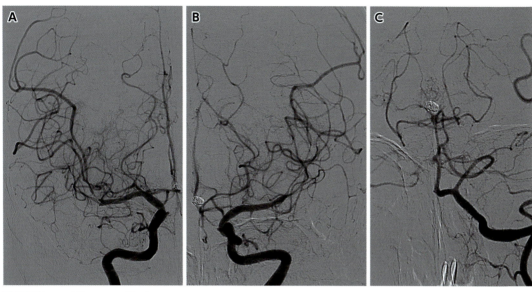

図5 術10日後のICA撮影

A：右ICA撮影正面像．M2, A1のスパスムによる狭小化が認められる．ICA, M1は良好に拡張している．
B：左ICA撮影正面像．M2, A1のスパスムによる狭小化が認められる．ICA, M1は良好に拡張している．
C：左VA撮影正面像．VA末梢からBA, PCAにスパスムが認められる．

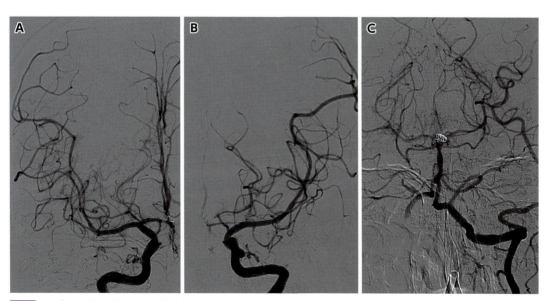

図6 スパスム治療後のICA撮影

A：右ICA撮影正面像．M2, A1の拡張が認められる．
B：左ICA撮影正面像．M2の拡張が認められる．
C：左VA撮影正面像．VA末梢からBA, PCAの拡張が認められる．

| A研修医 | HyperGlideがM2に挿入できません.
| C指導医 | 血管径が細いので入らないのですね.<mark>ファスジル塩酸塩を動注してからPTAをしましょう.それと,バルーンをHyperForm 4×7mmに変えましょう.</mark>こちらのほうが若干通過性,追従性が良いと思います.
| A研修医 | ではファスジル塩酸塩15mgをM1から動注します.M2が拡張したのでPTAを行います.今回はHyper-FormがM2に入りました.注入量を調整して慎重にM2の末梢に向かってPTAしていきます(図7).

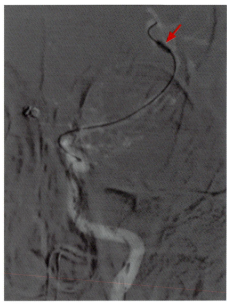

図7 左M2 PTA（矢印：バルーン）

| B専門医 | 左のM2も良好に拡張しましたね(図6B).次にVA・BAのPTAを行います.
| C指導医 | HyperGlide 4×10mmでVAからBA先端部まで拡張してください.PCAはBA拡張後の血管撮影をみてどうするかを考えましょう.
| A研修医 | PTAでBAの拡張は良好です.PCAの描出も良くなりました(図6C).これで終了してよいですね.
| C指導医 | 終了しましょう.
| B専門医 | 四肢の動きが改善し,離握手にちゃんと応じるようになりました.これで,スパスムは乗り切れそうですね.

・使用デバイス一覧・

◎初回治療
- HyperGlide 4×10
- Excelsior SL-10

コイル
- GDC-10 soft 3×6
- ED COIL ExtraSoft 2×3×2本
- ED COIL ExtraSoft 2×2

◎2回目治療
- HyperGlide 4×10
- HyperForm 4×7

Master's Comment

　今回はスパスムを合併した破裂脳動脈瘤の症例でしたが，どのように対応したらよいかということが理解していただけたと思います．

　PTAという治療はスパスム治療に対して最も確実で有効な治療法ですが，血管破裂という致命的な合併症を引き起こす危険性があります．当初のカテ先にバルーンが付いただけのバルーンカテーテルに比べて，ガイドワイヤー先行式のものは誘導が容易で使いやすくなっています．最近はcompliant balloonでダブルルーメンのものを好んで使っています．ただ，不用意な拡張は血管破裂につながります．血管破裂を防ぐという意味では，動脈硬化性病変に用いられるPTAバルーンでは拡張径を一定にできるので，過拡張による血管破裂は回避できますが，A1，M2のPTAには対応できません．個人的にはM2，A1までの血管がきっちりPTAできればすべてのスパスムはコントロールできると考えています．そのためには，造影剤の注入量できっちり血管拡張径をコントロールすることが重要です．

　さらに，少量でのバルーンの拡張が生透視下でもちゃんと確認できるように，濃度の濃い造影剤（75-100％）を用いる必要があります．また，スパスムが強い場合はPTAバルーンの挿入が困難なケースがあるので，そのような場合はマイクロカテーテルからファスジル塩酸塩などの薬物を注入し，血管を少し拡張しておく必要があります．

　それと，最も大切なことは，スパスム前の正常の血管径を知っておくことです．以前，M1のPTAをしようと思ってスパスム前の血管撮影を見直すとduplicated MCAの症例だったことがありますが，通常のM1のPTAと考えていたら大変な結果になっていたと思います．

引用・参考文献

1) Terada T, Nakamura Y, Yoshida N, et al: Percutaneous transluminal angioplasty for the M2 portion vasospasm following SAH, Development of the new microballoon and reports of cases. Surg Neurol 39: 13-7, 1993

2) Terada T, Kinoshita Y, Yokote H, et al: The effect of endovascular therapy for cerebral arterial spasm, its limitation and pitfalls. Acta Neurochir 139: 227-34, 1997

3) 岡田秀雄，吉村 良，寺田友昭：脳血管攣縮，217-21（滝 和郎，寺田友昭，小宮山雅樹ほか編：合併症例から学ぶ脳神経血管内治療．メディカ出版，大阪，2009）

| 1章 | 脳動脈瘤 | | 難易度 ★★★ |

7 ブレブを伴い，前脈絡動脈がドームより分岐する急性期破裂動脈瘤の1例

寺田 友昭[1]，河野 健一[2]
1）昭和大学藤が丘病院脳神経外科
2）株式会社iMed Technologies

次の一手（表技・裏技）

1. 急性期破裂脳動脈瘤の形状によっては，2ステージに分けて塞栓するという戦略もあり得る．
2. ダブルカテーテルテクニックを用いるときは，それぞれのカテーテルの位置，用いるコイルを術前に十分シミュレーションしておく．
3. ドーム寄りから出る，細くて重要な血管を温存するためには抗血小板薬の投与は必須である．

症例紹介

今回は，動脈瘤ドーム寄りから前脈絡動脈（AChA）が分岐する破裂脳動脈瘤の症例です．急性期破裂脳動脈瘤のコイル塞栓術を行う際に，どのようにAChAを温存するかを考えたいと思います．

症例は68歳の女性で，H&K GradeⅡのくも膜下出血で発症しています．脳血管撮影では，動脈瘤先端に大きなブレブを有し，AChAが動脈瘤のドーム寄りから分岐しています．ネックは最大径4.65 mm，瘤のブレブ先端までの距離は11.4 mm，動脈瘤本体の一番幅の広い部分が8.45 mm，先端のブレブ部分の径が5.17 mmです．形状から考えて，balloon remodeling techniqueを使ってもAChAを温存するのは難しそうです（図1，2）．

1. 破裂急性期の対応

C指導医　さて，急性期の破裂脳動脈瘤ですが，AChAを温存するのが結構難しそうな症例です．A先生，血管内治療を行うとすれば，どのように治療しますか？

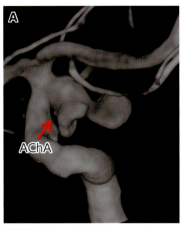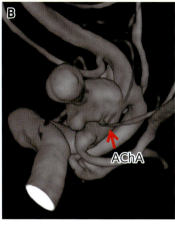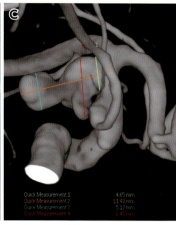

図1 左ICA撮影（3D-RA）
A：正面，前方からの観察．矢印部分にAChAの分岐部を認める．
B：後面からの観察．矢印部分にAChAを認める．
C：動脈瘤の全貌を示す．ネックは4.65mm，高さ11.42mm，ブレブ部分横径5.17mm，ドーム部分最大横径8.45mm．

A研修医 AChAを絶対に残さないといけないので，バルーンカテーテル（BC）やダブルカテーテルテクニックを使ってコイル塞栓を考えます．あるいは，Neuroform（日本ストライカー）の大きなものを使ってストラットを瘤内に落とし込んでAChAを温存するというのはどうでしょうか？

C指導医 そうですね，simple techniqueでは難しそうですね．BC，ダブルカテーテルをうまく組み合わせてAChAを温存するということになるでしょうか．ただ，Neuroformを用

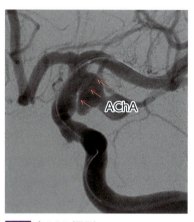

図2 左ICA撮影
赤矢印部分にAChAを認める．

いても，確実に良い形でストラットが瘤内に落ち込んでくれるとは限りませんので，後者の方法は選択肢としてはないでしょう．ではB先生，どうですか？

B専門医 動脈瘤の形から考えて，破裂部分は先端の大きなブレブと思われるので，とりあえず破裂部分の塞栓を急性期に行って，動脈瘤本体は急性期を乗り切ってから治療を考えたいと思います．

A研修医 B先生，急性期にあえて動脈瘤本体を詰めない理由は何ですか？

B専門医 破裂急性期は，ただでさえ凝固機能が亢進しているので，BCやダブルカテーテル，ステントなどの複雑な手技を使うと血栓塞栓性合併症の生じる可能性が高いのと，AChA近傍にコイルがかかった場合，AChAが閉塞してしまう可能性があります．

したがって，本症例では，**急性期は破裂部分の治療にとどめ**，抗血小板薬などが問題なく使用できる**慢性期に瘤本体の治療**を考えたほうが，結果的に安全な治療法になると考えます．

C指導医 私も，B先生と同じ意見です．複雑な手技が必要であることと，AChAが血栓塞栓性合併症で閉塞しないようにするには，**抗血小板薬の前投与は必須**と思います．今回は，まず**急性期にブレブ部分を閉塞し，急性期を乗り切ってから，瘤本体の治療を行う**ようにしましょう．ではB先生，治療法を具体的に示してください．

B専門医 破裂瘤でブレブを選択的に詰めにいくので，術中破裂を考えて，BCは最初から準備しておきたいと思います．また，可能性は少ないかと思いますが，どうしても瘤本体も同時に閉塞しなければならない事態が生じることも考え，Neuroformなども使えるように，親カテは7Fを選択します．ダブルYコネクターを用い，カテはExcelsior SL-10（日本ストライカー），HyperForm 7×7mm（日本メドトロニック）を用います．

C指導医 カテの先端形状はどうしますか？

B専門医 90°やJカーブだとアウトフローのほうに入ってしまいそうなので，**ブレブに挿入するためにはストレートまたは緩いSカーブが良い**と思います．

2．治療の実際：初回治療（破裂部分）

C指導医 ではA先生，150°，90秒でhot air gunを使って先端に緩いSカーブを付けてください．

B専門医 ネックをカバーするように，まずBCを挿入します．ブレブのみの塞栓のため，破裂のリスクが高いと判断されたので1st coilが入ってから全身ヘパリン化を行います．次に，Traxcess（テルモ）を用いて緩いSに形状形成したマイクロカテーテル（MC）をブレブ部分に挿入します．

A研修医 確かにMCはブレブの先端を向いてきれいに入りましたね．やはり，微妙なカテの形状形成は大事ですね．

Point 急性期破裂脳動脈瘤の形状によっては，急性期は破裂部分の治療にとどめ，慢性期に瘤本体の治療を考える2ステージの治療もあり得る．

Tips ドーム寄りから出る，細くて重要な血管を温存するためには抗血小板薬の投与が必須．

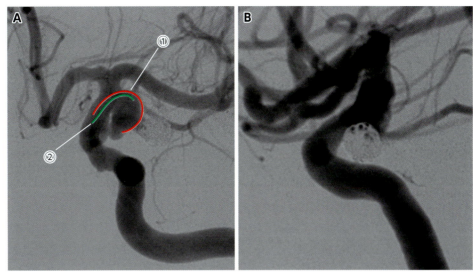

図3 左ICA撮影(2回目治療前)
A：WA,動脈瘤のブレブ部分はコイルで閉塞されている．①②：ダブルカテーテル(2回目治療時)．
B：側面像,動脈瘤のブレブ部分はコイルで閉塞されている．

C指導医　では，コイルを挿入していってください．最初は，どのコイルを使いますか？

B専門医　ブレブ塞栓ですが，径が5.17mmなので，最初はGDC 10-360°soft SR 5×9cm（日本ストライカー）でフレームを形成し，その後，Extra Soft系のコイルでパッキングしていきたいと思います．

A研修医　フレームコイルもきっちり合っていますね．次はExtra Soft系ですね．Orbit Galaxy Xtrasoft 4×6cm（ジョンソン・エンド・ジョンソン）はどうでしょうか？

B専門医　では，それを挿入しましょう．4×6cmが2本入りました，次は3×6cmを入れます．最後はED COIL ExtraSoft 2×4cm（カネカメディックス）をカテが押し出されるまで挿入します．3本目が入った時点で，カテが出ましたね．これで終了しましょう．アンギオでは，ブレブはほとんど写らなくなりました（図3）．

C指導医　B先生，最後に次回の動脈瘤本体の塞栓のことを考えて，HyperFormを膨らませてみてください．

B専門医　やはり，バルーンは少しherniateしますが，バルーンだけでAChAを温存するのは難しそうですね．

A研修医　となると，ダブルカテーテルですか？

C指導医　次回はダブルカテーテルを主体とした戦略を組みましょう．

3. 治療の実際：2回目治療（本体部の塞栓）

A研修医 患者の経過は順調で，スパスムもなく経過しました．発症から，1カ月経ちましたので，本体部の塞栓を行いたいと思います．抗血小板薬は1週間前から，バイアスピリン®100mg，クロピドグレル75mgを服用してもらっています．

C指導医 ではB先生，治療戦略を述べてください．

B専門医 今回は**ダブルカテーテルとBC**を用います．**3本のカテが入るシステム**で治療するため，全身麻酔下に，7Fの親カテを大腿動脈から内頚動脈（ICA）に挿入します．MCはSL-10を用いて，1本はアウトフローに置いて，もう1本はインフローに置きたいと思います．HyperForm 4×7mmを用いてコイルが出てきたときに若干herniateさせ，少し，ドーム寄りにコイルが収まるようにしたいと思います．本体部分は，横幅の最大径が8.45mm，高さが6mm弱ですので，最初のコイルは，アウトフロー側には5mm，インフロー側には3mmのコイルを用いたいと思います．

A研修医 まず，BCをネックをカバーするように留置します．次に，SL-10-Jをアウトフロー（図3A①）に挿入します．予定通りの位置に入りました．次にSL-10先端部90°をインフローに挿入します（図3A②）．2本のカテが若干干渉していますが，それぞれのカテは良い位置に入りました（図4A）．

B専門医 まず，GDC 10-360°standard 5×15cmをバルーンアシスト下で巻いてみます．コイルがどうしてもアウトフローのあごの部分に入り込み，AChAにかかってしまいます．

C指導医 では，5×15cmのコイルがアウトフローのあごの部分に入り出す手前まで挿入してみてください．あごに入ったら引き戻して，その時点でアウトフローのカテから3mmのコイルを巻いてみましょう．

B専門医 5×15cmが半分ぐらい入ると，あごに入り出します．この手前で挿入するのを止めます．ではA先生，アウトフローのカテからGalaxy Xtrasoft 3×6cmを巻いてみてください．

A研修医 アウトフロー部分でAChAにかからないギリギリのところでコイルが巻いています．AChAにかからないでうまく巻けました（図4B）．

B専門医 では，インフローの残りのコイルを挿入します．今度は，アウトフローに入りません．AChAの出口の部分で小さなV字型のゾーンが残り，AChAが温存されています（図4B，図5A）．

C指導医 アウトフローはかなりタイトになっているので，これ以上コイルは入れる必要はないでしょう．この時点でコイルを切り，カテを抜きましょう．あとは，インフローのカテからパッキングしていきましょう．

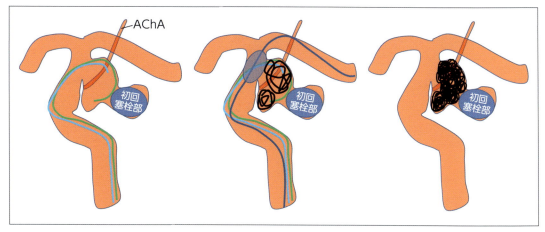

図4 2回目治療時のシェーマ
A：ダブルカテーテルの位置，B：フレームの形成，C：塞栓後．AChA起始部をV字型に残している．

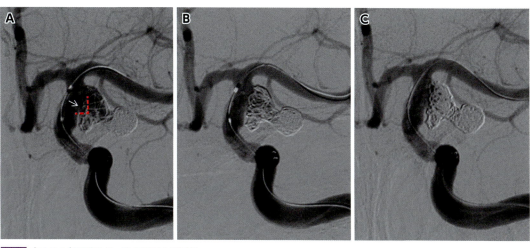

図5 左ICA撮影WA（2回目治療前）
A：アウトフロー部分にGalaxy Xtrasoft 3×6cmが挿入され，ドーム部分にはGDC 10-360°standard 5×15cmでフレームが形成されている．AChAの出口は白矢印で示すようにV字型に残っている．
B：ドームのフレーム内にGalaxy Fill 4×10cmを追加し，フレームは安定する．
C：さらにGalaxy Xtrasoft 3×6cmを2本追加し，終了した．

B専門医　では，次は，Galaxy Fill 4×10cmを挿入します．きれいにフレーム内で広がっています．これでコイルはかなり安定しました（図5B）．次にGalaxy Xtrasoft 3×6cmを挿入します．これもうまく収まっています．もう1本入れます．これでカテがフレームから出ました（図4C，図5C）．

C指導医　ネックは残っていますが，この症例はネックを残さないとAChAが閉塞してしまいます．ここで終了しましょう．

A研修医　ネックが残っていると，再発の危険性についてはどうでしょうか？

C指導医　フォローアップしてみないと何とも言えませんが，インフローはかなりタイトに詰まっているので再開通の可能性は低いと考えています．6カ月後にフォローアップしましょう．

A研修医　術後，患者は問題ありません．また，術後のdiffusion weighted imageでは2個のhigh intensity spotsが認められましたが，神経学的にはまったく問題ありません．数日後，退院していただき，6カ月後にフォローアップアンギオを行います．

A研修医　6カ月後のフォローアップアンギオです（図6A，B）．ネックは少し開いていますが，瘤の再開通所見はありません．本症例では，クリップしたとしてもネックは残るわけですから，コイルでもほとんど同等の成果が得られたということですね．

C指導医　さらに長期のフォローが必要ですが，6カ月で判断すると，まず大丈夫そうですね（図6A，B）．

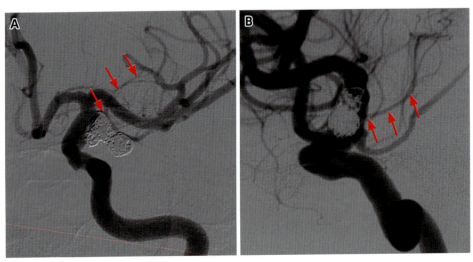

図6 左ICA撮影，塞栓術より6カ月後
A：WA，動脈瘤はAChA（矢印）を温存したかたちで閉塞されている．
B：側面像，AChA（矢印）は温存されている．

・使用デバイス一覧・

◎初回治療（破裂部分）
・Excelsior SL-10
・Traxcess
・HyperForm 7×7

コイル
・GDC 10-360° soft SR 5×9
・Orbit Galaxy Xtrasoft 4×6×2本
・Orbit Galaxy Xtrasoft 3×6
・ED COIL ExtraSoft 2×4

◎2回目治療（本体部）
・Excelsior SL-10-J
・Excelsior SL-10-90°
・HyperForm 4×7

コイル
・GDC 10-360° standard 5×15
・Orbit Galaxy Xtrasoft 3×6
・Orbit Galaxy Fill 4×10
・Orbit Galaxy Xtrasoft 3×6×2本

👉 Master's Comment

　急性期破裂脳動脈瘤の塞栓術のポイントは，確実な再出血の予防と手技に伴う新たな神経症状を出さないことです．

　また，破裂急性期は凝固機能が亢進していることが多く，複雑な手技を行うことにより，血栓塞栓性合併症の頻度がさらに増加します．できれば，1回で治療を完遂することが望ましいのですが，今回のように，出血点が比較的はっきりしており，出血点が安全かつ確実に詰められること，前脈絡動脈のような重要な血管がドームから出ており，バルーンやダブルカテーテルなどの複雑な手技を用いないと重要な血管を温存できないような場合は，2ステージに分けることも考えておかなければなりません．

　特に，今回のようにカテーテルを3本用いるような手技で，コイルの出し入れを頻回に行うような場合には，抗血小板薬の投与，全身ヘパリン化は必須です．また，ダブルカテーテルを行う場合も，それぞれのカテーテルの置くべき位置，どのようなコイルをどう組み合わせるかを，術前に十分シミュレーションしておく必要があります．

脳神経血管内治療 次の一手　　71

1章 脳動脈瘤

難易度 ★★★

8 ステントを用いた広頚前交通動脈瘤の血管内治療

寺田 友昭[1]，入江 亮[2]，中山 禎理[3]

1) 昭和大学藤が丘病院脳神経外科
2) 昭和大学病院脳神経外科
3) 昭和大学横浜市北部病院脳神経外科

次の一手（表技・裏技）

1. 安全に分枝にマイクロカテーテルを挿入するためには，マイクロカテーテルの先端の形状付けが重要である．思った方向と反対にマイクロカテーテルが向くときには，その手前に逆のカーブをつけてやるとカテーテルは反対を向くようになる．

2. Neuroform Atlas は，ワイヤー固定でゆっくりシースを引くだけで簡単に展開できる．Braided stent で行うような，システムプッシュ，ワイヤープッシュなどの操作は不要である．

3. 本例とは直接関係ないが，Scepter 内を Neuroform Atlas が通るかどうかという問題については，大部分の症例で通過するようであるが，自験例では初期の 10 例中 2 例で通過しない症例があった．ここ一番という場面では，LVIS Jr を選択したほうが無難であろう．

症例紹介

　本日の症例は分枝が完全にドーム寄りから分岐する広頚未破裂前交通動脈瘤（Acom AN）の72歳男性の症例です（図1，2）．今回のように両側のA2が動脈瘤ドーム寄りから分岐し，ある程度の大きさを持つ動脈瘤では，ステントを使わないとコイル塞栓が困難で，再発率も高くなります．現在，国内では，ステント併用コイル塞栓術に用いられるステントには，Enterprise 2（E2，ジョンソン・エンド・ジョンソン），LVIS，LVIS Jr（テルモ），Neuroform Atlas（日本ストライカー）があります．それぞれのステントをどのように使い分けるかを考えながら，本日の症例の治療を考えていきたいと思います．

1. 治療戦略

C 指導医　A先生，画像所見からどのような治療戦略を考えますか？

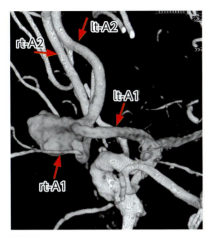

図1 3D-RA

A1とA2が少し離れて急角度で分岐している．
右A2には細い右A1がつながっている．

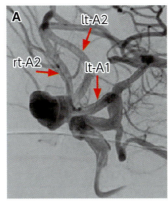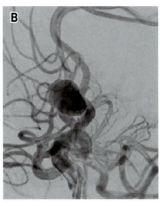

図2 血管撮影WA

A：A1からA2の分岐が分かり，ネックが分離できるアングルを示す．左右のA2は急角度で分岐している．DD6がC4まで挿入されているのが分かる．
B：動脈瘤のドームを上方から観察できるアングル．

A 研修医 A2が完全にドーム寄りから分岐しており，右のA1も細いので両側のA2をきっちり温存する必要があります．そのためにはステントが必須と思いますが，両側のA2にステントを置くのは血栓塞栓合併症のリスクを考えると避けたい．どちらかにステントを置き，対側のA2も温存するような方法を考えたいと思います．

C 指導医 B先生，具体的にはどんな方法があるでしょうか．

B 専門医 そうですね．一側にステントを置いて対側のA2も残すためには，一側にバルーンカテーテル（BC），対側にステントを置きコイル塞栓をするという方法がありますが，jail techniqueでマイクロカテーテル（MC）を瘤内に留置しておくためには3本のカテをA1に挿入する必要があるので現実的には難しいと思います．カテが2本という条件で治療法を考えてみると，==どちらかのA2にステント留置用のカテを挿入し，対側にBCを留置し，ステントを展開，MCをtranscell法で挿入しコイル塞栓を行う方法==があるかと思います．

C 指導医 では，ステントを置くのはどちらがよいでしょうか？　またどんなステントを使いますか？

A 研修医 ネックを十分カバーできるほうに置くのがよいと思います．ただ，この症例では，どちらに置いてもあまり差はないように思います．

B 専門医 ==条件が同じなら，置きにくい枝にステントを置くのが原則==のように思いますが，右のA2はわずかですが，右A1から血流の供給があります．最悪，右A2の出口で閉塞しても梗塞が小さく済む可能性があるので，左のA2にステントを置きたいと思います．

C 指導医 確かに右A1は細いですが，ある程度の血流は期待できるように思います．ステ

ントは左A2-A1に置くようにしましょう．では，どんなステントを使いますか？

B専門医 A1-A2の分岐角度が強いのでカテの挿入の難しさから考えると，10カテで留置できるステントを選択したいと思います．

C指導医 そうなると，使用するステントはLVIS Jr，Atlasになってきますね．**LVIS Jrの場合は，屈曲部で少し押してやると拡張させることができるのでネックを広めにカバー**することができます．また，**Atlasはネック部分では最大径まで拡張するので，ステントのサイズを選択することによりネックのカバーと瘤内へのステントの突出の程度を調整**することができます．ただ，今回はA1-A2の屈曲が強いのでLVIS Jrを展開させることが難しいかもしれません．Atlasは確実に展開させることができるのでこちらを選択しましょう．

2. ステント併用コイル塞栓術

B専門医 Atlasのサイズはどうしますか？

A研修医 A1，A2の血管径からは3×21mmでよいと思いますが．

B専門医 そうですね．ネック部分では最大3.5mm拡張することになりますから，ネックのかなりの部分をカバーできますね．対側のA2はどのようにして温存しますか？

A研修医 瘤内でコイルを巻いていって右A1，A2コーナーにコイルが出てきて閉塞するようならtranscell法で右A2にカテを通してステントをYまたはhalf Tで置くのはどうでしょうか？

C指導医 **Yステント，half Tステントは最後の手段**ですね．B先生ならどうしますか？

B専門医 ステント展開前に，瘤内に置いたカテからコイルを挿入し，右A1，A2コーナーにかからないようなフレームを巻いてみます．うまく巻ければ左A1-A2にステントを展開し，フレーム内をパッキングしていけば右A1，A2は残せると思います．

A研修医 先に左A1-A2にステントを展開してからコイルを巻くというのではだめですか？

B専門医 **ステントを先に展開してしまうとカテコントロールが難しくなり，思ったようなフレームが巻けなくなることがあります**．また，**カテコントロールをしているときにカテがステント外に抜けてしまうこともあります**．

C指導医 そうですね．ステントを展開してしまうとカテコントロールはほとんどできなくなりますね．では，カテコントロールを簡単に行うために大事なポイントはありますか？

A研修医 やはり，**DACをできるだけ末梢まで挿入し，親カテ先端から瘤までの距離をできるだけ短くしておく**ことだと思います．

C指導医 そうですね．DACからの距離が短いほどMCは1：1で動いてくれますね．今回

の症例ではA1からA2への分岐角度も強く，MCをA1からA2に挿入するのも難しそうですね．何か良い方法はありますか？

B専門医 やはり，DACをできるだけ末梢に挿入しておくのと**MCの先端の形状形成**だと思います．この場合は先端をpig tailにして左のA2を確保したいと思います．

C指導医 A先生，B先生の意見をまとめると，まず6FのDACを用いてC3-C4まで挿入し，先端を形状形成したMCを用いて左A1-A2にMCを挿入し，ステント展開に備える．そして，瘤内に挿入したMCでカテコントロールしながら右A1，A2にかからないようなフレームを作成した後，ステントを展開しフレーム内にコイルを充填する．もし，右A1，A2がコイルで閉塞するようなら，その前にtranscell法でA1-右A2にステントを留置する．以上の方針で治療に入りましょう．

3. 実際の治療

A研修医 6Fシャトルシース（Cook Japan）が左内頸動脈（ICA）に入りました．次にCerulean DD6（メディキット）を，FUBUKI 4.2F（朝日インテック）をcoaxialにしてC4まで挿入します．頸動脈管に入る部分で少し抵抗がありましたが何とか通過しました．DD6がC4まで入りました．ここで，3D-RAを行い，ワーキングアングル（WA）を決めます．

B専門医 では，これからMCをA1から左A2に挿入しましょう．まず，Excelsior SL-10（日本ストライカー）の先端をpig tail状に曲げたものを使いましょう．

A研修医 B先生，カテ先が右A2のほうを向いてしまいます．

B専門医 では，**pig tailの手前に逆カーブ（図3，矢印）をつけて強いSカーブ**にしましょう（図3）．

A研修医 今度は，左A2に向いています．CHIKAI 14（朝日インテック）ガイドワイヤー（GW）がA2に入りました．A2の末梢まで進めてみます．あれ，途中でGWが瘤内に入ってしまいます．

B専門医 その程度の入り具合なら，一部瘤壁を回してA2に挿入しましょう（図4）．

A研修医 分かりました．一瞬瘤壁を通りましたが，うまくA2末梢に挿入できました．では，次に瘤内に先端45°のアングルの

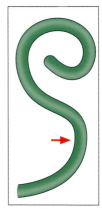

図3 pig tailの手前に逆カーブ（矢印）をつけて強いSカーブにする

> **Tips** MCが思った方向と反対に向くときには，その手前に逆のカーブをつけるとカテは反対を向くようになる．

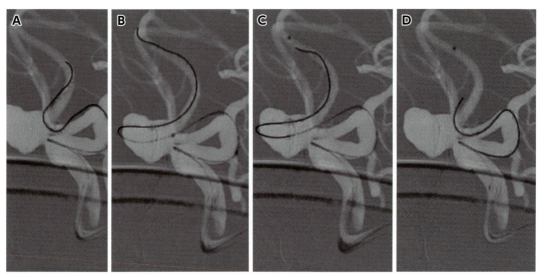

図4 術中写真：左A2をExcelsior SL-10で確保する際の瘤回し
A：CHIKAI 14で左A2を確保．B：カテを進めようとするとワイヤーが瘤内を回る．
C：注意しながらカテを進める．D：カテのたわみをとる．

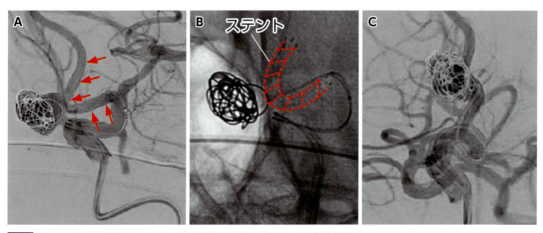

図5 1stコイルを挿入し，ステント展開した後のWAでの血管撮影
A：両側A2は温存されており，ステントも良好に拡張している（矢印）．
B：コイルもドーム全体をカバーするように巻かれている．
C：術中透視画像（拡大図）．ステントは点線のように留置されている．

　　　　　　　ついたSL-10を挿入します．これは，簡単に入りました．
C指導医　MCはネック付近に置いて，右のA2の出口にコイルがかからないように，コイルを巻き上げる感じでフレームを作成してみてください．
B専門医　結構良いフレームができました（図5）．やはり，親カテがC4まで上がっているのでカテコントロールが1：1でできます．思いどおりのフレームができました．
C指導医　では，Atlas 3.0×21mmを挿入し，A1-A2に1：1でかかるように展開してください．ゆっくりMCを引いてくれば容易に展開できます．

B専門医　展開します．ワイヤー固定でゆっくりMCを引いていきます．先端のマーカーが展開しました．ゆっくり引いていきます．後端もA1で展開しました（図4）．では，フレーム内にjailで挿入しているMCからコイルを充填していきます．

A研修医　いい感じでパッキングされています．右A1，A2はきれいに残っています．MCが押し出されてきました（図6）．ここで終了していいでしょうか？

C指導医　最後に血管撮影して終了しましょう．

A研修医　良い感じでコイル塞栓できています．ステントが瘤内に張り出し，ネックのかなりの部分がカバーされています（図7）．

B専門医　では，これで終了しましょう．

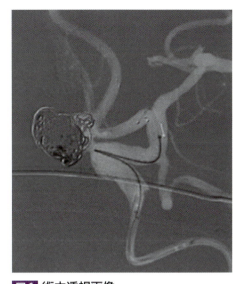

図6 術中透視画像
コイル塞栓終盤．ネック付近に塞栓されている．

4．ステントの使い分け

A研修医　C先生，最後に質問ですが，国内ではE2，LVIS，LVIS Jr，Atlas，Pipeline（日本メドトロニック）が使用できますが，先生は，ステントの使い分けはどのように考えておられるのでしょうか？

C指導医　いい質問です．Pipelineは特殊なものなので，これを除いて話します．
　　まず，ステントで理解しておかないといけないのは，①ストラットの大きさ，

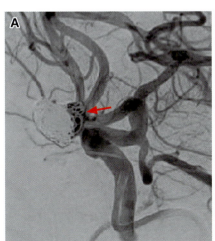
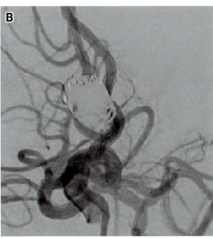

図7 コイル塞栓後のWAでの血管撮影

A，B：動脈瘤のドーム部分はきれいに閉塞されている．矢印部分はステントと瘤の間に入り込んだコイルを示す．

②構造（braided, Laser cut, open cell, closed cell），③サイズバリエーション，④radial force（縦，横方向），⑤conformability，⑥retrievabilityなどです．個人的には，Enterpriseは動脈瘤と親動脈の解剖学的な位置関係を変えたいとき（inflow zoneをずらしたいとき）や，VA解離性動脈瘤でステントのストラットが瘤内に多く入り込まないようにしたい場合に使います．若干でもflow diversion効果を期待したときには，LVISを使います．LVIS Jr，Atlasの使い分けについては，もちろん大きな血管径になるとLVIS Jrは使えませんのでAtlasになりますが，屈曲が90°を超える病変ではAtlasを好んで使用しています．また，AtlasもScepterから展開できます．最初の10例中2例で通過しないものがありましたが，その後の約30-40例では全例通過しています．ただし必ず通るという保証はありません．ただ，ステント選択は，使用する術者の経験値，好みによって変わってきますので画一的に決めることはできません．

・使用デバイス一覧・

- 6F Shuttle Sheath
- Cerulean DD6
- FUBUKI 4.2F 130cm
- CHIKAI 14 200cm
- Excelsior SL-10-J
- Excelsior SL-10-45°
- Neuroform Atlas 3 × 21

コイル
- HydroSoft 3D 5 × 15
- ED COIL ExtraSoft 16 × 20
- ED COIL ExtraSoft 16 × 10

- HydroSoft 3D 4 × 12 × 2本
- HydroSoft 3D 3 × 8 × 5本
- HydroSoft 3D 3 × 10 × 3本
- HydroSoft 3D 3 × 6 × 5本
- SMART COIL Soft 3 × 8
- Trufill DCS Orbit 3 × 8
- HydroSoft 3D 3 × 6
- Target 360 SOFT 3 × 8
- Trufill DCS Orbit 3 × 6
- SMART COIL Soft 3 × 6
- AXIUM PRIME ES 3D 3 × 6
- ED COIL ExtraSoft 3 × 6

☛ Master's Comment

1. 分枝の確保が難しい動脈瘤では，親カテーテルをできるだけ末梢まで挿入しカテーテルコントロールを容易にすることが重要です．

2. ステントの導入により血管内治療可能な動脈瘤が増加してきますが，それぞれのステントの特性を知ったうえで選択することが重要です．

3. Neuroform Atlasは従来のNeuroformと異なり，単に細径化されただけでなく構造面でも多くの改良が見られます．屈曲の強い病変で，ネックにステントをherniateさせたいときには有用なステントです．

1章　脳動脈瘤　難易度 ★★☆

9 顔面けいれんで発症した後下小脳動脈がドーム寄りから分岐する椎骨動脈−後下小脳動脈分岐部動脈瘤の1例

WEB

寺田 友昭[1]，藤本 剛士[2]，恩田 清[2]
1) 昭和大学藤が丘病院脳神経外科
2) 宇都宮記念病院脳神経外科
3) 新潟脳外科病院脳神経外科

次の一手（表技・裏技）

1. 動脈瘤から急峻な角度で分岐する側枝にカテーテルを挿入する場合，マイクロカテーテルの先端を pig tail 状に曲げたものを用い，マイクロカテーテルの先端を側枝の入り口に向け，ガイドワイヤーを挿入すると血管確保できることが多い．

2. LVIS Jr は急峻な S カーブでは，うまく展開できない場合が多い．その場合は，half T ステントを試みる．ポイントは，短いサイズ（ステントの長さが留置前後であまり変化しないので，ステント後端の位置が合わせやすい）のステントを用いて，後端が親動脈に出るくらいの位置でステントを押し出すことである．

3. Ledge effect でマイクロカテーテルが挿入できない場合は，ガイドワイヤーを太いものに変えてカテーテルとの段差を少なくすること，マイクロカテーテルの先端に適切なカーブを付ける，あるいはもう1本ガイドワイヤーを目的とする血管に入れてみるなどの方法があるが，血管選択の難易度など，状況に応じて何がベストかを判断する必要がある．

症例紹介

　今回は，80歳女性で，右顔面けいれんを伴い，後下小脳動脈（PICA）が，ドーム寄りから分岐する椎骨動脈（VA）-PICA分岐部動脈瘤（VA-PICA AN）の1例です（図1）．VA-PICA動脈瘤の塞栓術では，動脈瘤自体がPICAに騎乗した形になっており，PICAをどう温存するかが問題となります．一般的にPICAはVAから急峻に分岐することが多く，同側からのカテーテルの挿入が困難な場合が多いので，対側VAからPICAを確保に行く場合があ

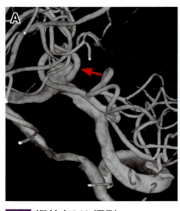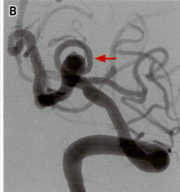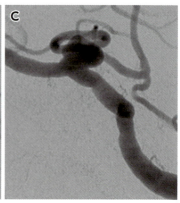

図1 術前右VA撮影

A：3D-RA．PICA（矢印）が動脈瘤のドームから分岐し，動脈瘤の上方でループを形成している．右VAからアクセスした場合は，カテ挿入が困難と思われる．
B：WA-1．PICAの分岐部が見えるアングル．矢印部でREZを圧迫していると考えられる．
C：WA-2．動脈瘤のネックの分離できるアングル．

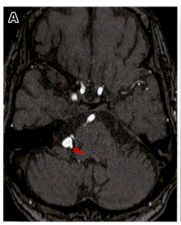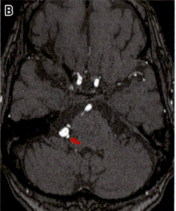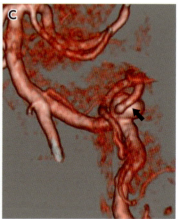

図2 MRA原画像と3D画像

A，B：動脈瘤内側を走行するPICAが矢印部でREZを圧迫している．
C：MRAの3DイメージではPICAは動脈瘤のドームより出ており，瘤の内側を走行する矢印部分でREZを圧迫していると考えられる．

ります．ただ，今回はPICAの走行を変えることによって顔面けいれんも治せないかという観点から治療法を検討したいと思います．

1．術前検討：治療戦略

C指導医 A先生，血管撮影所見からどのような戦略を立てるか説明してください．
A研修医 MRIとMRAの原画像から判断しますと，PICAのループが右顔面神経のroot exit zone（REZ）に当たっており，この部分の圧迫で顔面けいれんが出現して

いると思われます（図2）．また，血管撮影では，PICAは動脈瘤のドーム寄りから分岐しており，同側からのアプローチでは，マイクロカテーテル（MC）の挿入は困難だと思います．動脈瘤の最大径は8mm弱あるので，ダブルカテーテルでPICAを温存しながらコイル塞栓を行うか，対側からバルーンカテーテル（BC）を回してリモデリングしながらPICAを温存する．無理なようならステントを留置するというのが良いと思います．

C指導医 B先生はどうですか？

B専門医 顔面けいれんの治療を考えるのなら，PICAのループをREZから外す方向で考える必要があります．その場合，対側からステントを入れた場合，ループはむしろREZのほうに移動する形になります．REZからループを離す方向で考えるなら，同側からPICAにMCを入れて，PICAからVAにステントを置く形にするのが良いと思います．

C指導医 なるほど．よく考えていますね．ただ，右PICAからVAにステントを抜く場合，カーブがS状になるので，LVIS Jr（テルモ）を用いる場合は，うまく展開できない可能性がありますね．それと，同側VAからPICAにMCを挿入するのは容易ではないと思います．そのあたりはどう工夫しますか？

B専門医 そうですね．LVIS Jrが無理な場合は，Neuroform（日本ストライカー）を使いたいと思います．また，同側のPICAにMCを挿入するためにはカテ先をpig tail状にしたものを使いたいと思います．動脈瘤のネックは少し広めですが，PICAにMCが入れば，それでネックはプロテクトできると思います．ただ，念のため，対側のVAにも5Fのカテを入れておき，対側からもアクセスできるようにしておきます．

C指導医 要約すると，右VAは6Fの親カテで，MCはPICA，瘤内にそれぞれ挿入．左VAには5Fを挿入しておき，同側からPICAが確保できない場合は，左VAから右のPICAを確保にいく．ある程度コイルを巻けば，ステントをPICAからVAに置いて塞栓を完了するということですね．では，この方針で治療を始めましょう．

2. 治療の実際

A研修医 右VAに6F親カテを挿入します．左VAには5F DACを挿入します．ワーキングアングル（WA）をとってからMC操作に移ります．

B専門医 では，右VAから先端をpig tailに曲げたHeadway 17（テルモ）を用いて右PICAの確保を行います（**1章10，図3**参照）．カテーテル先端の曲がりはよく効いていますが，カテーテルがPICA入り口と反対に向きます．ガイドワイヤー（GW）がPICA入口部に向きません．どうしましょう？

脳神経血管内治療 次の一手　**81**

C 指導医 MCの近位部に逆向きのカーブを付けてください．そうすれば，MCの先端は逆を向くようになります．GWも同じです．**末梢に進めてトルクが効かなくなれば，先端のカーブ近位部に逆カーブを付けると，ワイヤーは逆を向くようになります**．

B 専門医 では，いったんカテーテルを抜いてシェーピングをやり直します．先端のpig tailの手前に逆カーブを付けてSに近いカーブにしました（**1章8，図3参照**）．これでトライしてみます．今度はMCの先端がPICA出口のほうを向くようになりました．ただ，GWが入ってもその先で曲がっているのでそこを越えるかどうかですね．今，GW先端が引っかかっています．ここでワイヤーを回転させながら進めます．何とかPICA末梢までGWが入りました．Headwayを追従させて進めます．うまく入りましたが，もう一度入れろと言われても自信がないです．

C 指導医 **1回しかできないことを"まぐれ"と言います．同じことを繰り返すことができれば，それを"テクニック"と呼びます**．確かに，この血管にもう一度MCを入れるのは難しそうですね．大事にいきましょう．では，次に瘤内にExcelsior SL-10（日本ストライカー）の先端45°のものを挿入しましょう．これで，LVIS Jrを展開して，コイル塞栓を行いましょう．ステントはどのサイズにしますか？

B 専門医 屈曲が強く，VAは3mm程度あるのでLVIS Jrの3.5×23mmを使いたいと思います．ループを伸ばしてPICAをREZから外したいので，PICAの奥め（分岐から10-12mm程度のところ）から展開を始めます．ゆっくりワイヤープッシュで展開していきます．

C 指導医 PICA内では何とか展開しましたね．PICAからVAの曲がりですが，ここでうまくステントが展開してくれるかどうかですね．

B 専門医 リシースし，システムプッシュ，システムプル，ワイヤープッシュなどで展開させようとしていますが，屈曲部でうまく広がりません．血管径にギャップのあるSカーブでの展開は，やはり厳しいですね（**図3**）．

C 指導医 確かに厳しそうですね．仮に展開不十分で留置したとしても，経皮経管血管形成術（PTA）が必要です．このケースでは，後でPTAをしようとしてもステント内にバルーンが入らないように思います．LVIS Jrはあきらめて，Neuroformを使いましょう（※ここではEZ，現在であればAtlasを使用）．

B 専門医 ではCHIKAI 14（朝日インテック）にextension wireを付けて，HeadwayからExcelsior XT-27先端45°にexchange techniqueで置き換えます．A先生，ワイヤーが落ちないようにキープお願いします．XT-27がPICA入り口まできま

Tips 動脈瘤から急峻な角度で分岐する側枝にMCを挿入する場合，カテ先をpig tailに曲げたものを用い，MCの先端を側枝の入り口に向け，GWを挿入すると血管確保できることが多い．

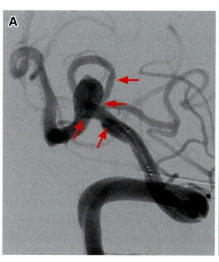
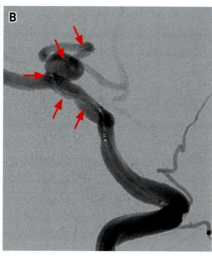

図3 LVIS Jr 3.5 ×23mm展開時の右椎骨動脈撮影

A：WA-1．ステントを展開することによりステント部の血管が直線化し，PICAのループが変形している（矢印：実際は術中透視で確認）．
B：WA-2．LVIS JrはPICAからVAの移行部では十分に拡張していない(矢印)．

した．挿入します．あれ，カテが進みません．どうしてでしょう？

C指導医 Ledge effectですね．これではXT-27を挿入するのは無理ですね．GWを18などに変える方法もありますが，まず，PICAにワイヤーを通すことが困難なので，この場面では使えません．とりあえず，Headwayを再度，PICAに入れてください（※現在であればAtlasを用いる症例）．

B専門医 了解です．でも，ステントはどうしますか？

A研修医 対側からステントを入れるようにしますか？

C指導医 それもありますが，この状況でPICAを温存するようにステントを置く方法があります．

A研修医 ひょっとして，Rene Chapot先生のよく使っておられるhalf Tステントでしょうか？

C指導医 大当たりです．

B専門医 この方法は，ステントの後端の位置決めが難しいのではないでしょうか？

C指導医 その通りです．しかし，一番短い2.5×13mmのLVIS Jrを使うとステントの長さはほとんど変わりません．PICAの出口から2mm程度の位置で後端が開くように押し出してやるとうまくいくと思います．ただ，この場合はステントの近位端があまり瘤内に入り過ぎないようにフレームコイルを1本入れてからステントを展開しましょう．PICAのREZに当たっているループを直線化させて，REZから圧迫を外す方向でトライしてみましょう．

Tips

Half Tステント
LVIS Jrは急峻なSカーブでは，うまく展開できない場合が多い．その場合は，half Tステントを試みてみる（p.99参照）．

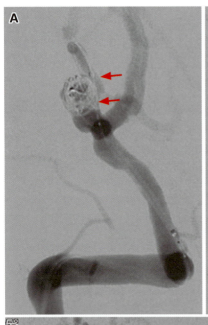
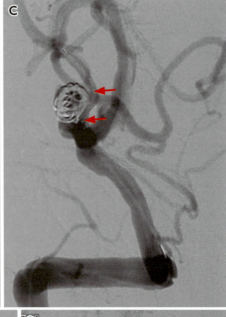
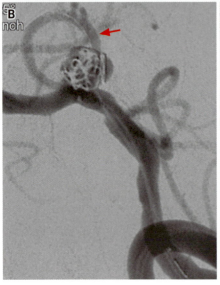
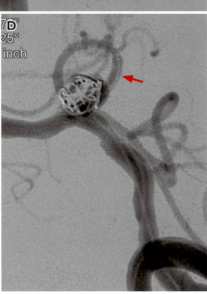

図4 LVIS Jr 2.5 ×13mm展開前後のWAでの血管撮影

A：ステント展開前WA-1．PICAにコイルがかかっており，PICAが分離できていない(矢印)．
B：ステント展開前WA-2．PICAのループは弧状に描出されている．
C：ステント展開後WA-1．PICAはVAから分岐する部分で直線化している(矢印)．
D：ステント展開後WA-2．VAから分岐するPICAのループが直線化している．

B専門医　では，瘤内にTarget XL（日本ストライカー）6×20cmを巻いてみます．PICA入口部は完全にコイルがかかっているように見えます．

C指導医　LVIS Jr 2.5×13mmをHeadway内に挿入してください．ステントの後端がVA本幹に出るような位置に合わせてステントを押しながら，MCを引き戻してきてください．

B専門医　ステントの展開を始めます．今回，ステントはうまく展開しています．近位端の位置もほとんどずれていません．ワイヤープッシュをメインにステントを展開していきます．このまま展開すると後端は動脈瘤のネックより少しVAに出たぐら

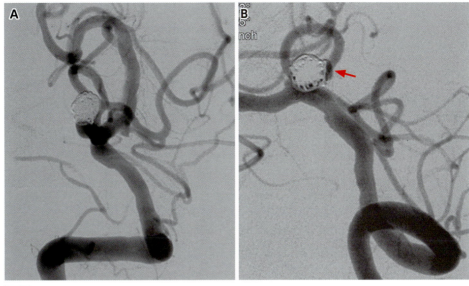

図5 コイル塞栓終了後血管撮影
A：WA-1. ステントによりPICAがきれいに温存されている.
B：WA-2. 動脈瘤ドーム部分に造影剤の停滞を認める(矢印).

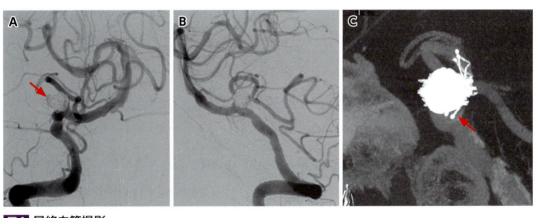

図6 最終血管撮影
A：正面像，B：側面像. ともに動脈瘤はほぼ塞栓されている.
C：Cone beam CT像. ステントはPICA起始部まできれいに展開している.

いの位置にきそうです．そのまま押し出します．PICAの入口部にかかっていたcoil massが動き，VAからPICAの入口にうまくステントがかかりました（図4）．

C指導医 理想的な形でhalf Tが置けましたね．PICAの温存は心配ありませんから，このままコイル充填していきましょう．

B専門医 コイルを順次パッキングしていきます．動脈瘤先端部へのコイルの充填が少し足らないように思いますが，アンギオグラフィでは造影剤が動脈瘤先端部でプーリングしていますし，MCも押し出されたのでここでコイル塞栓は終了してよいか

と思います.

A研修医 最後の血管撮影です．PICAはきれいに残っています（**図5**）．動脈瘤先端部には造影剤がプーリングしていますが，塞栓としては十分だと思います．Cone beam CTでもステントはきれいに展開しておりVAまで留置できているのが確認できます（**図6**）．終了します．ちなみに，血管内治療で顔面けいれんが治るという報告があるのでしょうか？

C指導医 以前に，MC挿入で顔面けいれんが止まったという報告があります[1]．

　　ちなみに，本患者は4週間後，顔面けいれんは残存しているものの著減しており，患者は大変満足されています．

・ 使 用 デ バ イ ス 一 覧 ・

- 左VA：6F FUBUKI 90cm/
  4F JB-2/0.035inch SURF 150cm
- 右VA：5F Launcher
- Headway 17 preshaped 90°-S（ステント用）
- CHIKAI 14 200cm
- Excelsior SL-10 preshaped 45°（コイル塞栓用）
- LVIS Jr 3.5×23（回収）

- Excelsior XT-27
- LVIS Jr 2.5×13

コイル
- Target XL 360 Soft 6×20
- Orbit Galaxy Complex Xtrasoft 4×8 ×2本
- Orbit Galaxy Complex Xtrasoft 3×6
- SMART COIL extra soft 2×4

👉 Master's Comment

1. PICAの確保は，対側からアプローチすれば，簡単なことが多いのですが，VAの合流部の角度，太さなどから必ずしも可能なわけではありません．今回，PICAのループ，解剖学的な位置を変えるという目的であえて困難なほうからアプローチしましたが，カテーテルの先端の形状，ガイドワイヤーをうまく使うことでマイクロカテーテルを挿入することができました．このようなテクニックを身につけておけば，IC-PC分岐部動脈瘤でPCを確保する場合などに応用できます．

2. LVIS JrというステントはScepter（テルモ）から挿入できるという意味で画期的なステントですが，Sカーブには対応できないという欠点もあります．その場合half Tでステントを置ける技術を持っておくと非常に役立ちます．

引用・参考文献

1) Yamashita K, Hojo M, Okamoto S, et al: Possible role of neurointerventional technique in the diagnosis of hemifacial spasm. AJNR Am J Neuroradiol 18: 287-90, 1997

1章 脳動脈瘤

難易度 ★★☆

10 たこ足状に後大脳動脈がドームから分岐する脳底動脈先端部動脈瘤の1例

寺田 友昭[1]，桑島 淳氏[2]，梅嵜 有砂[3]
1）昭和大学藤が丘病院脳神経外科
2）昭和大学病院脳神経外科
3）東京都保健医療公社荏原病院脳神経外科

次の一手（表技・裏技）

1. 動脈瘤から分枝角度の強い分枝にカテーテルを挿入するときに，先端を小さな pig tail に形成したマイクロカテーテルを用いて，うまく分枝に引っ掛けるとカテーテルを挿入できることが多い．

2. マイクロカテーテル先端が引っかかれば，硬さの異なるガイドワイヤーを使い分けて，血管の末梢に送り込めれば，まず分枝は確保できる．

3. 長いステントを使ったときには，semi-jail technique を用いて，マイクロカテーテルを動かしながらフレームを作成することができる．

症例紹介

今回は，大きな脳底動脈（BA）先端部動脈瘤で両側の後大脳動脈（PCA）がたこ足状に分岐する症例です．67歳女性で，めまいを主訴に近くの脳外科医院を受診し，MRIで12 mm大の未破裂BA先端部動脈瘤が指摘された患者です．

1. 所見と治療の問題点

C指導医 今回の動脈瘤は<mark>アクセスの方法</mark>，<mark>分枝をどのように確保するか</mark>，<mark>ステントの選択</mark>，<mark>塞栓術の選択</mark>など，たくさん検討するポイントがあります．まず，脳血管撮影（図1）と両側鎖骨下動脈撮影（図2）を提示します．A先生，所見と治療の問題点を述べてください．

A研修医 BA先端部に最大径15mm程度の広径の動脈瘤を認め，ドームより両側のPCA，右上小脳動脈（SCA）が分岐しています．右側では，後交通動脈（Pcom）は発

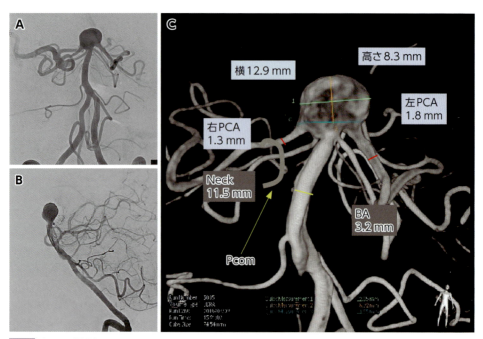

図1 左VA撮影

A：正面像，B：側面像，C：3D-RAを示す．動脈瘤最大径は12.9 mmで右PCAからは，太いPcomが分岐している．

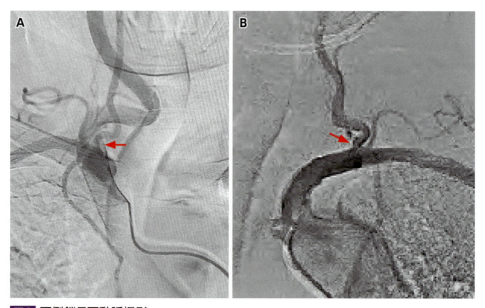

図2 両側鎖骨下動脈撮影

A：右鎖骨下動脈撮影，B：左鎖骨下動脈撮影．どちらのVAも起始部で屈曲しているのが認められる（矢印）．

達しているので，最悪，右のPCAが閉塞しても，大きな問題は生じないように思います．

　アクセスルートに関しては，左椎骨動脈（VA）は屈曲蛇行しており，末梢まで親カテを挿入する，あるいはマイクロカテーテル（MC）を2本通すと，末梢でkinkして血流が障害される可能性があります．右VAは鎖骨下動脈からの分岐角度が強く，大腿動脈からのアプローチでは，診断カテの挿入ができませんでした．こちらにカテを挿入する必要がある場合は，上腕からのアプローチが必要と思います．

C指導医　A先生，かなり治療を考えた血管撮影所見が述べられるようになってきましたね．ではB先生，実際の治療に関して先生の戦略を聞かせてください．

B専門医　なかなか難しい症例です．確かに右のPcomはよく効いていますが，SCAもドームから出ていますから，SCAを確実に残すためには右PCAの温存は必須だと思います．左VAは，A先生の言う通り，VA末梢まで親カテを進めた場合に血流が途絶える可能性が高いと思います．また右VAも起始部で屈曲があり，こちらも末梢まで親カテを挿入すると血管が閉塞する可能性が高いと思います．

C指導医　A先生，VAが頭蓋頚椎移行部で閉塞すると何か問題がありますか？

A研修医　以前，C2レベルで脊髄後索に小さな梗塞が生じた患者がいたように思います．

C指導医　よく覚えていましたね．短時間では問題がありませんが，長時間，VA遠位部が閉塞されていると，稀に脊髄に循環障害の生じることが報告されていますね．本症例も，一時的には閉塞することになると思いますので，短時間で治療を終了する必要がありますね．

2. 治療戦略

C指導医　ではB先生，具体的な治療戦略を聞かせてください．

B専門医　まず，MCを2本入れられるか，3本入れられるかで戦略は若干変わってきますが，いずれにしても，本症例では両側のPCAの確保は必須と思います．特に左はPcomが効いていないので，こちらにはステント留置を行います．右はBC，またはMCでプロテクションし，必要ならステントを留置し，右PCAを温存したいと思います．

　MCが2本の場合は，左PCA，右PCAにMCを挿入し，左PCA-BAにステントを展開後，transcell法でMCを瘤内に挿入し，コイル塞栓を行いたいと思います．

　MCが3本挿入できる場合は，両側のPCAをMCで確保し，もう1本を瘤内に挿入し，左PCA-BAにステント展開後，右PCAはMCまたはBCでプロテクト

した状態で瘤内塞栓を行い，右PCAが温存できないようならステントを右PCA
にTまたはYで展開したいと思います．

　まず，左VAに親カテを入れてみて，そのうえで判断したいと思います．

C指導医　私も，ほぼ同じ意見です．A先生，では，PCAにMCを挿入するのに，どのよ
うな方法を使いますか？

A研修医　やはり，この程度の大きさの動脈瘤でPCAの角度がヘアピン状に曲がっている
ので，MCを瘤内で一回転させPCA末梢まで挿入した後，ガイドワイヤー（GW）
を引き戻してMCを引くと，ネックブリッジできると思います．いったんネック
ブリッジができるとBAとPCAのアングルがあまくなりますから，いわゆる
sheep techniqueでもう1本のステント挿入用のカテを挿入できると思います．

B専門医　確かに瘤内を回せば確実にPCAに挿入できますが，Headway 17（テルモ）の
先端をpig tail状に曲げたものを使うと，瘤内を回さなくてもPCAに直接MCを
挿入できると思います．瘤内回しはあくまでも最後の手段で，できるなら直接分
枝に入れたほうが安全です．

C指導医　そうですね．まず直接入れる方向でやってみましょう．左VAからアクセスして
右のPCAにMCを引っ掛けるには，先端形状は強いSカーブでよいですね．では，
左PCAに入れるステントは何を選択しますか．また，右PCAにもステントを入
れる場合は何を選択しますか？

A研修医　Flow diversion効果を期待するのであれば，LVIS，LVIS Jr（テルモ）がよいと
思いますが，血管の分岐角度を変えて瘤内のフローのパターンを変えてやるとい
う意味ではEnterprise 2（ジョンソン・エンド・ジョンソン）がよいと思います．

C指導医　要するにEnerpriseは硬いので血管が伸展されて，留置後は本来の角度より分岐
角度があまくなるということですね．

B専門医　どちらの選択肢もありますが，今回はtranscell法でコイル塞栓になる可能性も
ありますから，transcell法でカテの通しやすいEnterpriseを選択したいと思い
ます．分岐角度が強いのでEnterprise 2を使うときには，PCAに長くかける必
要があるので，39mmの一番長いものを使いたいと思います．

C指導医　B先生，それでは治療戦略を整理してみてください．

B専門医　まず，左VAには大腿動脈より6Fの親カテを挿入します．右VAには，右上腕か
ら5Fのカテを挿入してみます．どちらもVAの血流が止まらないなら，3本MC
を挿入し，治療に入ります．少なくとも，どちらかのVAの血流は担保しておく

Tips

Sheep technique
誘導しやすい細径の MC を挿入し血管を伸展させた後，次に目的のカテを誘導させ
る方法．Réne Chapot 先生が命名されたテクニック．

必要があります.

　次に，先端にpig tail状に形成したHeadwayで左PCAを確保し，MCを末梢に進めます．MCが末梢にある程度まで進めばPCAの角度が緩くなるので，Prowler Select Plus（ジョンソン・エンド・ジョンソン）をsheep techniqueで左PCAに挿入します．入らない場合は，GW交換でProwler Select Plusを挿入します．その後，Headwayの先端をS形状に変えて，右PCAに挿入します．右PCAは，最悪，ステント留置で確保できるので，MCによるサポートで塞栓します．右VAからMCが挿入可能なら，こちらから瘤内にMCを挿入し，jail techniqueでコイルを巻きたいと思います.

3. 実際の治療

C指導医 では，その戦略で治療を始めましょう.

A研修医 大腿動脈から左VAに6Fの親カテを挿入します．やはり，少し屈曲蛇行が強いようです．なんとかC2のレベルまで上がりましたが，造影すると血流はうっ滞し，かなり遅くなっています．右VAに上腕動脈から5F親カテを挿入してみます．カテ自体は問題なくC2レベルまで上がります．造影すると，こちらも血流のうっ滞があります．どうしましょう？

C指導医 右VAの親カテは，血流がうっ滞しない位置まで引き戻してください.

B専門医 C6のVA入口部では，順行性のちゃんとした流れが認められます.

C指導医 では，ここからMC，Excelsior SL-10（日本ストライカー）を瘤内に挿入しましょう.

A研修医 瘤内に挿入するのに，こんなに末梢から留置するのですか？　左のVAから瘤内に入れたほうがよいのではないでしょうか.

C指導医 もっともな疑問ですが，PCA-BAのアングルは両側急峻でGW，MCのコントロールが必要です．またステントを留置する場合も，MCが末梢にあったほうが確実に留置できます．動脈瘤へのMCの挿入は一直線ですから，カテコントロールなどはそれほど必要ではありません．また抜けたとしても，Enterpriseですから，transcell法での留置は容易です.

A研修医 なるほど．確かにPCAにMCを挿入するほうが，瘤内にMCを入れるよりはるかに難しそうですね．よくわかりました.

B専門医 では，親カテはこの位置に留置して，MCを進めます．Pig tailに形成したHeadway（図3）を挿入します．MC先端はいい感じで左PCAのほうに向きますね．CHIKAI 14（朝日インテック）が容易に左PCAに入っていきます．MCを進めます．左PCAの角度はかなり緩くなりました.

脳神経血管内治療 次の一手　**91**

B専門医　では，左VAの親カテから，Prowler Select Plus 45°をCHIKAI 14を用いてsheep techniqueで左PCAに挿入します．GWは容易にPCAに入っていきます．PCAはそれほど広くないので，Headwayを抜いてProwler Select PlusをPCAに挿入します．入りました．確かに，sheep techniqueを使うとエクスチェンジがいらないので楽ですね．Headwayは引き戻して，先端がpig tail状のSカーブに形成します．

C指導医　では，左VAの親カテより挿入しましょう．

B専門医　瘤内に入ると，見事にMC先端が右PCAに向きますね．CHIKAI 14をPCAに送ります．P1部分でGWが何かに引っかかり進みません．血管のようですね．GWをTENROU 1014（カネカメディックス）に変えてみましょう．今回は，容易にGWが末梢まで進みます．ここでMCを進めます．……あれ，カテがGWに追従しません．

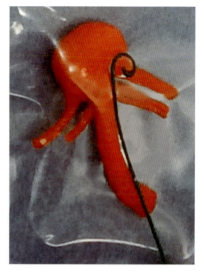

図3 動脈瘤3Dモデルと形状をつけたHeadway 17

左PCAに引っかかるように，pig tail状の形状をつけている．

C指導医　TENROUは先端がやわらかいので，サポート力はありません．もう少しTENROUを末梢に進めてから，Headwayを追従させてみてください．

B専門医　今度は容易に末梢に送れます．これで両側のPCAが確保できました．右VAからSL-10を動脈瘤内に誘導します．確かに，簡単に瘤内にMCが入りました．では，フレームコイル 12×45cm（Target XL standard〔日本ストライカー〕）を瘤内にこの状態で挿入してみます．やはり，両側のPCAに少しコイルがかかった感じですね．

C指導医　では39mmのEnterprise 2をPCA：BAで3：2になるように展開してみてください．ただし，すべて展開せずにsemi-jailの状態で展開を止めてください．

> **Tips**　動脈瘤から分枝角度の強い分枝にカテを挿入するときに，先端を小さなpig tailに形成したMC（図3参照）を用いて，うまく分枝に引っ掛けるとカテを挿入できることが多い．

> **Point**　カテ先が引っかかれば，硬さの異なるGWを使い分けて，血管の末梢に送り込めれば，まず分枝は確保できる．

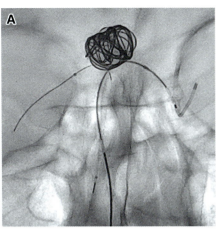
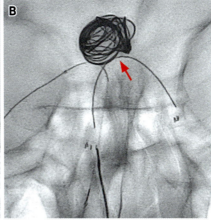
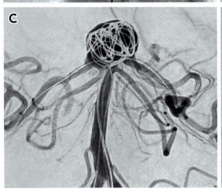
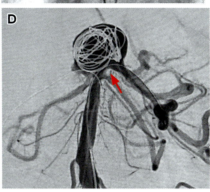

図4 1stコイル塞栓後の血管撮影

A, C：ステント展開前1stコイル挿入後の単純撮影と血管撮影．左PCAにコイルがかかっている．

B, D：ステント展開後の1stコイル挿入後の単純撮影と血管撮影．左PCAにあったコイルは押し上げられ，PCAは十分開存している．右PCAも十分開存している．

B専門医	展開します．左PCAのコイルが上に持ち上がりました（図4）．ただ，右PCAには少しコイルがかかっているようです．ステントの展開は止めて，コイルを巻き直します．今度は右PCAにもかからないで，うまくフレームができました．
C指導医	ステントを完全に展開し，コイルを離脱してください．
B専門医	血管撮影でも，右PCAには十分スペースがあります（図4C）．A先生，コイルを入れていってください．
A研修医	では，1本目を切ってコイルを充填していきます．コイルはどんどん入っていきますが，インフローの左PCA側のパッキングが甘いですね（図5）．どうしましょう？
B専門医	今となっては，そちらにMCを持っていくのは難しいので，カテが抜けてしまっ

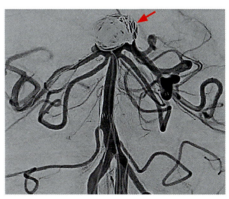

図5 MCが押し出された時点での血管撮影

左側のinflow zoneのパッキングが甘く，造影剤が流入している(矢印)．

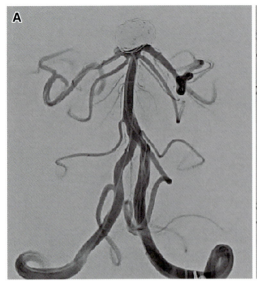
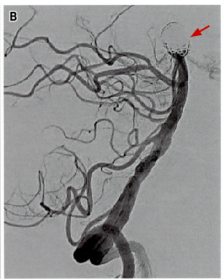

図6 コイル塞栓後の血管撮影
A：正面像．造影剤はほとんど入っていない．両側PCAは開存している．
B：側面像．動脈瘤はコイルで充填されている．

たら，transcell法で左PCAサイドに入れ直しましょう．

A研修医 了解です．MCが瘤外に出てきました．右PCA側はきれいに残せています．では，MCを抜いて，transcell法で左PCA側の瘤内に挿入します．……あれ，GWは入るのに，MCがステントストラットに引っかかって入りません．

C指導医 Transcell法で挿入というのは，コイルがある程度充填された状態では，皆が言うほど簡単ではありません．しかし，探せば，少なくとも一カ所は入るポイントがあります．

A研修医 左PCA寄りのストラットから何とか1-2mm，瘤内に入りました．ここから<mark>Extra Soft系のコイル</mark>を入れます．

A研修医 入れてみます．うまく入っていきます．結構空いたスペースが充填されました．もう1本を入れてみます．入りましたが，この時点でMCが押し出されました．これで最後にします．

C指導医 血管撮影では，動脈瘤のインフローが充填され，瘤内には造影剤はわずかしか入っていきませんね（図6）．ここで終了しましょう．B先生，瘤内のMCと右PCAのMCを抜いてください．

B専門医 では，一度GWを入れてから，瘤内のカテを抜きます．こちらは容易に抜けます．右PCAのカテを抜きます．少し抵抗がありますが，問題なく抜けました．最後の血管造影を行います．動脈瘤はわずかに造影剤が入るのみで，他に閉塞しているような血管はありません．皆様，お疲れさまでした．

・使用デバイス一覧・

- 6F FUBUKI 90cm（左VA）
- 5F ENVOY 90cm（右VA）
- CHIKAI 14 200cm×2本
- CHIKAI　Extension 14 165cm
- TENROU 1014 200cm
- Excelsior SL-10 45°（コイル塞栓用）
- Prowler Select Plus 45°
- Headway 45° 150cm（sheep technique，左PCA用）

ステント
- Enterprise 2 45° 4.0×39

コイル
- Target XL standard 360 12×45
- Target XL soft 360 10×40×2本
- Orbit Galaxy Fill 8×24
- HydroSoft 5×15
- ED COIL ExtraSoft 16×10×4本

☛ Master's Comment

　動脈瘤のドームからヘアピン状に分岐する血管にマイクロカテーテルを挿入するのは，必ずしも容易ではありません．ただ，先端を小さなpig tailに形成したマイクロカテーテルがうまく分枝血管に引っかかるようなら，かなりの確率で挿入可能です．この場合もガイドワイヤーの選択が重要で，CHIKAI，Traxcess（テルモ），TENROU（表記順にやわらかくなる）などの先端の硬さの違うガイドワイヤーを使い分けて，ガイドワイヤーを十分に末梢まで送り込むことが重要です．

　分枝確保のために，瘤内をマイクロカテーテルで回さざるを得ないときは，Marathon（日本メドトロニック），TENROUの組み合わせが最も瘤壁に対する負荷が少ないので，小さめの瘤の場合はこの組み合わせを使ってみましょう．

　Semi-jail techniqueを使うと，カテーテルの出し入れが容易なので，フレームコイル作成が大切なときはこのテクニックを使ってみましょう．

　Transcell法でマイクロカテーテルを挿入するのは，意外に難しいものです．ただし，少なくとも一カ所はマイクロカテーテルが通る場所があるので，丹念に探してみましょう．このときも，ステントストラットを通りやすいマイクロカテーテルの形状付け（ストラットに垂直にカテーテル先端が向くような形）が役に立ちます．

1章 脳動脈瘤

難易度 ★★★

11 Tステントで治療した大型内頚動脈－後交通動脈分岐部動脈瘤

WEB

梅嵜 有砂[1]，寺田 友昭[2]，阪本 有[3]，田中 優子[2]

1) 東京都保健医療公社荏原病院脳神経外科
2) 昭和大学藤が丘病院脳神経外科
3) 昭和大学江東豊洲病院脳神経外科

次の一手（表技・裏技）

1. 屈曲の強い大彎側の病変にステントを留置する場合は，末梢に確実にストラットをアンカーさせておく必要がある．

2. Neuroform Atlas は原則マイクロカテーテルを引き抜きながらステントを展開させるが，強い屈曲病変では親カテーテルごと滑落してしまうこともあるので，マイクロカテーテル先端からステントを押し出してアンカーをかける方法も覚えておこう．

3. アングルの強い側枝にカテーテルを送る際には，カテーテルの先端に血管にはまる形状を付けることで瘤回しせずに側枝に送り込めることが多い．

4. Jail で入っているマイクロカテーテルは安易に抜去してはいけない．ガイドワイヤーで誘導することも可能な場合が多く，再度 Jail に入れようとしてもマイクロカテーテルが絶対に入るという保証はない．

症例紹介

今回の症例はfetal typeの後交通動脈（Pcom）を伴った内頚動脈－後交通動脈分岐部（IC-PC）の大型動脈瘤です．P1からの血流が不良で，閉塞できないfetal typeのPcomをどのように温存し瘤の閉塞を行うかが治療のポイントになる症例です．では，さっそく症例を見てみましょう．

1. 術前検討：治療戦略

C 指導医 A先生，症例の概略を説明してください．

A 研修医 患者は74歳の女性で右IC-PCに未破裂動脈瘤の存在を指摘されていましたが，徐々に増大し最大径14mmとなってきたため，心配になり治療を希望されました．

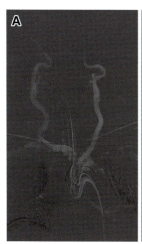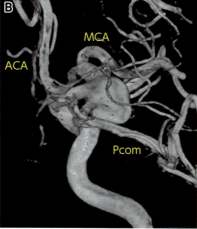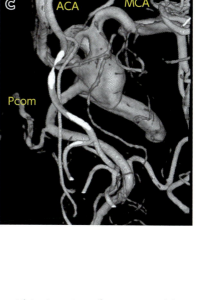

図1
A：アクセスルート，B：左後方からの視野，C：上方からの視野．

紹介元の脳神経外科医からは，後方向きでネックが広くクリップのリスクが高いので血管内で何とかならないかということで紹介されてきました．治療の問題点としては，fetal typeのPcomが動脈瘤のドームより分岐しており，中大脳動脈（MCA）からICAにステントを置くのみではPcomの温存は困難と考えられます．

1）アクセスルート

C指導医 B先生，他に問題点はありますか？

B専門医 アクセスルートに関しては，ICAの屈曲蛇行が強く，ICAの末梢まで通常の親カテを挿入することは困難です．また，PcomもICAからの分岐角度が強く，マイクロカテーテル（MC）挿入に困難が予想されること，また，ICAからMCAへの分岐角度も強くネックも広いため，ICAからMCAにMCを挿入するのも通常の方法では困難かと思います（図1）．

C指導医 そうですね．まず**アクセスルート**からどうするかを考えてみましょう．

B専門医 Pcom，MCAを確保することに困難が予想されるので，**カテコントロールを容易にするためにDACとして6F Cerulean（メディキット）をICA末梢に挿入**したいと思います．ただ，**動脈瘤ネック，Pcomの出口を温存するのに各1本のMCまたはバルーンカテーテル（BC）が必要**になります．また，**瘤内にコイル充填用のMCを挿入**する必要があります．計3本のMCが必要になりますから，あと1本は5Fの親カテを対側の大腿動脈より挿入し，ICAの近位部に留置し，そこからMCを瘤内に挿入したいと思います．

A研修医 MC 2本で勝負はできないのでしょうか？ 例えば，PcomにBCを挿入しておいて，MCA-ICAにステントを展開し，そのMCをtranscell法で瘤内に挿入し，Pcomはバルーンリモデリングを行いながらコイル塞栓を行うというのはどうでしょう

か？

C指導医 1つの考え方ですね．ただ，MCA-ICAにかけてステントを展開したときにネック部分が広いのとアングルが強いのでtranscell法でカテ操作を行っているときにステントが瘤内に落ち込んでしまう危険性がありますね．それを防ぐためには，MCA-ICAに展開したステントは離脱せず，瘤内にコイルが入るまでは引っ張り気味に固定しておいたほうがよいでしょう．総合的に考えると，3本のカテを使ったほうが安全だと思います．

2）動脈の温存

C指導医 では，次に，どのような方法でPcom，ICAを温存するかを考えてみましょう．

B専門医 ==ダブルカテやバルーンリモデリングでPcomを温存することは困難==だと思います．また，上記の方法で温存できたとしてもパッキングが甘くなるので，やはりステントを用いるべきだと思います．また，ICAの温存に関してもステントは必須と思います．

C指導医 では，Pcom，MCA末梢へのカテ挿入法と使用するステントについて検討しましょう．A先生，それぞれの血管にMCをどのように挿入しますか？

A研修医 Pcomには先端にSに近い形状を付けたHeadway（テルモ）を用いれば引っかかってくれるように思います．MCAへはC型のExcelsior SL-10（日本ストライカー）で挿入してみてはどうでしょうか？ 最終的には瘤回しになるかもしれませんが．

B専門医 私も，A先生の意見に賛成です．MCAへの挿入は瘤内を回って入ることになると思いますが，浅くネックも広いので瘤壁に過度のストレスがかかることはないかと思います．ステントはNeuroform Atlas（日本ストライカー）4.5×30mmを用いることになるのでExcelsior XT-17（日本ストライカー）のほうが留置は容易でカテも安定しますが，瘤回しのことを考えるとSL-10が無難かと思います．

C指導医 B先生，用いるステントはAtlas以外はありませんか？

B専門医 動脈瘤ネックのカーブを考えると==展開した時点で確実にアンカーがかかり，屈曲に対応できるステント==としてはAtlasしかないと思います．

C指導医 LVIS（テルモ）系のステントはステントを押して展開するので，押したときに瘤内にステントごとはまり込むリスクがありますね．では，MCA-ICAにはAtlas 4.5×30mmを置きましょう．Pcomはどうしますか？

A研修医 PcomにはAtlas 3×15mmまたはLVIS Jr（テルモ）2.5×17mmという選択肢があると思います．

C指導医 そうですね．Pcomには2つの選択肢がありますね．Atlas 3×21mmではなく3×15mmを選んだ理由は何ですか？

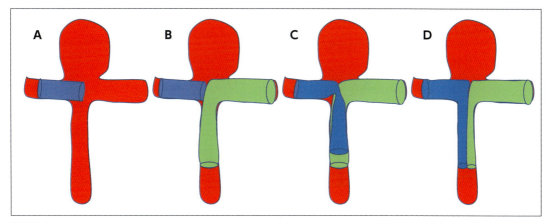

図2 色々なステントテクニック
A：Half Tステント，B：Tステント(non-overlapping Y)，C：Crossing Y（Yステント），D：kissing Y．

A 研修医 先生がいつも言われるように，短いほうが後端を合わせやすいという理由です．

C 指導医 つまり，ステントはTステント（図2B）ということですね．MCA-ICAに展開した後，PcomからICAステントぎりぎりに断端が来るように留置するということですね．ここは，議論のあるところですが，「crossing Y」（図2C）や「kissing Y」（図2D）は血栓塞栓性合併症の観点からヨーロッパ，米国ではほとんど行われなくなってきていますので，Tステントに私も賛成です．ただ，その場合は用いるステントとしてはAtlasのほうが無難ではないでしょうか？

A 研修医 どういう意味でしょうか？

C 指導医 LVIS Jrは，braided stentで断端が最初のAtlasに重なってしまうとconingにより十分拡張しない可能性があります．Atlasの場合は仮に断端が一部最初のステントと重なっても，open-cell stentの特徴から重なっていない部分は確実に開きます．万一断端がTにきっちり置けなくてもPcomは守れるということです．もしLVIS Jrを用いるなら，最初にこちらを展開してからMCA-ICAのステントを展開する必要があります．そうすれば拡張不十分になることはありません．

B 専門医 では戦略をまとめると，6F DD6をICAのpetrous portionまで挿入し，そこからSL-10をMCA末梢に，シェイプしたHeadwayをPcomに挿入．ICA近位に置いた親カテからSL-10を瘤内に挿入．MCA-ICAのステントをネックで展開し断端は展開せずカテを少し引いた状態で固定，Pcomのステントもネックまで展開し断端は展開せずカテを少し引っ張った状態で固定，VasoCTでステントの展開状態を確認後，瘤内に置いたカテからコイル塞栓を行うという方針で治療を始めます．

2. 実際の治療

1）ステント挿入1回目

A研修医　了解しました．全身麻酔下，右大腿動脈から6Fシャトルシースを右ICA近位部まで挿入します．その中に6F Ceruleanを挿入しpetrous portionまで挿入します．右大腿動脈から5F親カテをシャトルシースと同じ高さまで挿入します．3D-RAでワーキングアングル（WA）を決めます．

C指導医　その前に，頚部を思いきり伸展しhead downにしてください．Pcomの分岐を見るには，このアングルが必要です．

A研修医　では3D-RAを行います．WAはPcomの出口の分離できる角度（図3A）とICA-MCAの見える角度（図3B）に設定します．この角度でまず，MCをMCAに挿入してみます（図3）．……B先生，ガイドワイヤー（GW）はMCA末梢まで入りますが，カテを追従させようとすると瘤内に落ち込んでしまいます．

B専門医　A先生，瘤回しで挿入しましょう．GW先端までMCを送り込んでください．次にGWを瘤近位まで抜いて，カテを3～4cmほど早く引き抜いてください．そうすればカテは良い位置に来ます（図4）．

A研修医　確かに．うまくいきました．では，PcomはC先生が作ってくれたカーブで挿入してみます．瘤内にカテが入りました．カテを少し引きます．先端がPcom入り口に引っかかりました．GWを挿入します．うまくPcom末梢に入っていきます．MCも追従します（図5）．では，5FからMCを瘤内に挿入します．挿入できま

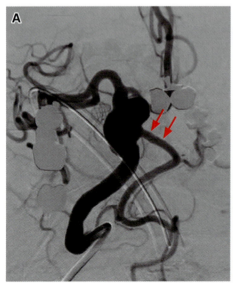 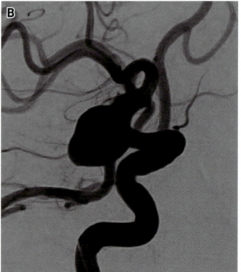

図3 Working Angle
A：正面(矢印：Pcom)，B：側面，ネックを見る．

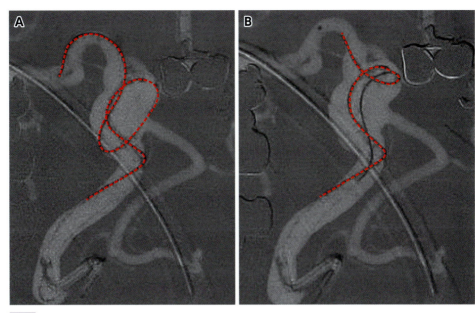

図4
A：瘤回しをしてMCA末梢までカテを誘導．
B：カテを3〜4cmほど早く引き抜いた後，瘤内を回したカテのたわみ（点線）が取れている．

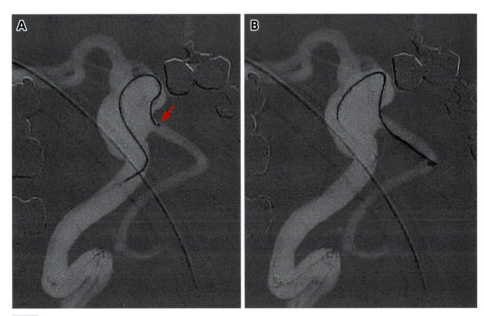

図5
A：カテシェイプでPcom入り口にMCがかかった（矢印）．
B：Pcomにカテが誘導できた．

した．

B専門医　ではMCA（M2）からICAにかけてステントを展開しましょう．Atlas 4.5×30mmがカテ先まで来ました．展開する少し手前までカテを引き戻し，そこか

らカテを引いて展開します．あっ！ MCごと瘤内に滑落しました（図6）．

C指導医 やはり**ネック部分のアングルが強い**のですね．**このMCは引き戻し，新しいものを再挿入**しましょう．ステント展開はもう少し末梢から行い，ステント先端をカテから少し出した状態で引き戻し，展開するポイントに来ればステントを少し押してアンカーをかけてください．その後，ステントを引きながら展開していきましょう．

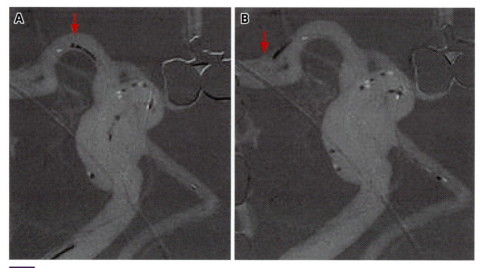

図6
A：Atlas 4.5×30mm（矢印）をM1 midから展開しようとしたところ，滑落．
B：M1 distalから展開するとステント留置可能．

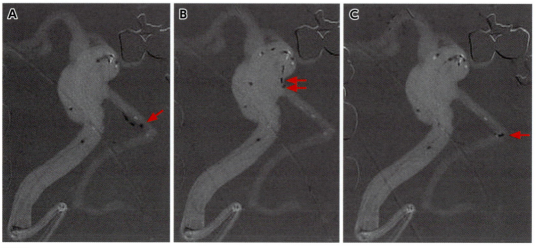

図7
A，B：Atlas 3.5×15mmをPcom（矢印）から展開しようとしたところ，滑落．カテーテルはぎりぎりPcomにかかっている（二重矢印）．
C（正面）：Pcom遠位（矢印）からAtlas 3.5×21mmを展開すると留置可能．

2）ステント再挿入後

A研修医　再挿入しました．

B専門医　では，もう少し末梢から展開してみます．ステントを少し押して展開させ，アンカーをかけました．引っ張りながら展開してきます（図6B）．ネックカバーできました．ステントは離脱せずにMCを少し引いた状態にしておきます．次に，Pcomのステントを展開します．MCを引き戻しながら展開します．あっ！こちらもMCが瘤内に滑落しました（図7A，B）．カテを引き抜き再挿入します．

C指導医　B先生，**カテはそのまま**にしておいてください．**カテ後端にイントロデューサーシースをくっつけてステントを回収**しましょう．シースの中には完全に回収できませんが，ステントは取り出せると思います．MCを引き抜いてしまうと，次にtranscell法で入るという保証はありません．

> **Tips**
> Neuroform Atlasは原則MCを引き抜きながらステントを展開させるが，強い屈曲病変では親カテごと滑落してしまうこともあるので，MC先端からステントを押し出してアンカーをかける方法も覚えておきたい（ただし，無理に押すと解離を作ってしまうこともある）．

> **Pitfall**
> Jailで入っているMCは安易に抜去してはいけない．GWで誘導可能な場合が多く，再度transcellに入れようとしてもMCが必ず入るという保証はない．

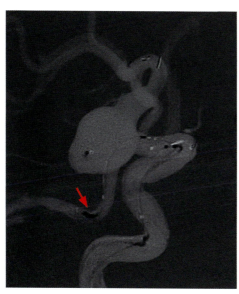 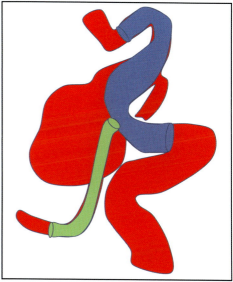

図8
A：術中写真．Atlas 3×21mmを矢印から展開．
B：本症例のTステントのシェーマ．Atlas 4.5×30mm（青），Atlas 3×21mm（黄緑）．

B専門医　引き戻したステントがYコネクター内に来ました．先が少しカテのハブ内ですが，取り出せます．次はどうしますか？

C指導医　MCをGWでPcom内に再挿入してください．

B専門医　GWはPcomに入りますが，カテが追従しません．GWを深く入れます．今度はMCが追従します．ステントを再挿入します．

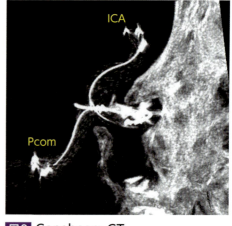

図9 Conebeam CT

C指導医　B先生，次はAtlas 3×21mmを使ってください．Pcomの分岐角度が強いので滑落したのだろうと思います．十分末梢にアンカーをかけておいたほうがよいでしょう．

B専門医　ではステントを少し末梢側から展開します．少しMCから押して展開します．ア

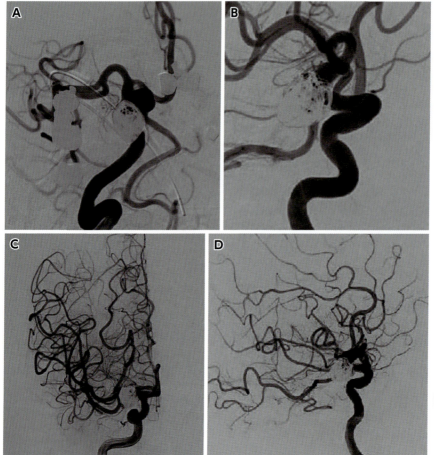

図10 最終撮影
A，B：WA，
C，D：正面像，側面像．

ンカーがかかったと思うので，カテを引きながら展開していきます．断端は展開せずにカテを少し引いた状態にしておきます（図7C，8A）．Conebeam CTを行います．

A研修医 ステントは両方ネックをカバーするようにきれいに展開できています（図8，9）．これだとコイルは出てくることはないと思います．コイルTarget XL standard（日本ストライカー）10×40cmを挿入します．うまく瘤内に収まっています．では，どんどんコイルを挿入していきます．全部で300cm弱挿入できました．MCが押し出されたので，これで塞栓術を終了します（図10）．

B専門医 少しネックは甘いですが，ドームはきれいに詰まっています．両方のステントを展開し手技を終了します．

A研修医 術後覚醒も良好で，神経脱落症状も出ていません．

C指導医 では，今回の症例はこれで終了です．

・使用デバイス一覧・

- 6F Shuttle Sheath
- 6F Cerulean DD6
- Excelsior SL-10
- Headway 17

ステント
- Neuroform Atlas 4.5×30（ICA用）
- Neuroform Atlas 3×15（回収）
- Neuroform Atlas 3×21（PCA用）

コイル
- Target XL 360 standard 10×40cm
- Target XL 360 soft 10×40×3本
- HydroSoft 3D 8×17
- ED COIL ExtraSoft 16×20
- Orbit Complex Fill 7×21
- SMART COIL Soft 5×10
- HydroSoft 3D 5×10

👉 Master's Comment

1. 「Crossing Y」「kissing Y」は以前に行われていたが，血栓塞栓性合併症の多いこと，再治療の際のアクセスの困難さなどから，Tステント（non-overlapping Y）が優れている．

2. Tステントを行う場合，half Tにステントを置く必要があり，一般的には短めの短縮の少ないステントを選択する．しかし，屈曲の強い場合には滑落を防ぐため長めのステントを選択することもある．

3. Half Tステントは確実にネックをカバーする必要があるので，最初のステントにクロスすることもあり得る．その場合，braided stentはconingのため十分拡張しない可能性があるので，open-cell typeを使うことが望ましい．

| 1章 脳動脈瘤 | 難易度 ★★☆ |

12 再出血した血豆状動脈瘤に対する血管内治療

樫村 洋次郎[1]，西山 徹[2]，寺田 友昭[2]
1）昭和大学藤が丘病院救命救急科
2）昭和大学藤が丘病院脳神経外科

 次の一手（表技・裏技）

1. 深さのない動脈瘤にtranscell法でマイクロカテーテルを留置するときは，動脈瘤穿孔に備えて必ずバルーンカテーテルを準備しておく．

2. Transcell法でカテーテルを留置するのは，必ずしも容易ではないが，カテーテルの形状とストラットの支えをうまく使うと，通常では留置できない部位にカテーテルを持ってくることが可能な場合がある．

3. ステントを重ねるときは必要な部分のみ2重になるようにして，あとの部分は1重になるように留置する．

症例紹介

　今回は，出血発症の右内頚動脈（ICA）外側下向きの血豆状動脈瘤の67歳女性の症例です．過去に破裂前交通動脈瘤（ICA AN）に対してネッククリッピング術を受けた既往があります．最近，血豆状動脈瘤に対しても血管内治療が行われるようになってきており，複数枚のステント併用コイル塞栓術，flow diverter留置による治療が海外で行われるようになってきています．今回の症例も最初は，急性期にNeuroform Atlas（日本ストライカー）を用いてステント併用コイル塞栓術が行われたのですが，短期間で再発し再破裂しています．再破裂時の血管撮影では動脈瘤の増大を認めています．本症例で，血豆状動脈瘤に対する血管内治療の問題点について検討してみたいと思います．

1．初回治療

C 指導医　ではA先生，症例の紹介と最初の治療について説明してください．

A 研修医　救急来院時WFNS Grade Vの状態でしたが，脳幹反射は保たれており，発症後12時間で全身麻酔下にステント併用コイル塞栓術を施行しました．来院時のCT

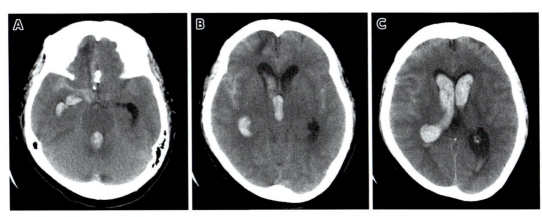

図1 発症時頭部CT

A-C：鞍上槽右側から右シルビウス裂を中心にくも膜下出血を認め，右側脳室下角から脳室穿破を認める．Acom領域にクリップと思われる金属と前回の出血によると思われる低吸収域を認める．

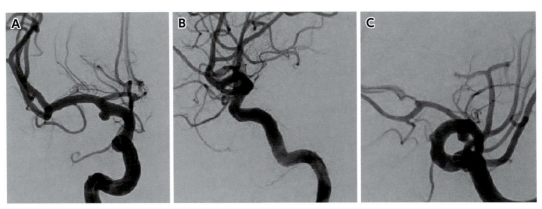

図2 右ICA撮影

A：正面像ではICA C1-C2部に外側やや下方に突出した広頚の4mm弱の動脈瘤を認める．動脈瘤部のICAは全体に拡張しており，動脈瘤ネック部分に分岐血管は認めない．
B：側面像，C：斜位像．

では，脳室穿破を伴う左側に強いくも膜下出血（SAH）を認めました（図1）．血管撮影では，右ICA外側下向きに頚部3mmで深さ2.5mmの広頚の動脈瘤を認めます．また，動脈瘤のある部分のICAが動脈瘤を中心にわずかに拡張しています（図2）．さらに，3D-RA，通常のDSAで確認しても動脈瘤のネックから分枝は出ていないことが確認できました（図3）．以上より血豆状動脈瘤と判断し，ステント併用コイル塞栓術を予定いたしました．

C指導医　B先生，では治療について説明お願いします．

B専門医　血豆状動脈瘤と考え，術中破裂の可能性が高いと考え，全身麻酔下に，まずバルーン併用下にextra soft系のコイルで塞栓し，最終的にステント留置コイル塞栓術で仕上げるという戦略で治療に臨みました．6Fシャトルシースを右ICAに挿

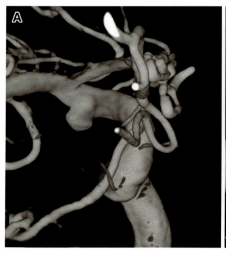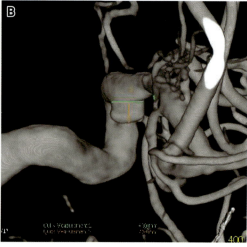

図3 3D-RA
A：正面像では動脈瘤のネック部分に分岐血管を認めない．
B：側面からのviewでも動脈瘤からの分岐血管は認めない．

入後，Cerulean DD6（メディキット）をpetrous ICAまで挿入し，その後，胃管からバイアスピリン®200mg，クロピドグレル300mgを投与し，マイクロカテーテル（MC）操作に入りました．まず，Scepter XC 4×11mm（テルモ）でバルーンリモデリングしながら最初にED COIL Extra Soft 2×8cm（カネカメディックス）を巻いてみましたが瘤内に安定しないので，Atlas 4×21mmをScepterから展開し，このコイルを挿入後さらにjail techniqueでED COIL Extra Soft 2×4cm，1.5×3cmを追加し，塞栓を終了しました．MCを抜去する前の血管撮影では，動脈瘤は造影されていませんでしたが，抜去後撮影すると動脈瘤の遠位端とドームの一部がわずかに描出されていました．ステントストラットを通してのコイルの追加はリスクが高いと思い，ここで終了しました（図4）．その後，脳室ドレナージを行い経過を見ています．

C指導医 わかりました．確かにコイルがもう1本入るスペースはなさそうですね．ただ，この動脈瘤はステント併用コイル塞栓術を行っても高率に再増大します．数日後にフォローアップアンギオを行い，増大，再開通が認められれば，再治療を行いましょう．

（5日後）

A研修医 フォローアップの血管撮影を行いましたが，一部ドームが描出されるものの再増大はなく，動脈瘤遠位端も描出されなくなっています（図5）．また，患者も痛み刺激で開眼するようになり，四肢の運動もみられるようになってきました．

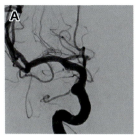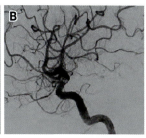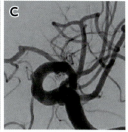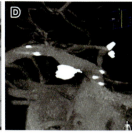

図4 初回ステント併用コイル塞栓術後の血管撮影
A：正面像では瘤遠位端に造影剤の流入を認める．また，近位端にもわずかに造影剤が流入している．
B：側面像でも動脈瘤ネック付近に造影剤の流入が認められる．
C：斜位像でも動脈瘤ネック付近に造影剤の流入が認められる．
D：MIP画像では，ステントがネックをカバーするように留置されているのがわかる．

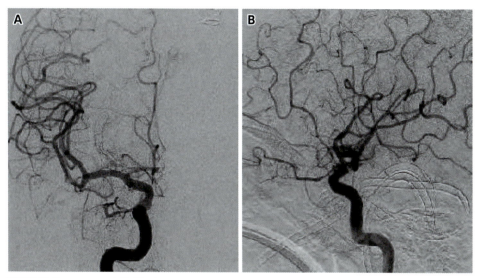

図5 術後5日目の血管撮影
A，B：正面像，側面像ともにわずかに瘤内に造影剤の流入は認めるものの瘤自体の増大，再開通はない．

2．再治療の治療方針

B専門医 C先生，第8病日朝，突然の血圧上昇と意識状態の悪化を認めました．再出血だと思います．

A研修医 CTでも再出血が確認されましたが，SAHの量自体はそう多くありません（図6）．血圧を下げ，鎮静し，本日夕方から血管撮影，再塞栓を行います．

B専門医 全身麻酔下に血管撮影を行います．血管撮影では動脈瘤の遠位端に再開通と再増大を認め，近位端にも再開通を認めます（図7）．

C指導医 ではA先生，どんな方針で治療しますか？

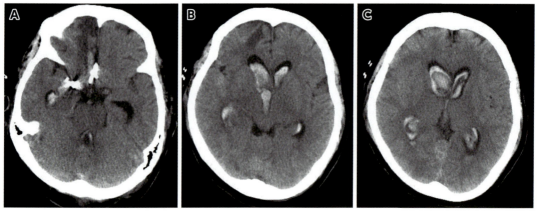

図6 術後7日目，再出血時の頭部CT
A-C：脳室穿破を伴うくも膜下出血を認めるが，出血の程度は軽い．

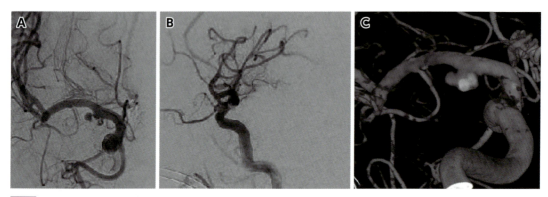

図7 再出血後の脳血管撮影
A：正面像では動脈瘤ネック部分，遠位端と近位端に再開通と再増大を認める．
B：側面像では動脈瘤ネック部分に再開通を認める．
C：3D-RAでは，動脈瘤のネック部分と遠位端に再開通を認める．

A研修医 やはり，再開通，再増大している部分にはコイルを詰めたいと思います．幸い，留置されているステントがNeuroformでストラットが広いですから，先端を90°に曲げたMCを用いればtranscell法でコイルが挿入できると思います．ただ，破裂のリスクも高いので内頚動脈にはバルーンを留置しておき，破裂にすぐに対応できるようにしたいと思います．

C指導医 B先生，コイルを追加した後，ステントは追加しますか？

B専門医 Neuroformでは，コイルの逸脱を防ぐことはできても，flow diversion効果は期待できないと思います．LVIS Blue（テルモ）はストラットが狭く，ある程度のflow diversion効果が期待できると思います．本例は再出血例でもあり，再出血予防のために場合によっては2枚重ねで置くことも考えておきたいと思います．

C 指導医 私も先生方の意見に賛成です．まず，transcell法でコイルを詰めた後，LVIS Blueを置きましょう．前回と同様，シャトルシース6Fを大腿動脈から挿入し，DD6をpetrous ICAまで挿入しそこからScepter Cを動脈瘤のネックをカバーするように留置し，Excelsior SL-10 90°（日本ストライカー）をtranscell法で瘤内に挿入しコイル塞栓し，最後にLVISを1ないし2枚留置し終了しましょう．

> **Tips**
> 血豆状動脈瘤では，flow diversion 効果が期待できるステントを留置する．また，再出血予防のため，場合によってはステントを2枚重ねで置くことも検討する．

3. 再治療の実際

A 研修医 DD6は挿入できました．Scepter Cをネックをカバーするように留置します．最後にSL-10をガイドワイヤー（GW）を用いてtranscell法で瘤内に挿入します．動脈瘤遠位部には簡単に入りました．でも，近位部にMCを挿入するのは難しそうです．

B 専門医 ではExtra Soft系のコイルで2mmのものを挿入し，その後は1.5mm系のものを詰めていきます．最初はHyperSoft ER/3D 2.0mm×3cm（テルモ）を入れます．うまく遠位端に入っていきます．その後1.5mmに落とし，カテがキックバックされるまで挿入します．計5本，11cm入りました．次は近位端にコイルを挿入します．GWを少し強く曲げると近位部に入りました．MCもステントストラットが支えになってうまく瘤近位部に入りました．同じようにExtra Soft系の3Dコイルを挿入していきます．こちらも計5本，10cm挿入でき，瘤はタイトに詰まりました．コイルはこれ以上入らないと思います．

C 指導医 では，ステント留置してください．

A 研修医 Scepterを抜いてHeadway 21（テルモ）を挿入します．Headway 21は中大脳動脈（MCA）まで挿入できました．では，LVIS Blue 3.5×17mmを留置します．

C 指導医 B先生，LVIS Blue留置時の注意点は何ですか？

B 専門医 LVISなどのbraided typeのステントはNeuroformなどのlaser cut stentと異なり，アンシースのみでは展開しづらく，ステントの先端にアンカーがかかった状態でステント自体を押し出しながら展開させていくステントだという印象を持っています．また，==ステントを押すことによってストラットを密にすることができるので，ネック付近ではシステムプッシュを行ってmesh densityを上げたい==と思います．

脳神経血管内治療 次の一手 **111**

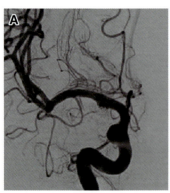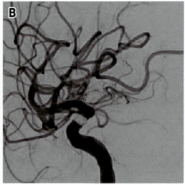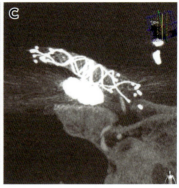

図8 再治療後の最終血管撮影
A, B：正面, 側面像ともに動脈瘤はほとんど描出されなくなっている.
C：MIP画像では, 動脈瘤のネックを3本のステントがカバーしているのがわかる.

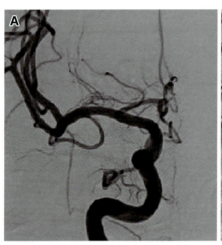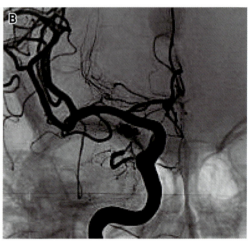

図9 6カ月後フォローアップ血管撮影
A：正面像では動脈瘤は完全に描出されなくなっている.
B：正面像のnon-subtraction画像では, コイル塊と血管の間にステントと内膜によると思われる間隙が認められる.

C指導医 確かにEnterprise, Neuroformと異なり, アンシースだけではなかなか展開しません. 特に屈曲の強い部分ではカテを引いてカーブの内側に置いてステントを押し出すなどの工夫が必要です. ただ, 今回はMCAからICAのC2部までステントが置ければよいので, 比較的まっすぐな病変に留置できます. あとは, 動脈瘤ネック部分はシステムプッシュでストラットを詰めるようにしておけばよいでしょう. ではB先生, 留置してください.

B専門医 では, そのように展開していきます. まず, MCA近位部で先端を展開します. ステントのフレア部分が血管壁に固定された感じです. ここからは, ステントを押すのが7, アンシースするのが3程度の力加減でステントを展開していきます.

うまく開いています．瘤のネック部分にきたのでステントをある程度展開してから，システムプッシュをします．少しステントが縮んだように思います．では，展開してしまいます．デイバリーワイヤーに沿わせてHeadway 21をステント末梢まで進めておきます．

C指導医 ~~再出血例なので，念のために同じステントをもう1枚重ねておきましょう~~．では，A先生，B先生の置いたステントの少し手前から同じステントを置いてください．

A研修医 では，最初のステントの少し近位部からステントを展開します．アンカーがかかったようなのでステントを押しながらアンシースしていきます．ネック部でシステムプッシュしてストラットを詰めておきます．うまく展開できたと思います．最終の血管撮影でも動脈瘤はほとんど描出されていません（図8）．

C指導医 うまくいきましたね．ここまでしておけば，フォローアップで完全閉塞してくれると思います．

B専門医 6カ月後のフォローアップアンギオでは動脈瘤はまったく描出されず，コイルと血管の間に内膜形成によると思われる間隙が見られました（図9）．おそらく，再発することはないと思います．

Tips

LVISなどのbraided stentはステントプッシュ7，アンシース3程度の気持ちでステントを押しながら展開していく．

・使用デバイス一覧・

◎初回治療
- 6F Shuttle Sheath
- Cerulean DD6
- Scepter XC 4×11
- Neuroform Atlas 4×21
- ED COIL ExtraSoft 2×8
- ED COIL ExtraSoft 2×4
- ED COIL ExtraSoft 1.5×3

◎再治療
- 6F Shuttle Sheath
- Cerulean DD6
- Scepter C
- Excelsior SL-10 90°

コイル
- ED COIL ExtraSoft　他，計10本，21cm

- Headway 21
- LVIS Blue 3.5×17

Master's Comment

1. 血豆状動脈瘤は通常のコイル塞栓術のみでは，ほとんどの症例で短期間に再発が見られるので，flow diversion効果の期待できるステントを初回から留置しておくことが望ましいです．

2. Braided stentはlaser cut stentと異なり，展開に工夫を要します．ステントプッシュ7，アンシース3程度の気持ちでステントを押しながら展開していきましょう．また，屈曲部ではカテーテルがカーブの内彎側にくるようにしないとうまく展開できないので注意が必要です．

3. 再出血時の治療は背水の陣であり，絶対に再々出血のないように徹底して治療する必要があります．

| 1章　脳動脈瘤 | 難易度 ★★☆ |

13 留置したはずのコイルがマイクロカテーテルに残存した前交通動脈瘤の1例

増尾 修[1]，川口 匠[2]，寺田 友昭[3]
1) 横浜市立市民病院脳血管内治療科
2) 和歌山県立医科大学脳神経外科
3) 昭和大学藤が丘病院脳神経外科

 次の一手（表技・裏技）

1 血管の屈曲蛇行でアクセスが困難な場合

① Sheep technique
　まず細径のマイクロカテーテルを挿入し，血管を伸展させる．
② ステント留置用マイクロカテーテルの ledge effect の解消
- Excelsior XT，Marksman：0.018inch ガイドワイヤーに変更．もしくは，0.014inch ガイドワイヤーに 0.010inch ガイドワイヤーを追加．
- Prowler Select Plus：ガイドワイヤーを 0.016inch，0.018inch に変更．または，カテーテル先端の形状を straight から 45°アングルに変更

2 血管内に浮遊したコイルの解決法

① コイル回収
　マイクロスネアでの回収がよく知られているが，屈曲蛇行が強い血管，末梢血管では，操作性が悪く，必ずしも容易でない．コイル先端が前に留置したコイルと絡んでいることも，十分想定する．
② ステント圧着
　回収が困難と判断した場合，考えるべき手段となる．周囲血管の屈曲蛇行の程度，血管径などから，どのステントを選択するかを検討する．また，ステントだけでなく，ステント留置の際のマイクロカテーテルの性質も十分に考慮して選択する．

☛ 症例紹介

　今回は未破裂前交通動脈瘤（Acom AN）の症例です．形状からみてさほど困難な症例ではないのですが，術中に思わぬトラブルに遭遇しました．どのように対処していくかに焦点を当てて，次の一手を考えていきたいと思います．

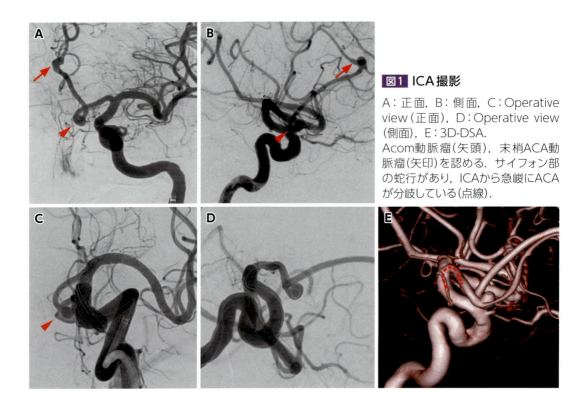

図1 ICA撮影
A：正面，B：側面，C：Operative view（正面），D：Operative view（側面），E：3D-DSA．Acom動脈瘤（矢頭），末梢ACA動脈瘤（矢印）を認める．サイフォン部の蛇行があり，ICAから急峻にACAが分岐している（点線）．

　72歳の女性で，MRAで偶然発見された多発性脳動脈瘤〔Acom動脈瘤，末梢前大脳動脈瘤（ACA AN）〕の患者です．当初より一期的開頭ネッククリッピングを勧めるも希望されず，フォローをしていましたが，本人より，やや大きいほうのAcom動脈瘤のみの治療を希望されたため，コイル塞栓術を計画しました．Acomに4.2 mm×4.5 mm，ネック3.8 mmの動脈瘤を認めます（図1 A-C）．内頚動脈（ICA）の蛇行があり，またICAからACAが急峻に分岐走行している症例です（図1 E）．

1. 術前検討：治療戦略

C指導医 A先生，このAcom動脈瘤の血管内治療をするのですが，どのように治療しますか？

A研修医 ネックも比較的しっかりしており，シンプルテクニックでよいかと思います．

C指導医 それでいいと思いますが，B先生，治療するにあたって注意点はありますか？

B専門医 サイフォンの屈曲も比較的強く，ICAからACA分岐後に急峻に下方に走行するため，マイクロカテーテル（MC）の動脈瘤への誘導が難しいだけでなく，コイル塞栓する際にカテの操作性が悪いように思います．

C指導医 そうですね．Acom動脈瘤のような末梢の動脈瘤ではカテの操作性が悪いことが治療上の問題点となることが多いですが，この症例も然りです．では，どのよ

うに工夫しますか？

B専門医 中間カテを使用します．シンプルテクニックで治療するとすれば，4Fで十分だと思いますが，できれば不測の事態に備えて，バルーンカテーテル（BC）やもう1本のMCが必要になることも考え，6F Cerulean DD6（メディキット）を使用したいと思います．

C指導医 一般的に**MCが屈曲を一つ越えるごとに，カテの操作性が悪くなり，コイルの充填が思うように進められなくなることがあります．これを解消するために，中間カテを使用することが有用**です．Acom動脈瘤では，特に有用であると思います．A先生，それ以外に治療にあたって考えておくべき点はありますか？

A研修医 術前の血管撮影で，**動脈瘤がACAとよく分離できるアングルを見つけておく**必要があります．

B専門医 私もそう思います．場合によっては，術中，回転DSAの際に，頭位を屈曲伸展するかどうかもあらかじめ見ておく必要があります．あとはICAからACAへの分岐部がよくわかるアングルも必要で，動脈瘤塞栓の際のアングルとは違うことも多く，A1がよくわかる角度でカテを挿入し，そこでアングルを変えて動脈瘤挿入を試みることが必要です．

C指導医 机上で画面を見ながら良いアングルを見つけても，実際，頭位との関係でとれないということが多々あります．**術前に必要なアングルをとるためには，頭位をどうするかも決めておく必要があります**．次に，MCの形状はどうしますか？

B専門医 今回の症例は前向きの動脈瘤であり，A1からの軸もずれてはいないので，A1までの誘導がうまくいけばさほど難しくはないと思います．Excelsior SL-10 Pre-Shaped 45°（日本ストライカー）を使用したいと思います．

C指導医 基本的にはその選択でよいと思います．ただし，本症例ではA1から大きな弧を描くように走行しており，その先に動脈瘤があります．このような場合，MCはA1の外周を沿うようなかたちで動脈瘤内に入るため，そのままの45°を使用すると動脈瘤壁に当たるようなかたちで挿入される可能性があり，**先端部分のみheat air gunで少し逆向きに曲げておきましょう．Acom動脈瘤は，動脈瘤のprojectionの方向によってMC挿入の難易度が変わります**．今回のような前向きであれば容易ですが，上向きの動脈瘤では難易度が上がります．特に，A1が正面像でやや下方に走行する場合の上向き動脈瘤は非常に難しくなります．このような場合は，S型あるいはZ型にきっちりとシェイピングしておかないと，安定したMCの留置はできません．

A研修医 MCはSL-10とHeadway（テルモ）をよく聞きますが，どう使い分けますか？

C指導医 SL-10は，非常に柔軟である長所をもつ反面，シェイピングがつきにくく，ついても時間とともにとれやすい欠点があります．Acom動脈瘤のような比較的末

脳動脈瘤

1章

13

留置したはずのコイルがマイクロカテーテルに残存した前交通動脈瘤の1例

脳神経血管内治療 次の一手　**117**

梢の動脈瘤であれば，血管あるいは動脈瘤へのストレスを考えると，柔軟なSL-10を使用することが多くなります．逆にHeadwayは，思うようなシェイピングをつけることができる反面，やや硬めであり，paraclinoidの動脈瘤など，近位部でしっかりしたシェイピングをつけたい場合に好んで使っています．

2．治療の実際

1）コイルがMCに残存．どうする？

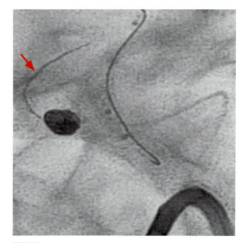

図2 Operative view（正面）
コイル離脱後，MCにコイルが残存している（矢印）．

C指導医　だんだん塞栓が進んできましたね，MCが逸脱した時点で終了としましょう．

A研修医　カテの中に見えるのは何でしょうか（図2）？

B専門医　離脱したはずのコイルですか？

C指導医　まず，抜いてしまったコイルのデリバリーワイヤーの先端を確認してください．

B専門医　Detach pointは確認できます．

C指導医　離脱が不完全な状態でデリバリーワイヤーを引いたためにコイルが抜け，MC内で離脱されてしまっています．コイルを離脱したあと，さっとデリバリーワイヤーを抜いてしまうのではなく，透視画像でデリバリーワイヤーを抜きながら，コイルが離脱されているか確認することが必要ですね．何cmくらいMC内に残っていますか？ 今，挿入したコイル長が2cmでしたね．まずTraxcess（テルモ）の不透過部分が3cmなのでこれを挿入して比較しましょう．

B専門医　Traxcessと比較すると，MCに入っているコイルは2cmくらいですから，動脈瘤内にはほとんど挿入されていないと思います．

C指導医　どうするのがよいでしょうか？

A研修医　ガイドワイヤー（GW）で押して入れるのはどうでしょうか？

B専門医　この前のコイル挿入時，SL-10の先端がネック近くまで戻ってきているのがわかっており，かつ動脈瘤のコイル充填がある程度進んでいるこの状態では，GWで約2cmのコイルを押すだけで入れるのは，至難の業ですね．それよりも抜去することを考えたほうがよいと思います．教科書にSL-10ハブを切ってマイクロスネアを通して，MCとともに上げていき，コイルを捕捉して抜去するというの

が載っているのを見たことがありますが．

C指導医 そうですね，一般的にはこの方法があると思います．今回の場合は，スネアを上げておいてSL-10をゆっくり抜去しつつ，コイルが残った場合は，スネアで捕捉し，抜くという方法が考えられます．しかし，今回，躊躇しているには理由があります．一つは，今回の症例にはICAの蛇行があり，ICAからACAへの角度が急峻であることから，スネアがそもそも追従するのかという点です．もう一つは，今回，捕捉するのはコイル塊でなく，線状になっているコイルなので，掴み方次第によっては，捕捉した部分でコイルがアンラベリングしてしまい，かえって事態を悪くしてしまう可能性があることです．

A研修医 では，どうしたらいいのでしょうか？

C指導医 先ほどのTraxcessとの比較から，ほぼカテ内に収まっていることに期待して，陰圧をかけながらゆっくりMCを抜きましょう．もしコイル先端が先に入れたコイルと絡んでいて抜けない場合は，おそらく動脈瘤外のコイルは塊として血管内に浮遊するはずなので，そうなればスネアでも捕捉やすい可能性があります．

2）コイル回収

A研修医 では，ゆっくり抜いてみます．

B専門医 まずは，MCのたわみをとってゆっくり抜きましょう．MCの先端が見え始めましたね．

A研修医 だめです．カテは抜けてきましたが，コイルは動いていません．血管の蛇行のために，MCが一気に抜けてしまい，コイルが末梢へ流されました（図3）．

B専門医 ただ先端が動脈瘤内のコイルに絡んでいるためか，先端は動脈瘤内に固定されています．どうするべきでしょうか？

A研修医 このまま置いておくのはどうでしょうか？

B専門医 コイル塊が存在するのはA2であり，血管径も細く，放置すれば血栓塞栓合併症につながると思いますので，やはり回収するしかないでしょうか？

C指導医 こうなれば回収しかないですね．ただし，コイル先端の絡みが強く回収が困難であれば，無理せず，ステント留置してコイルを血管壁に圧着させましょう．

A研修医 スネアの原理はわかりますが，使用

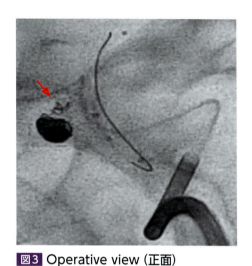

図3 Operative view（正面）
MC抜去後，コイルのみが残存し，母血管にコイルが浮遊している（矢印）．

するのは初めてです．

C指導医 スネアカテーテルは大血管用と細血管用に分けられます．後者はマイクロスネアと呼ばれており，ループは2mm，4mm，7mmの3種類があります（グースネックスネア，日本メドトロニック）．いずれもスネアカテーテルが同包されていますが，硬く操作性が悪いために，18カテを使用します．今回はTangent（ボストン・サイエンティフィック ジャパン）を使用しましょう．まず，A2末梢までTangentを挿入しましょう．

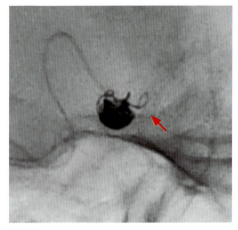

図4 Operative view（側面）
マイクロスネアを展開（矢印）．

B専門医 CHIKAI 14（朝日インテック）を軸にTangentを挿入していますが，浮遊したコイルがTangentに少し引っ張られています．

C指導医 幸い動脈瘤内でコイルが強固に絡んでいるためか，ここで固定されていますね．そのまま慎重にmigrationしているコイルを通り越してください．

B専門医 うまく末梢にTangentを誘導できました．スネア2mmもTangentの先端まで挿入しました．

C指導医 そこでTangentを引きつつ，スネアを展開してください．コイル塊の少し末梢でTangentを止め，スネアをその位置で留め，Tangentだけをゆっくり抜いてください．

B専門医 スネアが展開されてます（図4）．ゆっくりスネアを引いてきていますが，コイルが捕捉できています．このままゆっくり一緒に抜いていきます．

C指導医 ただし，コイル先端が動脈瘤内に強固に固定されていることが予想できているので，もしコイルが抜けないと判断したときは，すぐにTangentだけを抜いてコイルを離すようにしましょう．

B専門医 動脈瘤近位部まで戻ってきました．だめです．コイルが抜けず，動脈瘤内のコイル全体が引っ張られている感がありますので，すぐTangentのみを抜きます．

C指導医 予想以上にコイル先端が動脈瘤内で固定されており，コイルを抜くのはかえって危険ですね．

3）ステント留置

B専門医 ステントを留置してコイルを血管壁に圧着するしかないと思います．

C指導医 術前の抗血小板薬は1剤でしたので，もう1剤loadingしてください．では，ステントは何を使いますか？

B専門医 血管径はA2が2.2mm，A1が2.3mmで，かつA1からA2にかけて血管が急峻に曲がっていること，また圧着力からみて，Neuroform EZ（日本ストライカー）が適当だと思います（※次頁の註参照）.

C指導医 ではMCを挿入しましょう．せっかく今，A1にまでTangentが上がっているので，CHIKAI 300cmでexchangeしましょう．今回は血管蛇行も強いために，通過性のよいMarksman（日本メドトロニック）を使いましょう.

B専門医 CHIKAIはA2末梢まで上がっていますが，MarksmanがA1の入り口に引っかかり，上がりません．CHIKAIをより末梢まで上げましたが，無理です．これ以上押すとM1に流されます．GWをCHIKAI Blackに変えましたが，同様です．M1にバルーンを置いても，MarksmanがA1の入口に引っかかり，上がりません.

A研修医 これだけサポートをつけても上がらないのは，どうしてですか？

C指導医 Marksmanは内腔0.027inchと広径であるため，0.014inchのGWとの間に段差が生じるために上がりにくいことがあります．**Ledge effect**と言われています．この問題を解消するために，もう1本10inchのGWを入れてledgeを少なくする方法はあります．ただEnterprise 2（E2，ジョンソン・エンド・ジョンソン）も以前に比べて屈曲病変でもkinkしにくくなっていますから，こちらで試しましょう．Prowler Select Plus（ジョンソン・エンド・ジョンソン）のほうが細径でledge effectは起こりにくいとはいえ，同様の現象が起こる可能性はあります．GWを0.016inchや0.018inchに変えてledge effectをより少なくするという方法もありますが，今回はまずSL-10を上げましょう.

B専門医 SL-10は，難なくA2まで上げることができましたが……．

C指導医 同軸にProwler Select Plus 45°を上げてください．この状況では**先端がstraightであるよりも，形状がついているほうが上がりやすい**と思います．またGWのみよりも，SL-10がすでに入っているほうが，血管も伸展しており，Prowler Select Plusも挿入しやすいと思います.

B専門医 **Sheep technique**（p.90参照）ですね．確かに難なくA1を通過しました．コイルをこれ以上流されないように，末梢のA2まで慎重に上げていきます.

C指導医 まず，ステントを置くべき位置まで上げてください．マーカー間が3cmなので，これでステントの長さを決めましょう.

B専門医 少しコイルが動きましたが，何とかProwler Select Plusを上げることができました（**図5**）．ステント長は30mmでは少し長いので，23mmが適当と思います.

C指導医 そうですね．再確認するために，Prowler Select Plusの中にTraxcessを挿入してください．Traxcessの不透過部分がちょうど3cmなので.

B専門医 やはりこれでも23mmが適当と思います.

C指導医 ではE2 4.0×23mmを留置してください．A2からA1まで留置したあと，

脳神経血管内治療 次の一手　**121**

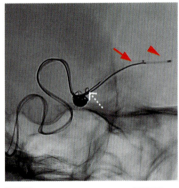 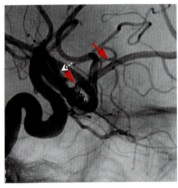 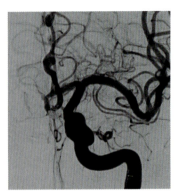

図5 Operative view（側面）
SL-10（矢印）を挿入後，sheep technique にてProwler Select Plus（矢頭）をA2に挿入．点線白矢印：浮遊しているコイル．

図6 Operative view（側面）
E2の留置後．矢印：ステント末梢端．点線白矢印：ステント中枢端．矢頭：圧着されたコイル．

図7 最終像（正面像）

kink 防止のためにシステム全体を押し付けるようにしてから留置してください．**屈曲部にE2を留置する場合は，Prowler Select Plusが血管の外周を通るよう押し気味にすることがうまく留置するコツ**です．

- B専門医　うまく留置できました（図6）．コイルのぶらぶら動いているものも固定されています．
- A研修医　ステントも思ったとおりの位置に留置できています．
- B専門医　Cone beam CTでも，コイルのために一部わかりにくいですが，明らかなkinkはなさそうです．最終の血管撮影でも動脈瘤は描出されず，ACAの描出も良好です（図7）．
- C指導医　よく切り抜けられました．
- A研修医　術後DWIではspotな高吸収域はあるものの，神経脱落症状なく問題ありません．

> **Tips**　屈曲部にE2を留置する場合は，Prowler Select Plusが血管の外周を通るよう押し気味にするとよい．

※現在であればSL-10がA2に上がった時点でNeuroform Atlas（日本ストライカー）を留置するのが最善策である．

・使用デバイス一覧・

- 6F Shuttle Sheath
- 6F Cerulean DD6
- Excelsior SL-10 Pre-Shaped 45°
- Traxcess

コイル

- Target 360 ultrasoft 3.5×8
- Target 360 nano 1.5×2
- ED COIL ExtraSoft 1.5×2

コイル回収

- Tangent
- グースネックスネア 2mm
- CHIKAI 300cm
- Marksman
- CHIKAI black
- Excelsior SL-10
- Prowler Select Plus 45°
- Enterprise 2 4.0×23

👉 Master's Comment

　今回の症例のような場合，コイルを抜去したいとまず誰もが考えます．ただ先端が動脈瘤に固定されていると考えられる場合は，抜去することはむしろ危険で，回収に固執することなく，ステントで圧着するほうがよい場合もあるので，症例ごとに動脈瘤内にどの程度コイルが留置されているか見極めることが必要です．

　ステントは現在，Enterprise 2，LVIS，LVIS Jr（テルモ），Neuroform Atlasが使用可能となっています．どのステントが良い・悪いでなく，どのステントも長所・短所をもっていますので，理解した上で使い分けることが必要です．また，ステント留置の際に使用するマイクロカテーテルの性質もステント使い分けの重要な要素となりますので，この特徴も十分に理解する必要があります．

　また本症例のように血管蛇行が強い症例では，カテーテルがうまく上がらない，マイクロカテーテルやガイドワイヤーがうまくコントロールできないなど，何かと苦労することがあります．このような症例を成功させる第一歩は，安定したサポートの得られるガイディングカテーテルの留置にあります．本症例も6Fの中間カテーテルを挿入していたことが功を奏しました．それ以外に，sheep techniqueやledge effectを解消する方法など，いろいろな場面に対応できるさまざまなテクニックの習得が必要です．

　最後に忘れてならないのは，今回のトラブルは，コイル離脱のあと，完全に離脱できていることの確認を怠ったことから始まります．どんな症例においても，基本手技はきっちりとすること．基本を怠ると，重大なトラブルにつながりかねないということを，私自身もあらためて教えられた，教訓となる症例でした．

脳神経血管内治療 次の一手　123

1章 脳動脈瘤　　　　　　　　　　　　　　　　　　　　　難易度 ★★★

14 ステント併用コイル塞栓術後に再出血した解離性椎骨動脈瘤の1例

WEB

阪本 有[1]，西山 徹[2]，寺田 友昭[2]

1) 昭和大学江東豊洲病院脳神経外科
2) 昭和大学藤が丘病院脳神経外科

 次の一手（表技・裏技）

1. Scepter C 内に Neuroform Atlas を入れるときは，最初シースを強めに入り口に押し当てておき，ステントがそのまま入っていけばシースは押しつけたままステントを入れ切れる．最初，入らないときはシースを押す力を少しゆるめる．ステントが入りだせば，再度シースを強く押す．途中で少しひっかかる感じがあってもシースを押す力をゆるめてはいけない．

2. 何らかの理由で短い距離で母血管閉塞ができないときは，コイルがタイトに巻けていれば 33-50％の NBCA で完全閉塞に持ち込める．

症例紹介

　今回は，後下小脳動脈（PICA）を含んだ破裂解離性椎骨動脈瘤（VA AN）に対してステント併用コイル塞栓術を行った後，再破裂をきたし，再治療を行った症例です．本症例を通じてPICA involved typeの解離性VA動脈瘤の血管内治療について勉強してみたいと思います．
　症例は，40歳女性．既往歴に大動脈弁の弁膜症のため機械弁が挿入されており，ワーファリンを内服（PT-INR 2.7）しており，慢性腎不全で透析を受けています．バイアスピリン®も1T内服しています．3日前より頭痛を訴えていましたが，鎮痛薬内服で様子をみていました．本日，全身強直性けいれんを伴う意識障害が出現．その後意識を回復しましたが3回の嘔吐があり，家人が救急要請しました．救急隊員到着時には激しい頭痛を訴え，車内で再度強直性けいれんがあり，意識レベルJCS-200の状態で来院しました．来院時頭部CTでは，橋，延髄周囲に強いSAHを認めています（図1）．同時に行った3D-CTAでは左VAのPICA近位部に7-8 mm大の拡張とPICA末梢のVAに狭小化を認めています（図2）．

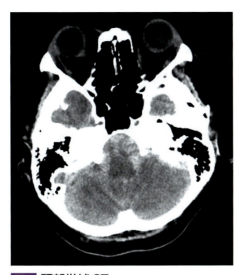
図1 頭部単純CT

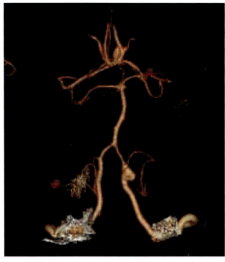
図2 頭部3D-CTA

1. 術前検討：治療戦略

C指導医 ではA先生，ここまでの情報でどのような治療を考えますか？

A研修医 解離性VA動脈瘤の破裂で，PICA近位部に破裂したと思われる拡張部があります．その部分をコイルで閉塞します．閉塞しきれない場合は，近位部の親動脈を含めて閉塞します．

B専門医 教科書的には，その治療で問題ないと思います．ただ，若年で一側のVAを閉塞した場合，負荷のかかる対側VAに将来解離が発生する可能性のあること，拡張部末梢にも解離が及んでいるので，この部分が閉塞すると対側のVAからPICAに血流が供給されなくなることも考えられます．また，前脊髄動脈の分岐部も確認できていません．ワーファリン，バイアスピリン®を内服されており，今後も内服が必要な患者さんですが，ステントの使用には問題は生じません．血管撮影を行った後に最終的な治療方針を決めたいと思います．

C指導医 では，しばらく鎮静下に管理し，発症6時間後に血管撮影を行い，引き続き治療を始めましょう．

A研修医 C先生，検査，治療は6時間待ったほうがよいのでしょうか？

C指導医 私は解離性VA動脈瘤破裂症例で診断アンギオ時に2例の術中破裂を経験しています．おそらく，動脈瘤のなかで最も術中破裂の頻度が高い瘤だと考えています．6時間待てるなら待ったほうが無難だと思いますし，血管撮影を行うときも注入量はできるだけ少なくして行ったほうが無難です．

A研修医 では，両側VA撮影，ICA撮影を行います．

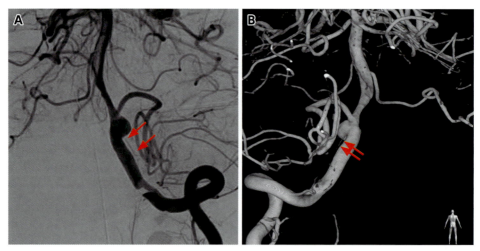

図3
A：左VA撮影，正面像．傍流部近傍から細い血管の分岐を認めた（赤矢印）．
B：左VA撮影，3D DSA．背面から観察すると，血管の膨隆部あるいは膨隆部近位端と左正常VAの移行部から脳幹を栄養していると思われる細い血管（赤矢印）が分岐している．

C指導医　A先生，血管撮影の所見から治療方針はどうですか？

A研修医　確かにPICA末梢の動脈の狭小化から考えて，解離はPICA末梢に及んでいると考えられます．前脊髄動脈は対側VAから描出されていますので，今回の治療においては問題にならないと思います．ただし，血管の膨隆部あるいは膨隆部近位端と左正常VAの移行部から脳幹を栄養していると思われる細い血管が分岐しています（図3）．膨隆部は3D-CTAに比べて小さく描出されていますが，これは血流の加減で動脈瘤前方の部分に十分造影剤が入っていかないためだと思います．拡張部のみコイル塞栓することは可能と思いますが，その場合，脳幹への細い栄養血管が盲端となってしまい閉塞してしまう可能性があるのと，膨隆部で完全に閉塞しきれなかった場合には近位部のVAは閉塞できません．そこで，PICA末梢のVAの閉塞の可能性も考えて，適応外使用にはなりますが，左VAからPICAにステントを置いて拡張部を詰めるという選択肢もあるように思います．

B専門医　迷うところです．本症例では，ステント使用に際して新たな投薬の必要がないこと，瘤はある程度の大きさがあり，ステントを入れたとしてもコイルを充填するスペースは十分あること，A先生が指摘された脳幹への栄養血管の温存を考えると，ある程度の太さのアウトフローを残しておいたほうが良いと思います．これらのことを考えると**VAからPICAにステントを置いて拡張部をコイルで閉塞するという治療法を選択**したいと思います．VAにステントを置くという方法もありますが，コイル挿入時にPICA分岐部にコイルがかかる可能性もあります．PICAと脳幹への栄養血管を確実に残すにはVAからPICAへのステントのほうが

確実かと思います.

C指導医 わかりました.その方針で治療しましょう.ただ,拡張部をタイトにパッキングする必要がありますね.何か工夫がありますか?

B専門医 バレルビューがとれないので,==Scepter C(テルモ)をVAからPICAに留置しておき,その状態で瘤をタイトに詰め,最後にステントを展開するstent-jack techniqueで治療==すればよいと思います.

C指導医 そのとおりです.ただ,ステント展開前にバルーンを軽く拡張させてから展開しましょう.

A研修医 C先生,どのステントを使いますか?

C指導医 コイルを入れるとステントが見えなくなるので,LVIS Jr(テルモ)だとcoil massの中でどのように展開しているのか確認できません.Neuroform Atlas(日本ストライカー)は確実にcoil mass内で開くと思うので,こちらを使いましょう.

A研修医 Scepter Cの中にAtlasは通りますか?

C指導医 通常は通ります.ただ,初期の20例中2回,通過しないものがありました.最近はコツがわかってきたので,通らなかったことはありません.

2. 実際の治療:初回手術

A研修医 では,右VAに診断用の4Fを挿入しておき,左VAに6F ENVOY(ジョンソン・エンド・ジョンソン)を挿入し,まず,Scepter Cを左PICAに挿入し,その後,Excelsior SL-10 45°(日本ストライカー)を瘤内に挿入しコイル塞栓を開始します.最初はTarget 360 soft(日本ストライカー)6×20cm,Orbit Galaxy Fill(ジョンソン・エンド・ジョンソン)5×15cmを挿入します.確かに,前方の血管撮影で写らない部分にもコイルが入っていきますね.

B専門医 膨隆分にはかなりタイトにコイルでパッキングできたと思います.軽くバルーンを拡張してみます.問題ありません.SL-10が押し出されるまでコイルを充填します.脳幹への栄養血管も写っています.SL-10が押し出されました.では,Atlas 3×21mmをScepter Cから挿入し,展開します.

A研修医 Atlasがシースからカテーテル内に入るときに若干抵抗がありましたが,入って

Point ステントの内腔が確認できないような状態,あるいは十分コイルが入るようなスペースのない状態で拡張部をタイトに詰めたい場合にはstent-jack techniqueが有用である.

脳神経血管内治療 次の一手 **127**

からはスムーズに通過していきます．では，展開していきます．

C指導医 PICAには，5-7mm程度ステントをかけてください．

A研修医 了解です．展開終了しました．アンギオします．脳幹の栄養血管，PICAともにきれいに描出されています．VA末梢も描出されています（図4）．

B専門医 念のため，1カ月程度クロピドグレルも投与しておきましょう．

C指導医 では，本日の手技は終了です．ただし，解離性VA動脈瘤は再増大が起きやすいので注意して経過を見ていきましょう．

A研修医 術後，鼻腔内出血など出血傾向が見られます．術後MRI上は，小脳に小さな高信号が見られますが脳幹には異常な信号は見られません．MRAでも動脈瘤の描出はありません（図5）．

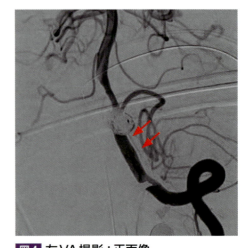

図4 左VA撮影：正面像

ステント展開後，脳幹の栄養血管，PICA，VA末梢の描出を認める（赤矢印）．わずかにdome fillingを認める．

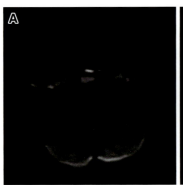 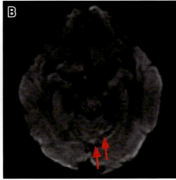 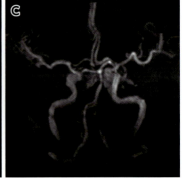

図5 術後MRI

脳幹に明らかな異常信号は認めない．左小脳にDWIで高信号を認める（矢印）．頭部MRAでVA動脈瘤の描出はない．

3．治療の実際：再出血後

A研修医 C先生，第9病日の朝，頭痛を訴えた後，突然意識レベルの低下が出現しました．CTで再出血が認められます．意識レベルはJCS-200ですが，瞳孔不同なく脳幹反射もしっかりしています．急性水頭症もありません（図6A）．

C指導医 そうですか．再開通の可能性が高いですね．血管撮影で確認し適切な処置を行い

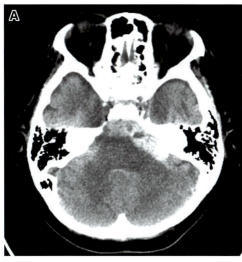 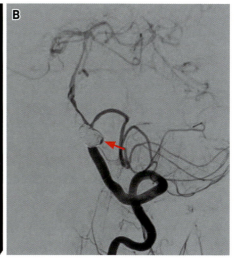

図6 第9病日，意識レベル低下時

A：頭部単純CT，B：治療前．瘤内にわずかにdome fillingを認める．

ましょう．待てるなら鎮静した状態で6時間後に全身麻酔下診断アンギオ後，血管内治療を行いましょう．

A研修医 左VA撮影を行います．動脈瘤は閉塞しているように見えますが，一部造影剤の入る部分を認めます（図6B）．ステントは開存しており，順行性にPICA，脳幹の栄養血管も認められます．ただ，ステント末梢のVAは狭窄が進行しているように思います．右VA撮影では，左側PICAが描出されています．やはり，コイルを追加して造影剤の入る部分を詰めるべきでしょうか？

B専門医 ステントの状態がわからず，barrel viewも撮れない状況での瘤内塞栓は危険です．左VA近位部の塞栓がよいと思います．

C指導医 私も同感です．ステントを重ねるという手もありますが，再出血しているので治療の確実性を期待するのであれば母血管閉塞が妥当だと思います．ただし，脳幹への栄養血管は対側から血液供給を受けられるので，この血管より中枢側のステント内にコイルを入れて親動脈閉塞を行いましょう．

A研修医 では，左は6Fの親カテに交換し，マイクロカテーテル（MC）のサポートが強くなるようにFUBUKI 4.2F（朝日インテック）をDACとして用い，SL-10を用いてステント内で母血管閉塞を行います．5mmのソフトコイルでステント内にフレームを作り，中をタイトにコイルでパッキングしていきます．ステント内は結構タイトにパッキングできたように思いますが，VAが閉塞しません．

B専門医 抗凝固薬，抗血小板薬が入っている影響もあるかもしれませんね．ただ，アンギオではステントとコイルの間に小さな隙間があるように見えますね．Atlasはストラットの一部が立つので，コイルと血管の間が完全に閉塞できない可能性があ

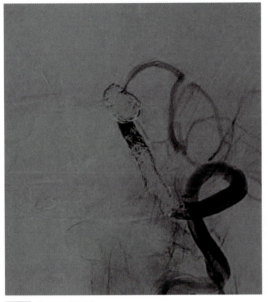

図7 左VA撮影
左斜位．コイルと血管壁の間が一部造影される．

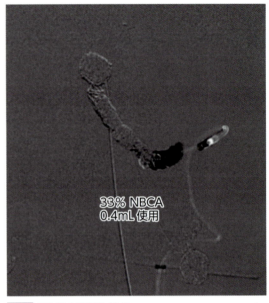

図8 33％NBCA注入

りますね（図7）．

C指導医：とりあえず，ステント内でタイトにコイルを巻いてください．ステントの近位の親動脈でタイトに詰めて閉塞させましょう．

B専門医：ステントのない部に来ました．ここでタイトに巻いていますが，閉塞しません．

C指導医：確かに，経過中も皮下出血や鼻出血でトラブルにもなっていることから考えると，かなり血液の固まりにくい状態になっているようですね．MC造影を行ってください．

A研修医：末梢へはゆっくりと流れていきますが，コイルのある部分で穿通枝らしいものは認めません（図7）．

C指導医：では，そこから33％NBCAを注入して閉塞しましょう（図8）．

A研修医：了解です．5％ブドウ糖で内腔を洗浄した後，NBCAを注入します．DSAモードでゆっくり注入します．Coil mass内でNBCAが止まり，少し逆流しています．

C指導医：もう少し逆流させてからカテを抜いてください．今です．

A研修医：抜きました．血管撮影を行います．VAは完全に閉塞されています．対側VA撮影です．逆行性にPICAと脳幹への栄養血管が描出されています（図9）．

> **Tips**　何らかの理由で短い距離で母血管閉塞ができないときは，コイルがタイトに巻けていれば33％NBCAで完全閉塞に持ち込める．

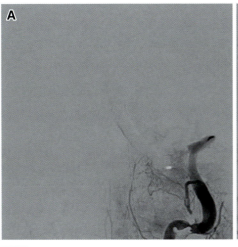 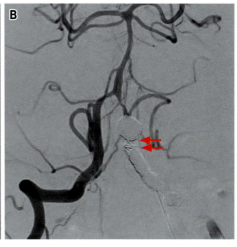

図9 NBCA塞栓後
A：左VA撮影，正面像．
B：右VA撮影，正面像．左PICA，脳幹への栄養血管への血流を確認できる(矢印)．

C 指導医 では，終了してください．これで再々出血はないと思います．抗凝固薬，抗血小板薬の入った非常に血の固まりにくい状態でステント併用塞栓術を行う場合，確実に動脈瘤をコイルで閉塞できないときは何らかの追加治療を加えておくべきであったと反省させられる症例でしたね．

・使用デバイス一覧・

◎初回治療
・6F Envoy 90cm（左VA）
・4F JB2（右VA）
・Scepter C 4×10
・Excelsior SL-10 45°
・Neuroform Atlas 4×21

コイル
・Target 360 soft 6×20
・Orbit Galaxy Complex 5×15
・SMART COIL Soft 4.5×10
・ED COIL 3×6×2本
・HydroSoft 3D 3×6×2本
・Axium PRIME ExtraSoft 3D 3×6
・Orbit Galaxy Fill 3×8

・SMART COIL Soft 3×8
・Axium PRIME ExtraSoft 3D 3×4

◎再出血後
・6F ENVOY 90cm（左VA）
・FUBUKI 4.2F
・SHOURYU 4×7

コイル
・Target 360 soft 5×10
・Orbit Galaxy Complex XS 3×6
・Target 360 Ultra 1.5×3×3本
・Target 360 Ultra 1.5×2×2本

・33% NBCA 0.4mL

☛Master's Comment

1. 解離性動脈瘤の急性期は再増大が起こりやすく，タイトに詰めたと思っても油断してはならない．

2. ステントの内腔が確認できないような状態，あるいは十分コイルが入るようなスペースのない状態で拡張部をタイトに詰めたい場合にはstent-jack techniqueが有用である．

3. 短い距離で母血管閉塞を行うにはDACを用いてタイトにコイルを巻くのが有効だが，ストラットが内側に立っているようなステント内では閉塞が難しくなることがある．

1章 脳動脈瘤

難易度 ★★★

15 ステント留置に伴い稀な合併症が生じた内頸動脈−後交通動脈分岐部動脈瘤の1例

寺田 友昭[1], 田中 優子[1]
1) 昭和大学藤が丘病院脳神経外科

 次の一手（表技・裏技）

1. Enterprise stent はフレア部分が展開されている状態で絶対に前に押してはいけない．

2. ステント遠位端にできた解離は，ステント等を用いて解離が進行しないようにする必要がある場合が多い．

3. ステントは，位置合わせ，圧着性，ストラットの大きさ，長さ，硬さなどを総合的に考え，それぞれの病態に応じて適切なものを選択する必要がある．

4. 合併症の対処の第一歩は，検査所見をよく確認し，今，何が起こっているかを正確に把握することである．

症例紹介

患者は61歳の男性で，右内頸動脈−後交通動脈（IC-Pcom）分岐部の未破裂動脈瘤に対して当科でコイル塞栓術が行われています．6カ月後に，以前発見されていた左椎骨動脈瘤（VA AN，図1）に対して治療を受けるため入院となりました．

1. 椎骨動脈 fusiform aneurysm に対する血管内治療

C指導医 A先生，VAの5-6mm大のfusiform aneurysmですが，血管内で治療するとすればどのように治療しますか（図1）？

A研修医 未破裂で無症候ですので，まずVAの温存を考えてステント＋コイル塞栓術を考えます．

C指導医 そうですね．では，具体的にはどのようにしますか？

B専門医 ステントは，血管が比較的真っすぐで3mm程度の血管径がありますから，

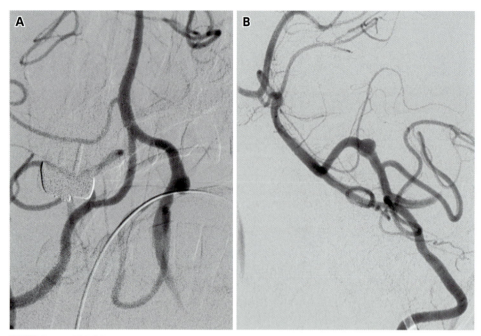

図1 右VA動脈瘤
A：右VA撮影右前斜位，B：右VA撮影WA．左VAに6mm大の紡錘状の動脈瘤を認める．

Enterprise 22mm（ジョンソン・エンド・ジョンソン）を使用したいと思います．
A研修医　Neuroform（日本ストライカー）という選択肢はありませんか？
B専門医　Fusiformの動脈瘤では，Neuroformはストラットが瘤内に不規則に入り込むとコイルが引っかかったりすることがあるので，ネックの面がきれいに形成できるEnterpriseのほうが使いやすいと思います．また，ステント内にバルーンを通してコイルの逸脱を防ぐ場合でも，Enterpriseのほうがバルーンカテーテル（BC）の挿入が容易だと思います．
A研修医　手順としては，まずEnterprise挿入用にProwler Select Plus（ジョンソン・エンド・ジョンソン）を脳底動脈（BA）まで挿入しておき，次に先端を小さなJに曲げたExcelsior SL-10（日本ストライカー）を瘤内に挿入し，ステントを展開，その後コイルを充填していきます．**全周性のfusiform aneurysmでは，ステント展開後，中にBCを通して，コイルのステント内への逸脱を防ぎながらコイルを充填**して行きます．
C指導医　そうですね．でも，BCが入らないときはどうしますか？
A研修医　確か，**down the barrel view**というのがあったように思いますが？　どんなのでしたっけ？
B専門医　動脈瘤のネックの部分の親動脈がtangentに見える撮影のことです．ただ，アームの可動域の制限のため，すべての症例でこのviewが撮れるわけではありま

せん．そのような場合はバルーンが役に立つわけですね．

C 指導医 今回は瘤と親動脈は比較的きれいに分離できているので，barrel view なしでも治療はできそうですね．A 先生，**カテ先を小さな J に曲げる**のはどのような目的のためですか？

A 研修医 高さのない瘤ですので，コイルが出るときにコイルがドーム先端を直接突かないようにするためです．

C 指導医 A 先生，あと何か確認しておくことがありますか？

A 研修医 確か，**前脊髄動脈（ASA）の分岐部を確認**しておく必要があったかと思います．左 VAG で確認できます．ステントは，ASA の手前ギリギリから置きたいと思いますが，無理なら，その末梢側から留置したいと思います．

C 指導医 そうですね．では，その手順で治療を進めてもらいましょう．

2. 治療の実際：Enterprise の展開，リシース

A 研修医 まず，右大腿動脈から 6F のシースを挿入し，6F の親カテを左 VA に挿入します．まず，Prowler Select Plus を BA まで挿入し，次いで先端を小さな J に曲げた SL-10 を瘤内に挿入します．

C 指導医 A 先生，上達しましたね．では，ステントの展開も行ってください．

B 専門医 コツは，**留置しようとする場所よりも少し末梢でステントの展開を始め，カテをゆっくり引き下ろしながら目的の位置でステントのワイヤーを固定し，カテを引く**ことです．でも，言うのは簡単ですが，少し屈曲などがあると，微妙に置く位置がずれることがあります．ただ，先端が良い位置に来なかった場合はリシースできますので，そう心配する必要はありません．

A 研修医 わかりました．では，やってみます．まず，ステントのシース内をリンシングして，先端をカテ後端に押しつけて，ステントを挿入してもらいます．少し，抵抗がありますが，カテ内にステントが入りました．ステントを挿入していきます．BA までステントの先端が来たので，ここで少しだけステントの先端を展開し，システム全体を引き戻し，位置を合わせます．

B 専門医 A 先生，良い位置に来ましたね．ここでステントを開いて先端でアンカーをかけましょう．

A 研修医 あれ，ちょっとシステムを戻しすぎましたね．思ったより近位部でステントがかかってしまいました．この位置だと何か問題があるでしょうか（**図 2A**）．

B 専門医 おそらく大丈夫だと思います．ただ，Carotid Wallstent（ボストン・サイエンティフィック ジャパン）でもよく見られますが，Enterprise でも末梢側が十分親動脈にかかっていないと，ステントが時間とともに中枢側に滑落する現象が報

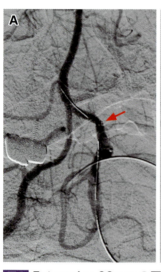 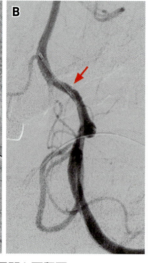 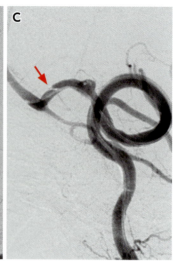

図2 Enterprise 22mmの展開と再留置
A：第1回ステント展開後左VA撮影．矢印部に展開されたステント先端を認める．
B：第2回ステント再留置後右VA撮影．矢印部でステント先端が展開されている．
C：第2回ステント再留置後右VA撮影WA．矢印部でステントが展開されているが，わずかに陰影欠損を認める．

告されています．

C指導医 そうですね．私も，もう少し，末梢からかかっていたほうが良いように思います．リシースしてもう一度置き直しましょう．

A研修医 では，ステントのデリバリーワイヤーを固定して，Prowler Select Plusをかぶせていきます．

B専門医 A先生，あまり**無理にワイヤーを押すとステントが進むことがある**ので注意してください．むしろ，ステントをカテーテル内に引き込む感覚で行ったほうがよいでしょう．

A研修医 確かに，かぶせる感覚だと抵抗がありますね．あれ，少しステントが前に進みました．ステントを引き戻します．これで完全にリシースできました．

B専門医 では，カテーテルからデリバリーワイヤーが出ているので，システム全体を進めて，良い位置に持ってきて再度展開しましょう．

A研修医 今度はシステムを固定して，先端をきっちり合わせて展開します．今度は良い位置に置けました（図2B，C）．

Pitfall Enterprise stentはフレア部分が展開されている状態で絶対に前に押してはいけない．

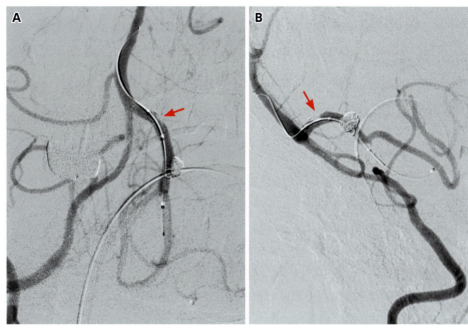

図3 コイル塞栓後左VA撮影

A，B：ステント先端部の陰影欠損像が拡大している（矢印）．

B専門医 そうですね．ASAにストラットがかかっていますが，予定の位置にうまく置けました．ここだと，滑落することはないと思います．それでは，撮影後，コイル塞栓を行いましょう．

A研修医 ステント留置後の血管撮影も問題ありません．では，コイル塞栓を行っていきます．フレームを作成するというのではなく，小さめのやわらかいコイルを順番に詰めていきます．ある程度コイルが入った時点で血管撮影を行います．

B専門医 A先生，ステント末梢部のVAの描出が悪いように思いませんか（図3）？

A研修医 そうですね．何か起こっているのでしょうか？ ステント内血栓症でしょうか？

C指導医 <mark>ステント内血栓症の場合は，ステント表面に不規則にブツブツした血栓がまず付いてきます</mark>．何か，ステント先端部に斜めに線が入ったような感じの陰影欠損がある感じがしますね．A先生，もう一度撮影してみてください．

A研修医 確かに，ステント先端部に三角状に陰影欠損があるように思います．さっきより欠損部が大きくなっているように思います．やはり血栓でしょうか？ 効果をVerifyNowで調べてはいませんが，1週間前から，アスピリン100mg，クロピドグレル75mgを投与し，ヘパリンも全身投与しており，ACTも250でヘパリンもよく効いていると思います．

3. 手技の実際：椎骨動脈解離のトラブルシューティング

C 指導医 B先生，何を考えますか？
B 専門医 解離という可能性はあるでしょうか？
C 指導医 正解ですね．私も解離だと思います．ステントのリシースのときにステント先端が少し進みましたね．そのときに，VAの上壁に解離を作った可能性があります．そして，その部分に血栓が付いてきているように思います（図4）．

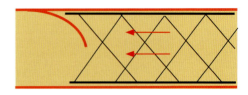

図4 血管解離の機序
ステント遠位端を押したことにより血管解離が形成された．矢印：血流の方向．

A 研修医 どうすればよいのでしょうか？
C 指導医 解離はステントのエッジ先端で作っているので，今回の解離は血流から考えて，さらに進行する方向にできています．BAまで進むとやっかいなので，今，抑え込んでおいたほうがよいでしょう．
B 専門医 Stent in stentでしょうか？
C 指導医 BAの手前で最初のステントの先端部の少し末梢側からステントを置いて，解離部をステントで押え込むようにしましょう．
A 研修医 使用するステントはEnterpriseでよいでしょうか？
C 指導医 今回は，正確に位置決めができたほうがよいのと，解離部をきっちりと圧着させたいのでNeuroformを使いましょう．血管径が3mmですから，3×20mmのNeuroformを置きましょう．今回は失敗は許されませんので，B先生が置いてください．
B 専門医 では，Prowler Select Plusがステント末梢の真腔に入っていますので，ガイドワイヤー（GW）に延長ワイヤーを付けてExcelsior XT（日本ストライカー）に置き替えましょう．カテーテルを抜いて置き換えてもいいのですが，真腔をキープしておいたほうが安全でしょう．
C 指導医 ではB先生，Neuroformを留置してください．
B 専門医 Neuroformは先端のクラウンが1つ出れば，たいていはそこでステントが固定されます．まず，先端のクラウンが少し出て，展開しない位置でカテを留置します．ここで，システムが動かないようにして，先端のクラウンを展開します．先端がうまくかかれば，全体を展開します．

> **Point** ステント遠位端に形成された解離は，ステント等を用いて解離が進行しないようにする必要がある場合が多い．

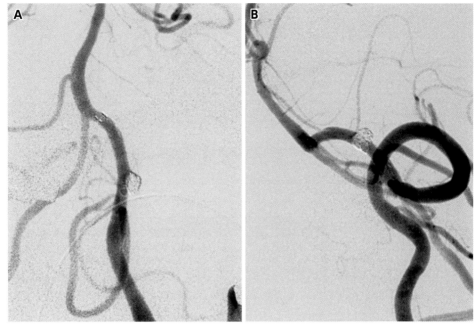

図5 Neuroform 追加留置後の左 VA 撮影

A, B：Enterpriseのすぐ末梢部からNeuroformが追加留置されている．陰影欠損部は不明瞭になっている．

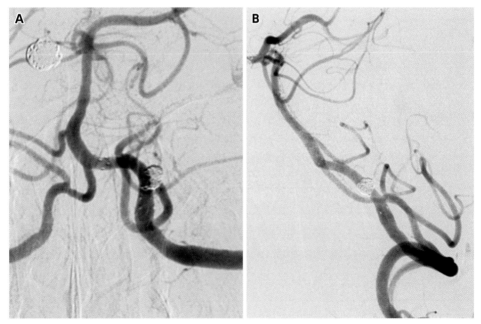

図6 術後右 VA 撮影

A, B：正面，側面像．動脈瘤はきれいに閉塞されており，ASAもきれいに描出されている．陰影欠損は消失している．

A 研修医 B先生，見事に狙った位置でNeuroformが展開されていますね．血管撮影を行います．先ほどの三角状の陰影欠損はなくなっています．やはり，解離が起こっていたのですね．瘤も十分閉塞されており，ASAもきれいに描出されています．ここで終了していいでしょうか（**図5**）？

C 指導医 念のため，あと5分待って血栓形成等がないことを確認して終了しましょう．念には念をです．

A 研修医 （5分後）血栓形成はありません（**図6**）．では，終了します．

・使 用 デ バ イ ス 一 覧・

- 6F ENVOY 90cm（左VA）
- Prowler Select Plus STR
- Excelsior SL-10-J
- Enterprise（E1）22mm

コイル
- Galaxy Complex XS 3×6

- Target 360 Ultra 1.5×3×3本
- Target 360 Ultra 1.5×2×2本

VA 解離後
- Excelsior XT-27
- Neuroform EZ 3×20

👉 **Master's Comment**

　Enterpriseは，特に新しいタイプのE2が出てからは屈曲部にも比較的よく圧着し，さらにリシースもできるので非常に使いやすいステントです．ただ，先端のフレア部が少し硬いので，この部分をそのまま押してしまうと，今回のように解離を作ってしまうことがあることをよく知っておくべきです．リシースが必要なときは手間を惜しまず，ステント自体をカテーテル内に引きこむようにすればこのような合併症は生じなかったと思います．その位置でリシースし，カテーテルをデリバリーワイヤーに沿って少し押し上げれば再留置できると考えたのが，今回の合併症の原因です．失敗すれば，手間を惜しまず原点に戻って最初からやり直すというのが基本的な考え方だと思います．

　また，起こっている現象を正確に分析，把握し，それに対して最善の処置を行うことが大切です．今回の合併症は，気付かずに放置していると解離がさらに進行し，大変なことになっていたと思います．

140　脳神経血管内治療 次の一手

1章 脳動脈瘤

難易度 ★★★

16 クリッピング後再発前交通動脈瘤に対するコイル塞栓術
―ステント併用コイル塞栓術中の動脈瘤破裂

寺田 友昭[1]，田中 優子[1]，松崎 丞[2]
1) 昭和大学藤が丘病院脳神経外科
2) 多根総合病院脳神経内科

 次の一手（表技・裏技）

1 ステント併用コイル塞栓術中の動脈瘤破裂
- まず，ヘパリン中和と降圧
- うまくコイルを使えば止血可能
- マイクロカテーテルが瘤外に抜けたときは，transcell法で再挿入
- 念のために，バルーンカテーテルはすぐに準備

2 動脈瘤破裂時の血栓塞栓性合併症
- 瘤の塞栓を完全に行った後に，血栓塞栓性合併症の処置に入る
- 薬剤と血栓形成部の血流改善が有効
- 血流改善のためにPTA，血栓の吸引，回収などを考慮

症例紹介

　今回はクリッピング後25年で再発した前交通動脈瘤の症例です．50歳女性．25歳時に前交通動脈瘤（Acom）破裂によるくも膜下出血でネッククリッピングを施行されています．当時のフォローアップアンギオではネックの残存はありませんでしたが，内頸動脈−後交通動脈分岐部（IC-Pcom）にも小さな動脈瘤があったため，経過観察されていました．5年前，血管撮影を行ったところAcomに動脈瘤の再発があり，徐々に増大し最大径が7mmになり，ブレブも形成されてきたので血管内治療目的に入院となりました．

　血管撮影では，動脈瘤は右のA2に騎乗したネックの広い動脈瘤です（図1，2）．最大径は7mmあり，高さのないブレブを伴う動脈瘤です．右A1の血管径は約3mm，右A2は2mm程度です．

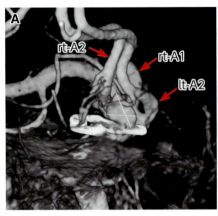
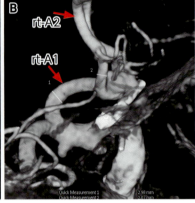

図1 右ICAの3D-RA

A, B：クリップの上方に最大径7mmの右A2に騎乗した広頚のブレブを伴う動脈瘤を認める.

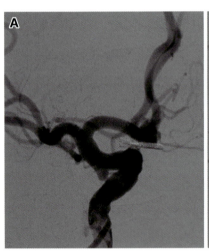
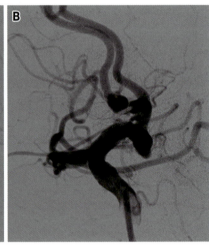

図2 右ICA撮影

A, B：クリップが妨げとなり，良いWAはとりにくい.

1. 術前検討：治療方針

C指導医 ではB先生，この動脈瘤の治療の問題点は何でしょうか？ また，どんな方法で血管内治療を行いますか？

B専門医 再発動脈瘤ですが，クリップにしてもコイルにしても，金属があるとそれが妨げとなって良いワーキングアングル（WA）がとれないことがあるので，術前に確認しておく必要があると思います．今回の症例はネックが広くバルーンリモデリングでは塞栓は難しそうです．幸い，右A2に騎乗している形ですので，右A1-A2にステントを置き，ステント併用コイル塞栓術を行うのがいいのではないかと思います．

C指導医 B先生，それでは具体的な治療戦略を教えてください.

B専門医 瘤自体は高さのない広頚の瘤なので，マイクロカテーテル（MC）は瘤内に留置

した状態でステントを展開（jail technique）し，やわらかめのコイルで瘤内を充填していきたいと思います．ステントに関してはA1，A2の屈曲はそれほど強くないので，Neuroform（日本ストライカー），Enterprise（ジョンソン・エンド・ジョンソン）のどちらでもよいと思いますが，自分の使い慣れているEnterprise 22mmまたは28mmを使用したいと思います．親カテは6F Shuttle Guiding Sheath（Cook Japan）と6F Cerulean DD6（メディキット）を用いてcavernous portionまでカテを挿入しておき，カテの操作性を高めておきたいと思います．抗血小板薬はステント使用を考えて，1週間前からアスピリン100mg，クロピドグレル75mgを投与しています．

A 研修医 カテの先端形状はどのようにするのがいいでしょうか？

C 指導医 難しい質問ですね．ステントがなければ，Acomの上向きの瘤なのでS型にしたいところですが，ステント留置時にカテが動くので，最初のSが保持されるという保証はありません．

A 研修医 Transcell法という選択肢はあるのでしょうか？

B 専門医 Acomの高さのない瘤ですから，ストラットの間からカテを通すのはあまり気分のいいものではないので，やはり jail technique がいいと思います．

C 指導医 では，その道具立てで jail technique で治療してみましょう．

2. 治療の実際：ステント併用コイル塞栓術

B 専門医 6F CeruleanはC4まで上がりました．これから，Prowler Select Plus（ジョンソン・エンド・ジョンソン）を右A1-A2に挿入し，次にSに形状形成したExcelsior SL-10（日本ストライカー）を瘤内に挿入します．

C 指導医 カテ先はブレブのほうを向きましたが，仕方ないでしょう．では，Enterprise 28mmをProwler Selectに挿入してA2：A1にステントのかかる割合が3：2程度の割合になるように展開してください．くれぐれも，ステント後端はA1内に収まるようにしてください．

B 専門医 展開します．ステントはきれいに開きました．ただ，MC先端が，少し進みました．カテ先がドーム先端に近いように思いますが，どうでしょうか（**図3**）？

C 指導医 瘤内に入っている距離が3mm程度なので，MCを引き戻すと，瘤から抜けてしまう可能性が高いでしょう．この状態で，やわらかいコイルを使用して慎重に挿入していきましょう．1st coilはOrbit Galaxy Xtrasoft 4×6cm（ジョンソン・エンド・ジョンソン）にしましょう．

B 専門医 コイルはうまく瘤内に収まっています．では，2ndマーカーを挟みます．あっ，今，コイルのループが動きました．瘤外に出たように思います．

脳神経血管内治療 次の一手 **143**

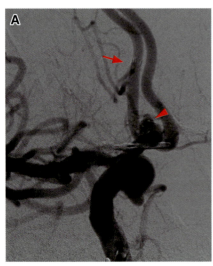
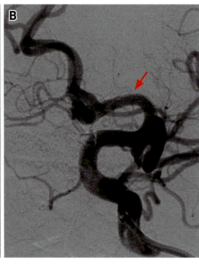

図3 ステント留置後 右ICA撮影

A：MC先端は，ブレブのほうを向く（矢頭）．矢印はステント先端を示す．
B：矢印はステント後端を示す．

3．実際の治療：術中破裂とその対処

A研修医 破れたのでしょうか？

C指導医 その可能性が高いです．麻酔科の先生，急激な血圧上昇はありませんね．B先生，ゆっくり造影してください．

B専門医 Extravasationが認められます（図4）．麻酔科の先生，==プロタミンの投与と最大血圧を80mmHg程度に下げてください==．

C指導医 A先生，HyperForm 4×7mm（日本メドトロニック）を使えるように準備してください．B先生，コイルは離脱し，次のコイルを入れましょう．コイルは，Galaxy Xtrasoft 3.5×7.5cmにしてください．

B専門医 C先生，コイルはほとんど瘤外で巻いていますが，いいでしょうか？

C指導医 もう少し，瘤外で巻いてから，カテをゆっくり引き戻しましょう．同じコイル（3.5×7.5cm）をあと2本，それからGalaxy Xtrasoft 2×2cmを入れてみましょう．

B専門医 入りました．

C指導医 では，次にGalaxy Xtrasoft 2×3cmを入れながら，カテを少しずつ引き戻してきてください．

B専門医 コイルが瘤内で巻き出しました．あれっ，カテがjail腔まで戻ってしまいました．

> **Point** ステント併用コイル塞栓術中の動脈瘤破裂
> まず，ヘパリン中和と降圧を行う．

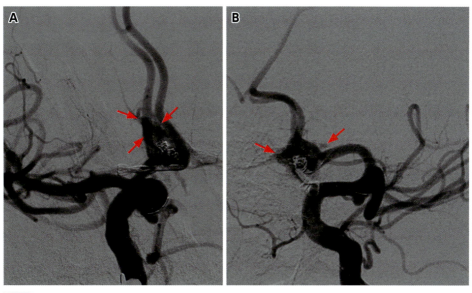

図4 1st coil離脱後の血管撮影
A, B：コイルは上方に移動し，extravasation（矢印）を認める．

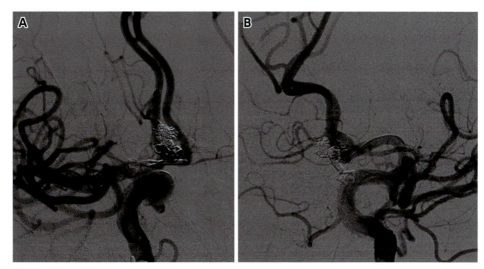

図5 瘤外からコイル塞栓を行った後の右ICA撮影
A, B：Extravasationは消失．しかし，カテを引き戻しコイルを2ループ瘤内で巻いた後に，MCは瘤外のjail腔に押し出された．

カテを押しても瘤内には戻りません．

C 指導医　あと，コイルは1.5cm程度ですから，瘤内に入らないコイルはjail腔に置きましょう．血管造影をしてみてください（図5）．

B 専門医　Extravasationはありません．残りのコイルはA1とステントの間のjail腔に置いて，離脱します．MCは抜きます．

4. 実際の治療：止血後の再治療

C指導医 出血は止まりましたが，瘤はまだ詰まりきっていませんから，transcell法でMCを再挿入して瘤を詰めきりましょう．Transcell法で行う場合，ガイドワイヤー（GW）が入ってもMC先端がステントストラットに引っかかって入らないことがあります．このような場合は無理をせず，他のストラットから挿入することを考えましょう．MCはSL-10の45°を用い，CHIKAI 14（朝日インテック）でカテを入れてみましょう．DD6がC4まで入っているのでカテコントロールは容易だと思います．ただし，瘤は浅いので，GW，カテ操作には細心の注意を払ってください．

B専門医 GWは，ストラットを容易に通過しました．

C指導医 では，GWとMCを置換する感覚でカテを進めてください．カテが入れば，ED COIL Extra Soft 2×4cm（カネカメディックス）を残っているスペースにpiece by pieceで詰めていきましょう．

B専門医 カテも抵抗なく瘤内に入りました．EDを挿入していきます．2×4cmは3本入りました．最後のDeltaplush 2×4cm（ジョンソン・エンド・ジョンソン）で少しカテが押し戻されました．このコイルを入れきって終了します．最後に血管撮影を行います．

A研修医 右のA2の描出が悪いように思いますが（図6）？

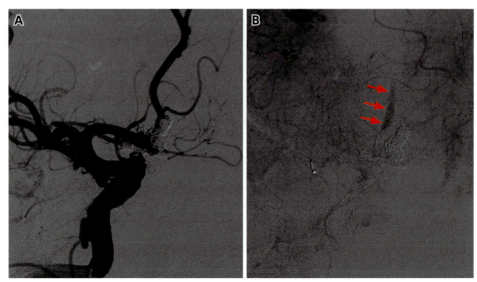

図6 Transcell法でMCを瘤内に再留置し，瘤内をコイルで充填した後の右ICA撮影，WA
A：動脈相．動脈瘤は完全に閉塞しているが，右A2が描出されなくなっている．
B：毛細血管相．右A2がゆっくりと描出されている．

C指導医	そうですね．A先生，何が起こっているのでしょうか？
A研修医	コイルがステント外に出ているのでしょうか？
C指導医	瘤とステントが分離できるWAで観察しながら治療しているので，それはないでしょう．
A研修医	**血栓の形成**でしょうか？
C指導医	その可能性が最も高いですね．現在，全身ヘパリン化は中止しており，局所ヘパリン化のみで治療を行っているのと，SAHが起こったときには凝固系が活性化されます．また，jail腔にコイルが入っているのが誘因になっているかもしれません．

5. 動脈瘤破裂に伴う血栓塞栓性合併症

C指導医	A先生，どうしますか？
A研修医	ウロキナーゼやt-PAの投与でしょうか？
C指導医	脳神経血管内治療の専門医試験でそう答えると，まず落ちますから気をつけてください．**未破裂瘤ですが，先ほど破裂させたので，現時点では破裂瘤です．t-PA，ウロキナーゼの投与は禁忌**です．B先生，どうしますか？
B専門医	ヘパリンを全身投与し，オザグレルを開始したいと思います．A2は閉塞しているようなので，先ほどA先生が準備してくれていたHyperFormを用いて血栓破砕も行ってみたいと思います．
C指導医	そうしましょう．それと，アスピリンとクロピドグレルが投与されていますが，不応症の可能性もあるのでシロスタゾールの投与も開始しましょう．
B専門医	HyperFormはステントの末梢まで入りました．ステント内でゆっくりバルーンを拡張，収縮させながら引き戻してきます．PTAを行ったので，血管撮影を行います．
C指導医	完全ではありませんが，少しA2に流れ出しましたね（**図7**）．もう少し，このまま見ましょう．
A研修医	5分ほど経ったので，血管撮影を行います．
B専門医	また，流れが悪くなっていますね（**図8**）．もう一度PTAを行います．
A研修医	また，流れが良くなりました．
C指導医	血液が流れていないと，血栓はできてくるので，血流を再開するというのは非常に大切です．薬が効いてくるまでしばらく時間がかかるので，PTAをしながら

Pitfall　破裂脳動脈瘤でのt-PA，ウロキナーゼ投与は禁忌．

脳神経血管内治療 次の一手　147

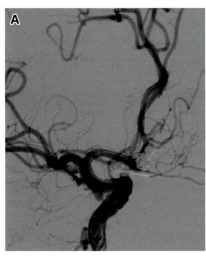
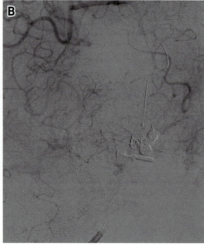

図7 1回目PTA後右ICA撮影

A：動脈相．
B：毛細血管相．血栓をA2に認めるが，血流は再開されている．

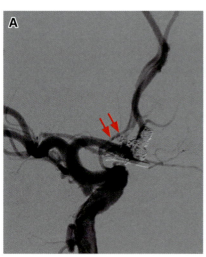
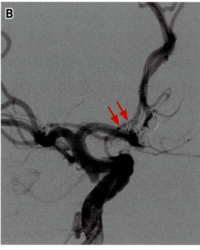

図8 PTA終了数分後の右内頚動脈撮影

A：動脈相早期．
B：動脈相．A2起始部に血栓形成を認める（矢印）．

待ちましょう．

A研修医　10分経ったので血管撮影を行います．今度は流れが良くなっています．血栓はまだ少し着いているようですが（図9）．

B専門医　10分後にもう一度撮影しましょう．

A研修医　今度は完全に再開通しています．他に閉塞している血管もありません．動脈瘤も描出されません（図10）．

C指導医　では，Xper CTで脳の状態を確認して終了しましょう．ヘパリンは明日まで持続投与しましょう．

A研修医　鞍上槽はコイルとステントとクリップでよく見えませんが，脳室の拡大もなく，シルビウス裂にも，SAHの程度は強くありません．C先生，麻酔から覚醒させますか？

148　脳神経血管内治療 次の一手

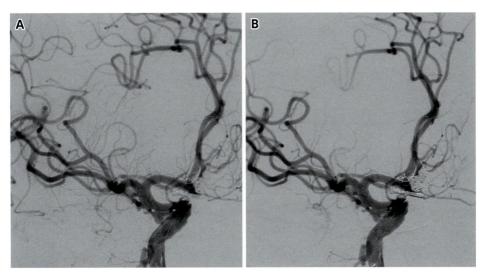

図9 最終PTA後の右ICA撮影
A：早期動脈相，B：動脈相．
A2部にわずかに血栓を認めるが，明らかに消退してきている．

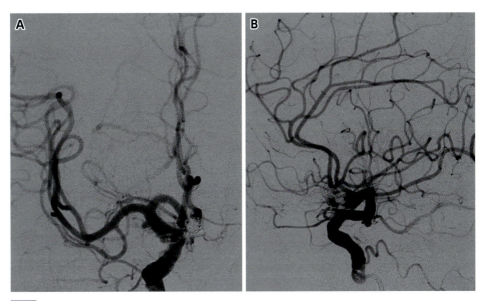

図10 最終右ICA撮影
A：正面像，B：側面像．
動脈瘤は完全に閉塞されており，血管の閉塞も認めていない．

C 指導医　神経学的所見を調べるために，血圧を上げないようにして醒ましてもらいましょう．
A 研修医　覚醒しました．手足はちゃんと動きますし，頭痛もないようです．
B 専門医　神経学的には，まったく問題ないようですね．術後はICUで管理します．ではC先生，今回の症例のまとめをお願いします．

・使用デバイス一覧・

- 7F Shuttle Sheath 80cm
- 6F Cerulean DD6 117cm
- Excelsior SL-10-S/CHIKAI 10 200cm
- Prowler Select Plus/CHIKAI 14 300cm
- Enterprise 28mm

コイル

- Orbit Galaxy Xtrasoft 4×6 (Jail)
- Orbit Galaxy Xtrasoft 4×6 (perforation)
- Orbit Galaxy Xtrasoft 3.5×7.5

- Orbit Galaxy Xtrasoft 3×4×2本
- Orbit Galaxy Xtrasoft 2.5×3.5×2本
- Orbit Galaxy Xtrasoft 2×2
- Orbit Galaxy Xtrasoft Helical 2×3
- Orbit Galaxy Xtrasoft 2×2
- Orbit Galaxy Xtrasoft 2×3
- ED COIL ExtraSoft 2×4×3本
- Deltaplush 2×4

血管内血栓破砕

- HyperForm 4×7
- CHIKAI 10

👉 Master's Comment

　今回の症例の問題点は，ステント併用コイル塞栓術中の動脈瘤破裂です．

　原因としては，高さのない動脈瘤で，ステント留置後，少しカテーテルの位置が変わり，動脈瘤のドームに近い部分でコイルを巻いたというのが問題点の一つです．内頚動脈などの太い血管の場合は，カテーテルが血管壁に固定される力は弱く，コイルを押す力が強くなると容易にカテーテルが押し戻されるのですが，今回は，カテーテルがA1部でステントと血管壁の間で強く固定されており，カテーテルが戻らなかったというのが破裂させた原因の一つでしょう．ただ，あの時点でカテーテルを引き戻すと，カテーテルが動いた瞬間に瘤外に出てしまい，次に入れるのはtranscell法という方法しかなくなります．結果的にはtranscell法でカテーテルは挿入できましたが，やはり最初はjailで入れておいたほうが安全だと思います．また，出血はしましたが，extravasationは軽度だったので，コイルを瘤の外と内に巻くことにより，出血はコントロールできると思いました．

　Transcell法でコイルを入れだしたとき，A2の映りが悪いのに気づいていたのですが，まず破裂部を完全に処置するのが最優先と判断し，コイル塞栓を続行しました．その後，閉塞したA2の処置に入るわけですが，海外なら，まず，Abciximab (ReoPro) の投与で対処すると思います．国内では使用できないので，ヘパリンを再開するとともに，オザグレル，シロスタゾールを投与し，バルーンPTAを追加しました．それは，血流が再開することによって血栓が早く消失するからです．

　今なら，Penumbra (メディコスヒラタ) で吸引という選択肢もあるかもしれません．通常のコイル塞栓術でも血栓形成が見られたら，まず不要なカテーテルは抜去し，血栓形成部の血流を良くすることが効果的です．

2章

硬膜動静脈瘻（dAVF）

0　硬膜動静脈シャントに対する血管内治療の基本的な考え方

1　経顔面静脈ルートでアプローチした CCF の 1 例

2　脳皮質静脈に主な流出路を有する CCF の 1 例

3　初回塞栓後，急激な眼症状の悪化を認めた外傷性 CCF の 1 例

4　海綿静脈洞部硬膜動静脈シャントに対する TVE 後に
　　dangerous drainage が出現した 1 例

5　治療に難渋した左横静脈洞− S 状静脈洞硬膜動静脈シャントの 1 例

6　静脈洞の開存している横静脈洞− S 状静脈洞の
　　硬膜動静脈シャントに対する根治的塞栓術

7　拍動性耳鳴りで発症した anterior condylar confluent の dAVF の 1 例

8　脳腫瘍塞栓術中に血管穿孔により中硬膜動静脈シャントが形成された 1 例

9　マイクロカテーテルの挿入に工夫を要した脊髄硬膜動静脈シャントの 1 例

2章 硬膜動静脈瘻（dAVF）

0 硬膜動静脈シャントに対する血管内治療の基本的な考え方

寺田 友昭[1]　　1）昭和大学藤が丘病院脳神経外科

①読影がすべて

　シャント疾患に対する治療を成功させるための第一歩は，読影である．流入動脈（可能性のあるものすべて），シャントポイント，流出静脈（可能性のあるものすべて）を読み切ることができれば，治療の60％は成功したと考えてよい．

②安易な流入動脈の閉塞は避けよう！

　シャント疾患では，最初に明確に描出されなかった血管が他の血管が閉塞されるにつれ明確に描出されてくる場合（流入動脈，流出静脈ともに）が多々ある．このようなことを起こさないためには，安易な流入動脈の近位での閉塞，流出静脈の遠位での閉塞は極力避けるべきである．dAVFやAVMの治療でシャント部の閉塞を行う前に，他の流入動脈を近位でコイルを用いて閉塞している症例を見かけるが，これは治療効果がほとんどなく，次の治療をより難しくし，さらにアクセスルートを消す治療なので，摘出術前の一部の症例を除き，安易に行うべきではない．

③戦略を立てる

　次に，シャントをいかに完全に閉塞させるかという戦略を立てる．明らかなシャントポーチ（正確にはシャントを越えた直後の静脈，または静脈洞）があればその部分を選択的に詰めることは理想的であり，そこに到達できる戦略を立てる．しかし，それで詰め切れなかった場合の戦略も常に立てておく必要がある．

④経動脈アプローチでdAVFを根治させるには？

　Non-sinus typeのdAVFやisolated sinusを持つdAVFでは，Onyx，NBCAなどの使用に習熟していれば経動脈的アプローチは非常に有用な治療手段である．成功のコツは，マイクロカテーテルをいかにシャント直近まで挿入できるかにかかっている．また，少し離れたポイントからでもカテーテルがうまく血管にwedgeできた場合やバルーンカテーテルで血流遮断下に注入できれば根治できる可能性は極めて高くなる．成功させるためには液体塞栓物質を確実に静脈側まで注入することが肝要である．

2章 硬膜動静脈瘻(dAVF)

難易度 ★☆☆

1 経顔面静脈ルートでアプローチしたCCFの1例

寺田 友昭[1], 樫村 洋次郎[2], 梅嵜 有砂[3]
1) 昭和大学藤が丘病院脳神経外科
2) 昭和大学藤が丘病院救命救急科
3) 東京都保健医療公社荏原病院脳神経外科

 次の一手(表技・裏技)

1. CCFに対する塞栓術のルートの一つとしてtransfacial vein approachは常に考えておく.

2. いくつかのDACが市販されているが,それぞれの特徴,使用法をマスターしておけば,いざというときに役立つ.

3. 流出路が1つであってもあくまでもシャントポイント(シャント直後の静脈)を詰めることを心掛け,そこにアクセスできる方法を探る.

☛ 症例紹介

今回は,76歳女性で右眼の結膜充血と右外転神経麻痺で発症したcarotid cavernous fistula(CCF)の症例です.CCFは,ほとんどがinferior petrosal sinus(IPS)経由のtransvenous routeでマイクロカテーテル(MC)を挿入し,シャントポイントをコイル塞栓すれば根治できるのですが,本日はfacial vein(FV)からのアプローチについて検討したいと思います.

1. 術前検討

1) 血管撮影所見

C指導医 A先生,まず血管撮影所見を説明してください.

A研修医 まず,内頚動脈(ICA)撮影では右のmeninghypophyseal trunkから海綿静脈洞(CS)右後方にシャントが形成されています.また,対側のmeningohypophyseal trunkからも同部位にシャントが形成されています.右外頚動脈(ECA)撮影では,右artery of foramen rotundum, middle meningeal arteryのcavernous sinus branchもfeederとなり,同部位にシャントを形成し

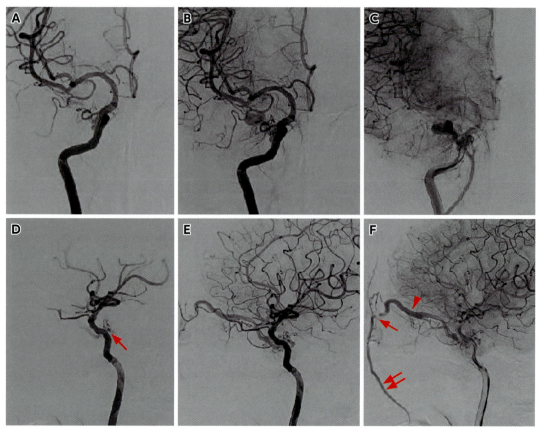

図1 右ICA撮影正面，側面像
A-C：正面像．早期動脈相，動脈相，晩期動脈相を示す．
D-F：側面像．早期動脈相，動脈相，晩期動脈相を示す．D：Meningohypophyseal trunk（矢印）がmain feederとなり，CS右後方にシャントを認める．F：流出路はSOV（矢頭）からangular vein（矢印）を介してFV（二重矢印）となっている．

ています．したがって，シャントポイントは右CS後方に存在しています．ドレナージルートは，CSから上眼静脈（SOV）を介してangular vein, FV, external jugular veinにつながっています（図1-4）．

C指導医 そのとおりですね．A先生のシャント疾患の読影力はかなり上がってきましたね．それ以外に，何かいつもと違う点はありますか？

A研修医 あとは，大きな違いはないと思いますが．

B専門医 A先生，FVはどこにつながっていますか？

A研修医 あっ．頚部の晩期静脈相（図4C）を見ると，internal jugular veinへのつながりがおかしいですね．鎖骨下で鎖骨下静脈につながっているように見えます（図4）．

C指導医 そのとおりです．==たいていはFVはinternal jugular veinにつながっていますが，稀にこのようなパターンもあります．流出先を十分確認==しておくことが大切ですね．

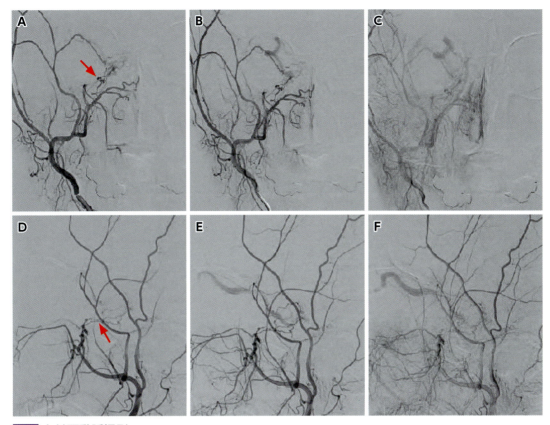

図2 右外頸動脈撮影

A-C：正面像．早期動脈相，動脈相，晩期動脈相を示す．
D-F：側面像．早期動脈相，動脈相，晩期動脈相を示す．Artery of foramen rotundum（矢印）を介して右CS後方のシャントが描出され，SOVを介してFVに流出している．

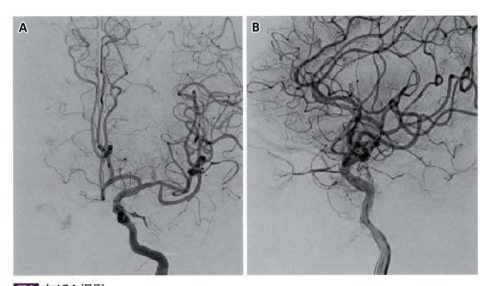

図3 左ICA撮影

A：正面像，B：側面像．左ICAのmeningohypophyseal trunkから対側の右海綿静脈洞後方が描出されている．流出路はSOVである．

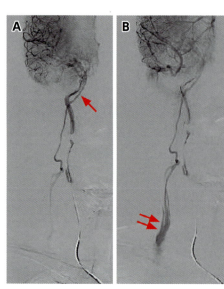
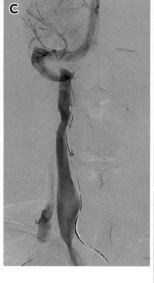
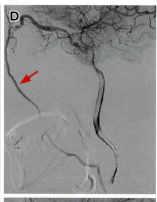
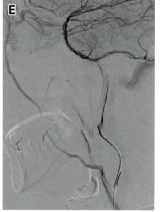

図4 左ICA撮影

A-C：正面像．毛細血管相，静脈相，晩期静脈相を示す．右FV（矢印）からexternal jugular veinが描出され，最終的にexternal jugular vein（二重矢印）はsubclavian veinに流出している．

D，E：側面像．毛細血管相，静脈相を示す．SOVからangular veinを介してFVが描出されている．

2）治療戦略

B専門医 A先生，ではこの患者ではどこからアプローチしてシャントを止めますか？

A研修医 やはり，前方からのルートが見えており，IPSが描出されていないのでFVからアクセスしたいと思います．

C指導医 IPSからも到達可能という前提で，この症例で塞栓術を行う場合，IPS経由かFV経由か，どちらが治療しやすいでしょうか？

A研修医 アクセスはIPSからのほうが近いし，カテ操作はIPS経由のほうが簡単だと思います．ただ，シャントがCS後方に限局しているのでIPSから入った場合，シャントを越えてある程度SOV側から詰め戻ってくる必要があると思います．

B専門医 シャントポイントを先に詰める方法はありませんか？

A研修医 確か，カテをCS内でUターンさせて先端がシャントポイントに来るようにしておくと，シャントポイントを詰めても詰まりきらなかった場合はカテがSOV側に誘導できるので，シャントからの流出路を詰めることができると思います．

C指導医 A先生，dAVFの治療戦略がかなりわかってきましたね．では，FVから入った場合はどうでしょうか？

A研修医 Facial veinからSOV経由でシャントポイントに到達できた場合はシャントポイントを詰めて，シャントが止まらなければさらに詰め戻ってくればいいのでこち

らのほうが詰めやすいと思います．まず，**第1選択としてはFV経由のアプローチ**を考えたいと思います．

C指導医 そうですね．ではB先生，FVからのアプローチで選択するデバイスの問題点を教えてください．おそらく，CCFの治療経験の多い先生でもそう多くの症例は経験していないでしょうし，以前と比べてカテ，特にDACに関してはかなり良いものも出ていますね．

B専門医 一番の**問題点はカテの長さ**だと思います．以前は90-100cmの6-7Fの親カテをinternal jugular veinに挿入し，その中に125cmの4-5Fの診断カテを挿入し，FVの末梢部の下顎を越えた部分まで挿入し，そこからMCを挿入したと思います．この方法でMCの先端がぎりぎりシャントポイントまで届くかどうかだったように記憶しています．

C指導医 そうでしたね．今なら，Cerulean G 4F（メディキット），FUBUKI 4.2F（朝日インテック），TACTICS（テクノクラートコーポレーション）などがDACとして使用できます．A先生，どんなシステムを使いますか？

A研修医 MCは10カテを使いたいので上記のDACであればどれでもいいのですが，細いほど末梢に入りやすいと思うので，今回はTACTICS 120cmを選択したいと思います．システムは6Fの90cm ENVOY（ジョンソン・エンド・ジョンソン）を外頸静脈に挿入し，その中にTACTICSを挿入しangular veinまで到達し，そこからExcelsior SL-10（日本ストライカー）を用いてSOV経由でシャントポイントまで到達したいと思います．

C指導医 B先生，何か他の意見がありますか？

B専門医 私もA先生の考えとまったく同じです．ただ，**サポートが弱くてカテが進まない場合は外頸静脈を直接穿刺し4Fシースを挿入し，そこからアプローチということも考えておきたい**と思います．

C指導医 そうですね．**うまくいかなかったときのことを常に考えておくことは重要**ですね．

2．実際の治療

C指導医 では，A先生のプランでカテを挿入してみてください．治療は，局所麻酔下で行います．

A研修医 では，左大腿動脈に4Fシースを挿入し，4F診断カテを右ICAに挿入し，シャン

Point CCFに対する塞栓術のルートの一つとしてFV経由のアプローチは常に考えておく．うまくいかない場合は外頸静脈の直接穿刺なども検討する．

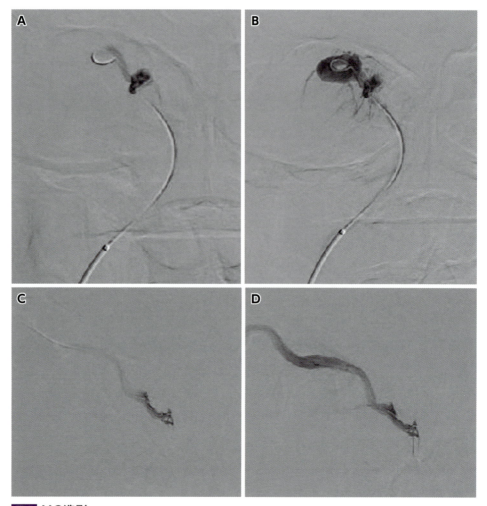

図5 MC造影
A, B：正面像．シャントポイント直後の海綿静脈洞からSOVが描出されている．
C, D：側面像．シャントポイント直後の海綿静脈洞からSOVが描出されている．

トの位置とドレナージルートを見ながら，経静脈的にシャントポイントまでカテを挿入します．静脈アプローチは，右大腿静脈に6Fシースを挿入し，6F ENVOYを外頸静脈に挿入します．4F JB2 125cm（メディキット）と0.035inchガイドワイヤー（GW）で挿入を試みます．外頸静脈に入る部分で少し抵抗がありましたが，親カテは外頸静脈に入りました．その中にTACTICSとSL-10を通して，FV，angular vein，SOV経由でシャントポイントへ到達したいと思います．

B専門医　下顎部を越えるのがこのアプローチの一つのポイントですね．でも，ほとんど抵抗なくTACTICSが越えていきましたね．SOV直前まで簡単に入っていきますね．

A研修医　ここからSL-10でSOVを逆行性にたどります．SL-10も簡単にSOVに入りました．

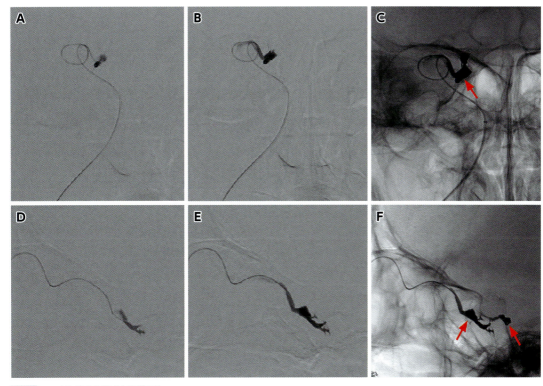

図6 コイル塞栓後MC造影

A-C：DSA正面像と通常の正面像を示す．シャントポイントにコイル挿入後（矢印），造影剤がほとんど停滞しているのがわかる．
D-F：DSA側面像と通常の側面像を示す．シャントポイントにコイル挿入後（矢印），造影剤がほとんど停滞しているのがわかる．

シャント近傍まで来ましたが，ここからMCとGWが進みません．

B専門医　ここが最終のドレナージルートですから，最悪の場合，ここをコイルで閉塞してもCCFは治ります．しかし，何とかシャントまで行きたいですね．A先生，ちょっと代わってください．

（術者交替）

B専門医　シャントを目指してGWを進めてみます．少し抵抗がありますが，GWを回してみます．GWが越えてシャントまで入りましたね．カテを追従させます．少し抵抗がありますが，シャントポイントに入りました．A先生，動脈から撮影してみてください．

A研修医　造影します．シャントポイントと一致しています．MCからも造影します．SOVに流出しています（図5）．では，コイル塞栓を始めます．

B専門医　1.5-2.0mm径のED COIL ExtraSoft（カネカメディックス）で詰めていきましょう．カテを押し引きしながらコイルをタイトに詰めてください（1stコイル：ED COIL ExtraSoft 2×6cm，2ndコイル：SMART COIL Wave Extra Soft

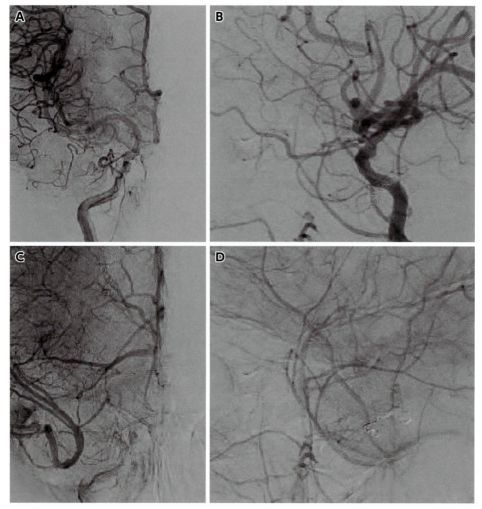

図7 コイル塞栓術後右ICA撮影
A，B：正面像．シャントは描出されなくなっている．
C，D：側面像．シャントは描出されなくなっている．

〔メディコスヒラタ〕2×8cm）．

A研修医 シャントポイントがほぼ詰まりました．動脈撮影を行います．少し流れていますね．もう1本詰めます（3rdコイル：SMART COIL Wave Extra Soft 2×8cm）．

B専門医 詰める前にMCから造影してみてください．

A研修医 造影剤が静脈で停滞しています（図6）．シャントが詰まったようですね．念のため，ダメ押しでこのコイル（lastコイル：ED COIL ExtraSoft 2×6cm）も入れておきます．動脈撮影を行います．右ICA，ECA，左CCAからもシャントは描出されません（図7）．

C指導医 A先生，B先生ご苦労様でした．DACをうまく使えばtransfacial vein approachも結構有用かもしれませんね．本日はこれで終了します．

・使用デバイス一覧・

- 6F ENVOY 90cm
- TACTICS 120cm
- CHIKAI 14 200cm
- Excelsior SL-10 preshaped 45°
- 4F JB2 125cm

コイル

- ED COIL ExtraSoft 2×6×2本
- SMART COIL Wave Extra Soft 2×8 ×2本

☛ Master's Comment

　DACが出てくる前は，通常の4-5Fの診断カテーテルを顔面静脈に挿入していたので結構手間のかかるアプローチでした．しかし，DACを用いれば容易にangular veinまで到達できるようになりました．ただし，DACの長さを120cmにとどめておかないとマイクロカテーテルの長さが足りなくなることがあるので要注意です．またtransfemoralでアクセスできない場合は，transjugular approach，上眼静脈直接穿刺という選択肢もあるので，いろんなアクセスルートに精通しておく必要があります．SOVのみに流出している症例では，このアプローチは非常に有用です．

　DACとしては，6Fの親カテーテルを通過するものとしてTACTICS，FUBUKIの4.2Fがあります．アクセスする静脈が細い場合はTACTICSを用いています．

脳神経血管内治療 次の一手　161

| 2章 | 硬膜動静脈瘻（dAVF） | 難易度 ★★★ |

2 脳皮質静脈に主な流出路を有するCCFの1例

寺田 友昭[1]，河野 健一[2]，松崎 丞[3]
1）昭和大学藤が丘病院脳神経外科
2）株式会社 iMed Technologies
3）多根総合病院脳神経内科

 次の一手（表技・裏技）

1. 海綿静脈洞から病変部の隔壁の破り方として，通常の方法で貫通できない場合は，太めのマイクロカテーテルを形状形成し，隔壁に垂直になるように当てて，硬いガイドワイヤーで貫通させてみる．

2. マイクロカテーテルのサポート力を高めるためDACを積極的に活用する．

3. 硬膜動静脈シャントの治療の成否は，読影で決まる．選択的造影，3D-RAの活用がシャントポイントの同定に有用．

症例紹介

今回はcarotid cavernous fistula（CCF，頸動脈・海綿静脈洞瘻）の症例です．70歳女性で，頭痛を主訴に来院されました．MRAで右脳皮質静脈の異常な描出を認め，MRA原画像で右海綿静脈洞部（CS）の高信号と拡張を認めます（図1）．脳血管撮影で脳皮質静脈と上眼静脈に流出路を持つCCFが認められます．

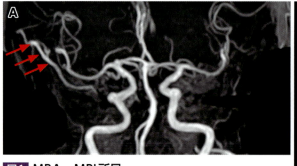
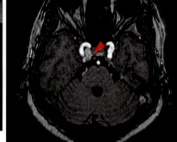

図1 MRA，MRI所見
A：右シルビウス静脈の描出を認める（矢印）．
B：右CSの拡張と高信号化を認める（矢頭）．

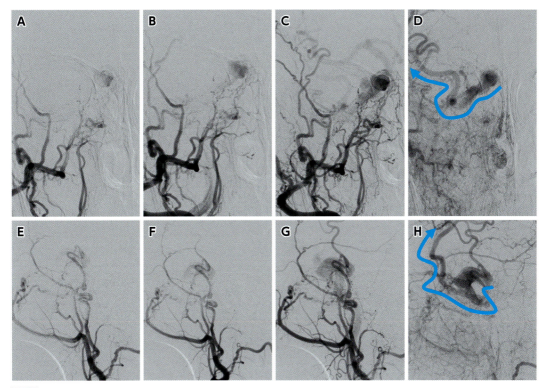

図2 右ECA撮影（正面，側面像）

A-D：正面像（早期動脈相から毛細血管相）を示す．E-H：側面像（早期動脈相から毛細血管相）を示す．動脈相でrt-ascending pharyngeal artery, artery of foramen rotundum, accessory middle meningeal artery, middle meningeal arteryより右CS後方内側が描出され，拡張したCSからsuperior orbital veinとrt-sphenoparietal sinusを介して皮質静脈が描出される．矢印：cavernous sinusからsylvian veinへの流れを示す．

　本症例はCCFの診断・治療という面で非常に教育的な症例なので，若干長くなりますが，読影から治療法について，じっくりと考えていきたいと思います．

1. 硬膜動静脈シャント読影のポイント

C指導医 ではA先生，硬膜動静脈シャント（dAVF）の読影で大切なポイントは何でしょう？
A研修医 たしか，シャントポイントがどこかを読み解くのが最も重要だったと思います．
C指導医 それだけですか？
A研修医 静脈還流パターンも大事だったように思います．
C指導医 そうですね．Transvenous embolization（TVE）が可能かどうかは，静脈の還流パターンを理解しておく必要がありますね．ではA先生，右内頚動脈（ICA）撮影，右外頚動脈（ECA）撮影，左ECA撮影から，シャントポイントと静脈還流パターンを教えてください．

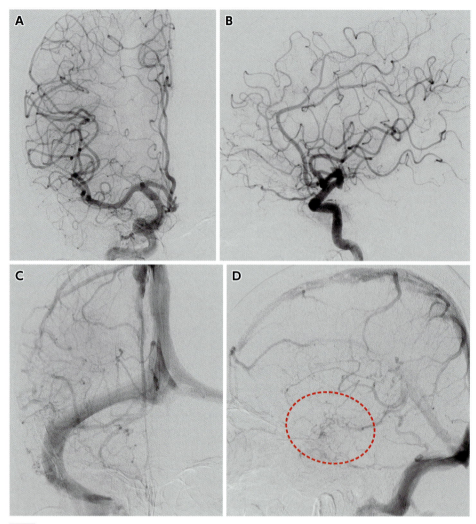

図3 右ICA撮影（正面，側面像）

A, B：動脈相，C, D：静脈相．
動脈相で右meningohypophyseal trunkから右CS後端が描出される．静脈相では，明らかなsylvian veinの描出はなく，前頭側頭部皮質にはcork screw様の拡張した静脈（点線）が描出され，脳表静脈を介して上矢状洞，横静脈洞に流出している．

A研修医 　右ECA撮影では，主に右ascending pharyngeal arteryから右CS外側後方にシャント形成が見られ，主に右のsphenoparietal sinusからsuperficial sylvian veinへの逆流とsuperior orbital vein（SOV）への流出が認められますが，SOVは末梢まで十分描出されておらず，SOVからの逆行性のアプローチはできないと思います（図2）．右ICA撮影でsuperficial sylvian veinの描出がなく，右前頭側頭部の脳皮質静脈が全体的にcork screw様に写っているのはそのためだと思います（図3）．

C指導医 　A先生，90％正解です．B先生どうですか？

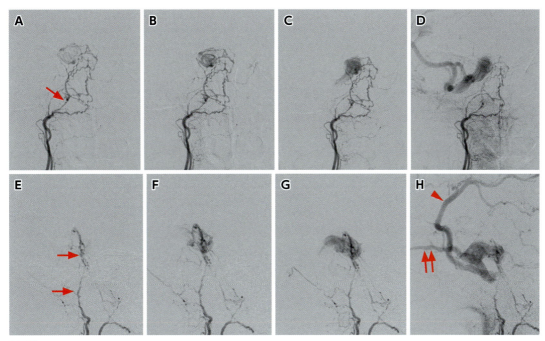

図4 選択的右上行咽頭動脈撮影（正面，側面像）

A-D：正面像，E-H：側面像．
Rt-ascending pharyngeal artery（矢印）はCS内側後方で集族し静脈様構造物を形成し，拡張した右CSに後上方から流入し，superior orbital vein（二重矢印），sphenoparietal sinus（矢頭）に流出している．

B専門医　確かに，ECA系から直接CSにシャントを形成しているように見えるのですが，右ascending pharyngeal arteryの選択的造影をよく見ると動脈がCSの周囲を回る細い血管に集合してその構造物が拡張したCSに入っています（図4）．さらに，左総頸動脈（CCA）撮影ではICA硬膜枝が同じような構造物につながり，intercavernous sinusを通って拡張したCSに流入しています（図5）．

C指導医　そうですね．A先生，どうですか？

A研修医　確かに，言われてみるとそう見えます．**3D-RA**を行えばはっきりするのではないでしょうか？

C指導医　そのとおりです．では，injection delayを少し長くして右ECAの3D-RAを行ってみましょう（図6）．

A研修医　B先生のおっしゃるとおりです．要するに，拡張したCSにつながる細い血管がシャントポイントになるわけですね．

C指導医　それは，微妙に間違っています．正確なシャントポイントは動脈から静脈に移行する1点を指します．A先生の指摘した構造物（図6，赤矢印）は，シャント直後の細い，あるいはわずかに拡張した静脈を指します．一般的に，シャントポイントを詰めるというのは，シャント形成直後の細いまたは拡張した静脈様構造物

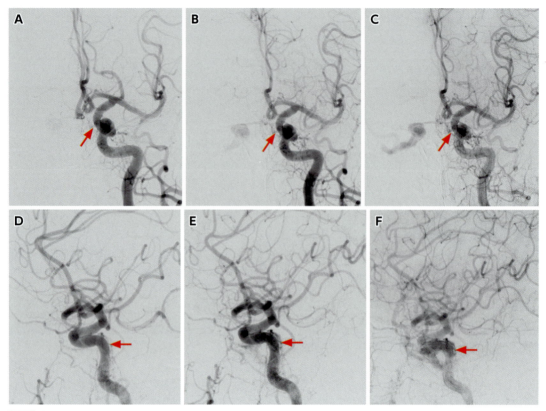

図5 左CCA撮影（正面，側面像）

A-C：正面像，D-F：側面像．
左meningohypophyseal trunk（矢印），artery of foramen rotundumからintercavernous sinusに細い動脈が集簇し1本の静脈様構造を形成し，拡張したCS上方に流入している．

を閉塞させるという表現が正しいのです．

A研修医 なるほど．シャントポイントを詰めると言っても，経静脈的にはシャントポイントそのものは詰められないわけですね．

C指導医 そう考えておいて間違いないでしょう．ただ，シャントが大きい場合にはシャントポイントまで到達でき，シャントポイントを閉塞することはできますが，一般的にdAVFにおいては，極めて稀です．

2. CCFの血管内治療

C指導医 ではB先生，このCCFを血管内で治療する場合，どのような戦略を立てますか？

B専門医 SOV, inferior petrosal sinus（IPS）は血管撮影上，閉塞しているように見えますが，C先生がいつも言われているように，90％以上の確率でIPSから到達できるので，右IPSからのアプローチを考えたいと思います．強いサポート力が必

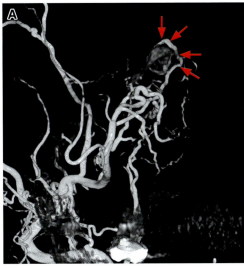 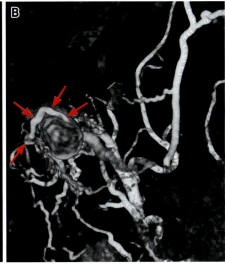

図6 右ECA撮影3D-RA

A：正面像ではrt-ascending pharyngeal artery, artery of foramen rotundumからの細い動脈が集簇し1本の細い静脈様構造物（赤矢印）を形成し，拡張したCS上方に流入している．

B：正面像，後方から観察しても，同様にrt-ascending pharyngeal artery, artery of foramen rotundumからの細い動脈が集簇し1本の細い静脈様構造物（赤矢印）を形成し，拡張したCS上方に流入している．

要となるので，6Fシャトルシースと，6F親カテ，その中を4F DACを用いてアプローチしたいと思います．6F親カテはIPSの方向にかかりました．4Fカテで0.035inchのガイドワイヤー（GW）を用いてIPSを探ってみます．GWを少し回すと，IPSからCSにGWが入りました．

C指導医 入りましたね．では，0.035inchのGWをマイクロカテーテル（MC）に変えてください．GWを入れた状態でマスク像を作り，GWを引き抜いた状態でマップを作ると，GWの道がマップとして残るので有用ですね．

B専門医 では，そのようにしてみます．Excelsior SL-10（日本ストライカー），0.014inchのGWもCS内に入りました．でも，GWは拡張したCSとは少しずれているようですが？　とりあえず，ここでCS撮影を行います．あれ，シャントが写りません．

C指導医 それは，正常のCSですね．おそらく，シャントを形成しているCSのコンパートメントは正常CSとの間に隔壁を形成しており，その隔壁を破らないと，病変とするCSには入れないと思います．

B専門医 わかりました．もう一度，0.014inchののGWで隔壁を破ってみます．あれっ，隔壁に当たるけれど，GWが滑って隔壁を破る方向に力が加わりません．MCとGWで再度トライしてみます．あれっ，やっぱり滑って隔壁を破れません．

3. 海綿静脈洞から病変部の隔壁の破り方

C指導医 CSに入れても，たいていはここを突破できずにTVEをあきらめてしまう先生が大部分なのです．MCを形状形成し，隔壁に垂直に当たるようにします．その状態でGT 0.016inch standard（テルモ）などの硬いGWを使うと，かなりの確率で突破できます．MCをExcelsior 1018（日本ストライカー）に変えて先端に4mm程度の直角の形状をつけましょう．Hot air gunで150℃，90秒で熱して形状をつけてください（図7）．

B専門医 やってみます．MCが病変部の下面に当たっているように思います．

C指導医 ではカテを押しつけた状態でGT 0.016inchワイヤーをゆっくり回してください．

B専門医 あっ，5回目ぐらいで抜けました．GWは広い空間に入りました．MCもゆっくり押してみます．カテも広い空間に入りました．造影してみます．今度は，病変部に入っています（図8）．なるほど，こんな方法があるんですね．

C指導医 私も，以前はこのようなCCFはあきらめていたのですが，この方法を思いついてからは，ほとんどの症例で病変部に到達できています．

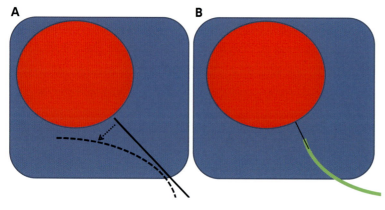

図7 CS内の独立したシャントコンパートメントへのカテーテル挿入法
A：通常のGWのみだと，隔壁で滑ってしまい，赤いコンパートメント内に入れない．
B：太めのMC(緑)を隔壁に垂直に当たるように押し当て，硬めのGW(黒)で貫通させる．

> **Tips** 海綿静脈洞から病変部の隔壁の破り方
> MCを形状形成し，隔壁に垂直に当たるようにする．その状態で硬いGWを使うと，かなりの確率で突破できる．

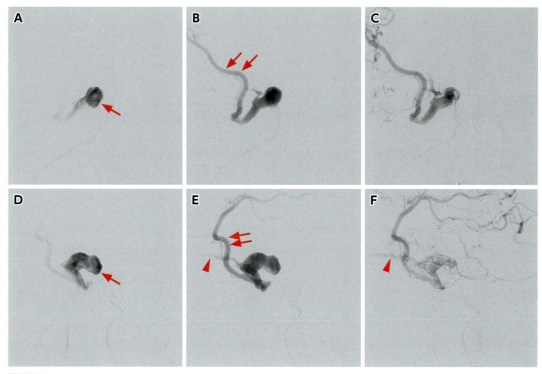

図8 静脈洞撮影（正面，側面像）

A-C：正面像， D-F：側面像．
拡張したCS（矢印）が描出され，sphenoparietal sinusから皮質静脈（二重矢印），superior orbital vein（矢頭）に流出している．

4. シャントポイントの攻め方

C指導医 さあ，勝負はこれからです．次はいわゆるシャントポイントを攻めてみましょう．結構，入口を探すのは難しいので，MCはSL-10に変えて，GWも0.014inchに変えましょう．また，DACもできるだけCS近くまで上げておいてください．MCはCSで1回転させてシャントポイントを狙ってみてください．

B専門医 結構，難しいですね．でも，MCが1回転していい方向に向きました．GWがそれらしい血管に入りました．Intercavernousのほうに進んでいきます．MCから造影してみます．造影剤はすべて病変部のCSに向かって流れていきます（図9）．

C指導医 ここが，左のICA硬膜枝からのシャントのすぐ下流になるわけですね．右ECAからはもう少し手前で合流してくると思います．まず，ここから詰め戻ってきましょう．Extra Soft系のコイルがいいでしょう．

B専門医 ED COIL ExtraSoft（カネカメディックス）2×4cmで詰め戻ってきます．2本入りました．

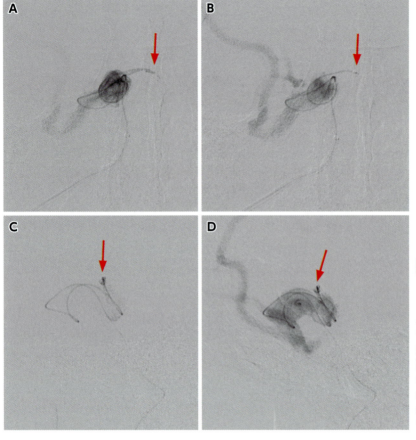

図9 シャントポイント近傍からの選択的静脈造影

A, B：正面像, C, D：側面像.
MC先端(矢印)から造影剤がCS全体に流入し, sphenoparietal sinus, superior orbital veinに流出している.

C指導医　左CCA撮影を行ってください.
A研修医　左からのシャントはなくなっています.
C指導医　もう少し詰め戻ると，右ECAからのシャントにつながります.
B専門医　GWが下向きに入りました．これが，シャントにつながる静脈ですね.
C指導医　そうです．そこもED ExtraSoft 2×4cmで詰めましょう．詰め終わったら，MCから造影してみてください.
B専門医　病変部CSで，造影剤はほとんど停留しています．でも，わずかに流れていくようです.
C指導医　シャントポイント直後の静脈は完全に詰まっています．他にも小さなシャントがあるようですね.
B専門医　右ICA撮影をしてみます．ICA硬膜枝からわずかにシャントが入っています．しかし，病変部静脈洞の造影剤は静脈相まで残っています（図10）．どうすればいいでしょうか？
C指導医　確かに，この程度のシャントであれば，自然に消えてしまいそうですね．ただ，

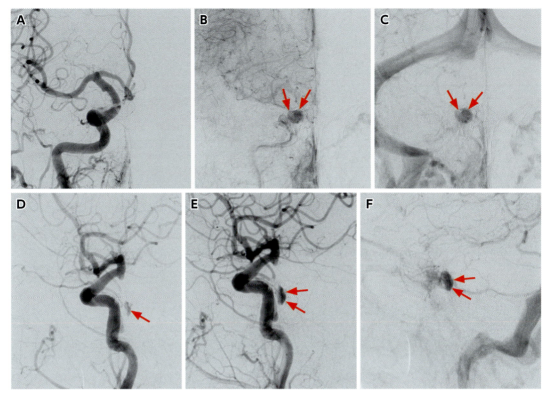

図10 シャントポイント閉塞後左CCA撮影
A-C：正面像（動脈，毛細血管，静脈相），D-F：側面像（動脈，毛細血管，静脈相）．
Meningohypophyseal trunkからわずかにCS後半部が描出されるが，造影剤は静脈相までCSの中にプーリングしている（矢印）．コイルを挿入したシャントポイントは完全に閉塞されている．

この病変にアクセスするのは必ずしも容易ではないので，完全に消してしまっておいたほうがいいでしょう．病変静脈洞の後方にシャントが開いていますから，後方コンパートメントのみをラフに詰めましょう．A先生，ここを詰めると何か問題がありますか？

A研修医 たしか，眼球運動障害が出るような報告があったように思いますが．

C指導医 大正解です．外転神経麻痺が出ることがありますね．念のため，ヘパリンも中和してコイル周囲の血液が固まりやすいようにしておきましょう．B先生，ではコイルをラフに後方コンパートメントに挿入してください．MCをCS内で反転させ，後方向きにするとコイルは後方に入ります．

B専門医 わかりました．コイルが3本入りました．では，血管撮影を行います．

A研修医 シャントは写らなくなっていますね．ICA撮影側面像，静脈相でもsylvian veinが描出されてきています（図11）．今日の症例は，シャントポイントの詰め方，閉塞している静脈洞へのMCの進め方という面で非常に勉強になりました．

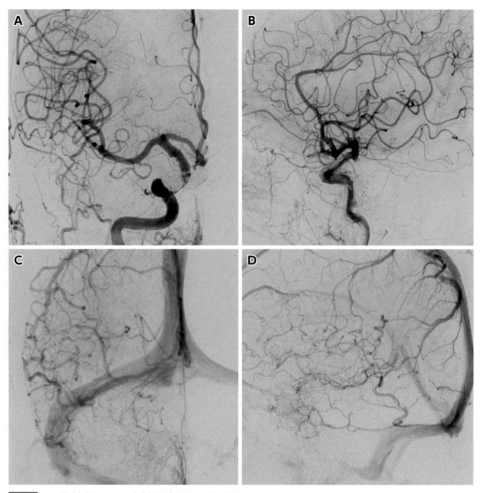

図11 CS後端部コイル塞栓後左総頸動脈撮影

A，B：正面像，C，D：側面像．
シャントは完全に消失し，右前頭側頭部の静脈も通常に描出されている．

・使用デバイス一覧・

- 6F Shuttle Sheath
- 6F Cerulean DD6 115cm
- 7F Launcher 100cm
- 4F FUBUKI 130cm
- Surf Guidewire 0.035inch × 150cm
- Excelsior SL-10 45° 150cm
- Excelsior SL-10 Preshaped-J 150cm
- CHIKAI 14 200cm × 2本
- Radifocus Guidewire（GT Wire）0.016inch × 150cm

コイル
- ED COIL ExtraSoft 2×4×3本
- Axium Prime 3D 1×4
- Orbit Target XL 360 SOFT 4×12×3本

Master's Comment

　硬膜動静脈シャントは，まず読影がきっちりできることで60％程度，勝負が決まります．シャントポイントがどこなのか，そこにアクセスするにはどうすればいいのか，また静脈洞は閉塞可能なのか（正常還流に使われていないか）を読んでおきます．

　今回の症例はまず，TVEを選択しましたが，隔壁が厚い場合には必ずしも貫通できるとは限りません．場合によってはDACを海綿静脈洞まで挿入し，0.035inchガイドワイヤーを用いることもあります．また，0.016inch，0.018inchのガイドワイヤーも貫通する際の武器になります．ただ，ガイドワイヤーが隔壁の表面を滑らないように工夫する必要があります．

　それと，ガイドワイヤーの方向が病変腔を向いていることを2方向のDSAで確認しておく必要があります．最後の手段として，percutaneous routeのTVEができない場合は，開頭し，皮質静脈を穿刺し，TVEを行う方法も残されています．

　次に，シャントポイントの閉塞（正確にはシャント形成直後の静脈構造物の閉塞）ですが，3D-RAが開口部の同定に有用です．ただ，シャントポイントが1箇所ではない場合もあるので，そのような場合には臨機応変な対応が必要です．

硬膜動静脈瘻（dAVF）

2章

2　脳皮質静脈に主な流出路を有するCCFの1例

脳神経血管内治療 次の一手　　173

2章　硬膜動静脈瘻(dAVF)

難易度 ★★★

3 初回塞栓後，急激な眼症状の悪化を認めた外傷性CCFの1例

寺田 友昭[1]，梅嵜 有砂[2]，松本 浩明[1]
1) 昭和大学藤が丘病院脳神経外科
2) 東京都保健医療公社荏原病院脳神経外科

次の一手（表技・裏技）

1. 瘻孔部を正確に同定することが最も重要である．そのためには造影CTや3D-RA，対側からの撮影，椎骨動脈撮影が有効である．

2. CCFにおいては，最初に流出路が見えていなくても，他の流出路が閉塞されていくに従い，見えていなかった流出路が描出されるようになることが多々ある．常にそのことを念頭に置き，開いてきたときには対応できるような戦略（アクセスルートを残しておく）を立てておくことが重要である．

3. シャントポイントの閉塞のコツは，瘻孔部を動脈瘤のネックと考え，その奥の海綿静脈洞を動脈瘤と考えてタイトパッキングすることである．このとき，カテーテルを1回転させておけばタイトに詰めることができる．アクセスは動脈からでも，静脈からでもどちらからでもよい．

症例紹介

　今回は，外傷性頚動脈・海綿静脈洞瘻（CCF）の症例です．交通事故の減少に伴い最近では外傷性のCCFは，希少疾患に分類されるようになってきましたが，時々経験することがあります．以前は，離脱式バルーンを用いて比較的容易に治せていたものが，近年ではコイル塞栓という選択肢しかなくなったため，十分戦略を練って治療しないと根治に持ち込めない症例が出てきます．特に末梢の内頚動脈（ICA）が描出されないようなhigh flow shuntでは，治療に難渋することがあります．今回，初回治療後に眼症状の急激な悪化を認めた外傷性CCFの症例を提示し，一緒に勉強したいと思います．

　症例は54歳女性．転倒による頭部，顔面外傷1週間後に右眼の充血，2週間後に複視が出現し，徐々に増悪してきたため眼科を受診し，脳神経外科を紹介されMRI，MRAで異常を指摘され，当科紹介となりました（図1）．神経学的には右結膜充血，軽度の眼球突出，右外転神経麻痺を認めました．

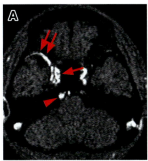
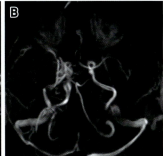
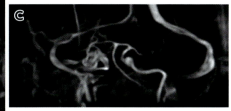

図1 MRA

A：MRA原画像．原画像では右CS（矢印）の拡張，sphenoparietal sinus（二重矢印）の拡張，inferior petrosal sinus（矢頭）の拡張を認める．
B：MRA軸位撮影．右CSの拡張とsphenoparietal sinus, inferior petrosal sinusの著明な描出，深部静脈系の描出が認められる．右ICA末梢の頭蓋内動脈の描出は弱い．
C：MRA LAO 30°．右CSの拡張とsphenoparietal sinus, inferior petrosal sinusの著明な描出，深部静脈系の描出が認められる．右ICA末梢の頭蓋内動脈の描出は弱い．

1. 症例検討・検査方法

C指導医 A先生，外傷性CCFと海綿静脈洞部（CS）の硬膜動静脈シャント（dAVF）の違いはわかりますか？

A研修医 外傷性CCFは，外傷によりICAが損傷され，ICAとCSの間に直接シャントができる病態と理解しています．

B専門医 その理解で問題ありませんが，正確には，外傷性CCFは外傷を起点に発症するCCFで，ほとんどはICAとCSの間に直接シャントが形成されますが，稀に外傷に伴って間接のシャント（硬膜枝からCSにシャント）が形成されるものもあります．

C指導医 B先生の指摘の通り，外傷性CCFの中には，直接シャントを形成するものと，稀ですが間接シャントを形成するものがあります．また特発性のCCFの中には，CSの動脈瘤の破裂による直接型（direct）CCFと，みなさんがよくご存じの間接型のシャントを形成するdAVFがあります．したがって今回の症例は，正確には外傷性のdirect CCFと表現するのがよいですね．

B専門医 確かにdAVFは，年間数例は経験しますが，外傷性のdirect CCFは年間1例あるかないかという程度のように思います．以前は，非離脱式のバルーンを用いて瘻孔を越えてCSに挿入し，そこで拡張させ，シャントが閉塞するのを確認して，ゴールドバルブバルーンを用いて閉塞していたように思います．

C指導医 その通りですね．バルーンは瘻孔部を容易に完全遮断できましたが，コイルを用いるとシャント部分を集中的にタイトパッキングしないといけないし，high flow shuntの場合は，コイルがICAに出てくることがあるのでステントを併用

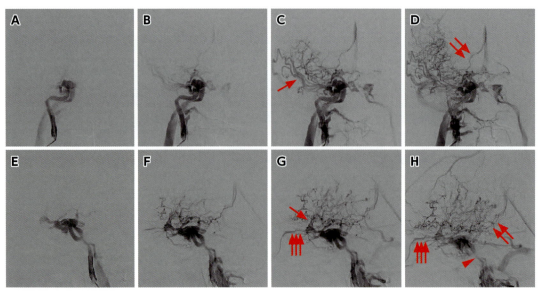

図2 右ICA撮影正面，側面像

A-D：正面像，E-H：側面像
C4部にシャントを形成し，sphenoparietal sinusからsylvian vein（矢印），uncal veinからbasal vein of Rosenthal（二重矢印），CSからSPS, IPS（矢頭），IOV（三重矢印）への流出路が認められる．頭蓋内動脈はhigh flow shuntのため，ほとんど描出されていない．

する必要が出てきます．ただdAVFと同様，==シャント疾患はシャント部位を正確に知ることが最も重要==ですね．A先生，シャントを正確に知るためにはどのような検査がありますか？

A研修医 確か，==対側ICA撮影，椎骨動脈（VA）撮影==を行えば逆行性にシャント部が造影されるのでよくわかると思います．また，==ICAをバルーンで閉塞してゆっくり造影する方法==もあったと思います．

2．治療戦略

C指導医 では，A，B先生，血管撮影の所見を見ながら，治療戦略を考えてみましょう．A先生ならどのように治療しますか？

A研修医 血管撮影所見ですが，右ICA撮影では，ICAの末梢が描出されずに，まずシャントが描出されます（図2）．ただ，右ICA領域は，前交通動脈（Acom）を介するクロスフロー，後交通動脈（Pcom）からの血流によって灌流されています．また，左ICA撮影，VA撮影の所見からシャントはC4部に存在すると考えられます（図3）．おそらく，かなり大きな瘻孔があるのではないかと予想されます．流出路に関しては，下錐体静脈洞（IPS），同側のsphenoparietal sinusを介してsylvian veinへの流出，uncal veinを介してbasal vein of Rosenthalへの流

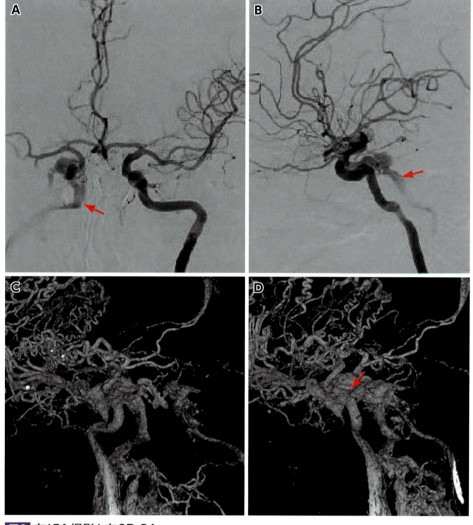

図3 左ICA撮影と右3D-RA

A：正面像．Acomを介して右大脳半球の頭蓋内動脈が描出されている．ICAを近位側に流れてC4部でCSを介してIPS（矢印）が描出されている．
B：側面像．C部でAcomからICA近位側に向けて逆流した造影剤がC4部でCSに流入しIPSが描出されている．
C, D：右ICA撮影による3D-RA．C4部後面にシャントが存在しているのがわかる（矢印）．

出，上錐体静脈洞（SPS）への流出が認められます．ただ，inferior orbital vein（IOV）への流出はありますが，superior orbital vein（SOV）への流出は認められていません（図2）．Cone beam CTの所見でもシャントは右ICA C4部後方にあるのがわかります（図4）．

C指導医 B先生，では先生の治療戦略を教えてください．
B専門医 まず深部静脈系，頭蓋内静脈への逆流があるので，シャントを閉塞する前にこの部分を閉塞し，その後SOV，IOVにカテが挿入できることを確認したうえでシ

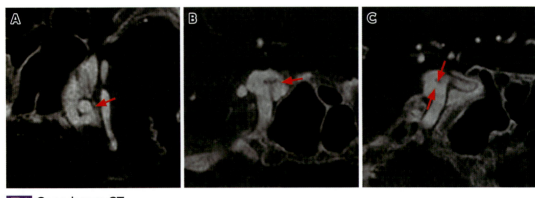

図4 Cone beam CT
A：軸位断．ICA後方にシャント（矢印）が存在し，CS内側が描出されている．
B：冠状断．ICA上方から内側のCSが描出されている．
C：矢状断．ICA C4部後方にシャントが存在しているのがわかる．

ャント部の閉塞に入りたいと思います．IPSが空いているのでまず右IPSからアプローチしますが，ICAの走行が把握できないため，シャント部をまたぐようにICAに10mmのScepter C（テルモ）を挿入しておきます．また，動脈からもアクセスできるように6F FUBUKI guiding sheath（朝日インテック）をICAに挿入しておきます．シャント部の閉塞は，動脈からも静脈からもアプローチできるようにしておきます．

C指導医 ICAを温存できないときはどうしますか？
A研修医 治療に入る前にICAの閉塞試験をしておいたほうがよいと思います．
B専門医 ICA閉塞試験をシャントの手前で行っても意味がありません．行うなら，シャント部をバルーンで閉塞した状態で行うのがよいのですが，右ICA末梢が描出されていない状態で症状がなく，Acom，Pcomを介する血流が良好で，さらにその血流が一部シャントされているにもかかわらず無症候ですから，トレランスはあると考えて間違いないと思います．ただ，長期予後を考えると新たに動脈瘤がAcomにできてくるようなこともあるので，==可能な限りICAは温存したい==と思います．

3．実際の治療

C指導医 では，B先生の方針で塞栓術を始めましょう．
A研修医 静脈のアクセスは7F親カテを右内頚静脈に挿入し，そこから4F Tempo 4（Cardinal Health Japan）をIPSに挿入し，Excelsior SL-10（日本ストライカー）で塞栓部位にアクセスします．動脈はICAに6F FUBUKI guiding sheathを用

いて，バルーンカテーテル（BC）をICA末梢に抜いてから，もう一本のカテで静脈洞内を閉塞します．

C指導医 どちらのルートからも詰めたいところにアクセスできそうですが，A先生はどちらから主にアクセスしますか？

A研修医 慣れているのと，血栓塞栓性の合併症が起きにくいことから静脈からのアクセスを行います．

C指導医 そうですね．動脈から無理にアクセスすると瘻孔を広げてしまう可能性があるので，**どちらからでも到達できるなら静脈サイドから攻めるのがよい**でしょう．B先生，ICAの瘻孔部をまたぐようにScepter C 4×10mmを挿入してください．

B専門医 ガイドワイヤー（GW）は瘻孔に入ってしまい，ICAの末梢になかなか入っていきません．かなり大きな瘻孔があると思います．GWの形を変えてトライしてみます．なんとか，ICAの末梢にBCを挿入できました．でも，瘻孔は大きいのでこの部分にコイルを安定させるためには，バルーンまたはステントが必須と思います．

次に静脈から深部静脈への流出部にマイクロカテーテル（MC）を挿入します．この部分をコイルで塞栓します．若干の血流は残っていますが，まずこれで閉塞してくれると思います．次はsphenoparitetal sinusを閉塞します．この部分になかなかカテが入りませんが，何とか入りました．長めのコイルを挿入しておきます．コイルを押し込んだときにカテが押し出されてしまいました．どうしましょう？

C指導医 ある程度コイルは入っていますから，シャント部の閉塞に移りましょう．Cone beam CTでわかるようにICA C4部背側に瘻孔があり，その部からCSにある程度の大きさの空間があります（**図4C**）．この部をタイトに詰めれば大丈夫だと思います．動脈からJ型のカテを用いてCSに挿入します．バルーンを拡張した状態でGWを用いて，CS内にどんな空間があるか探ってみましょう．その空間で**MCが1回転するようにカテを誘導**します．そしてこの空間をタイトにパッキングしましょう．

A研修医 なるほど，このようにすればコイルをマスとして瘻孔部に置けるわけですね（**図5**）．MCは，瘻孔を通過して1回転しました．この状態でコイルを詰めていきます．最初のコイルは，Target XL 360 soft 7×20（日本ストライカー）を使います．

Tips

シャントポイントの閉塞のコツは，瘻孔部を動脈瘤のネックと考え，その奥のCSを動脈瘤と考えてタイトパッキングすることである．このとき，カテを一回転させておけばタイトに詰めることができる．

脳神経血管内治療 次の一手　　**179**

そのままだとICA内に出てきます．バルーンを拡張させリモデリングしながら巻いていきます．何とかフレームができました．引き続きコイルを充填していきます．バルーンを拡張させ次のコイルを入れます．徐々に詰まってきましたが，バルーンを拡張させながら行わないとICAに出てきます．コイルが入らなくなってきたので，少しずつカテを引き戻しながら詰めていきます．かなり，タイトになってきました．血管撮影でも少しシャントを通過する流れが遅

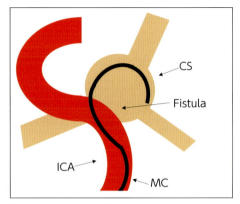

図5 CCFの塞栓術のシェーマ

経動脈的にC4部のシャントを通った直後のCSでMCを1回転させ，シャント部をコイルでタイトに閉塞する．

くなってきたように思います．ここでカテが押し出されたのでシャント部の閉塞は終了でいいですね．

C指導医 入れているのはコイルですから，このような広い空間をコイルのみで瞬時に血流遮断することは困難です．また，ステントを用いると抗血小板薬が必要になるので余計に閉塞しにくくなります．流れは遅くなっており，被曝線量も多くなってきたので，今日はここで終了しましょう（図6）．もし，経過で根治しないようならIPS経由で残っている流出路を詰めるようにしましょう．

A研修医 では，本日は終了です．麻酔から覚醒させます．神経学的には問題ありません．

4．初回塞栓後の眼症状の悪化・診断・治療

A研修医 今日の朝から，右眼球突出，眼痛と眼球運動障害が出現してきました．何が起こったのでしょうか？

B専門医 治療前の血管撮影では，上眼静脈への流出はなかったように思いますが，他の流出路に流れにくくなったので上眼静脈への流出路が開いた可能性が考えられます．眼症状は急速に悪化していますから，緊急の治療が必要です．A先生，麻酔科とアンギオ室に連絡してください．すぐに診断と治療に入りましょう．

C指導医 今朝から急に眼症状が増悪してきたのですね．B先生の考えの通り，上眼静脈への流出が最も考えられます．それぞれの流出路にはIPSから到達できるルートを残していますから，そのルートをたどって眼静脈への流出路を押さえましょう．

A研修医 アンギオグラフィー所見ですが，シャントの流れは明らかに減っていますが，確かに上眼静脈への流出路が開いています（図7）．

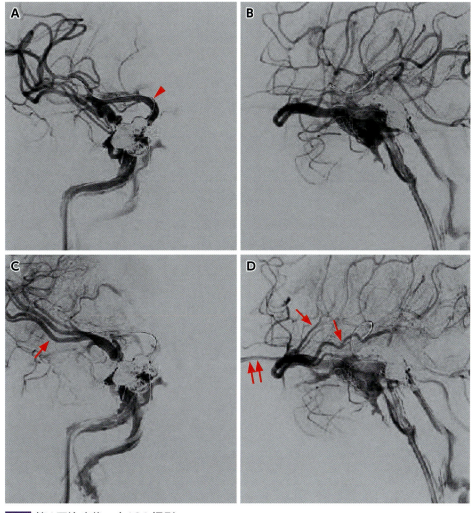

図6 第1回治療後，右ICA撮影

A，B：右ICA撮影早期動脈相正面，側面像.
右頭蓋内動脈が描出されているが(矢頭)シャントは残存しており，CSを介しsphenoparietal sinus, IPSが描出されている.

C，D：右ICA撮影後期動脈相正面，側面像.
IPS, shpenoparietal sinusからsylvian vein (矢印) が描出されている．側面像ではsuperior ophthalmic vein (二重矢印) が描出されるようになってきている.

C指導医　昨日の最終の血管撮影で上眼静脈への流出がありますね (図6)．深夜だったので，最終アンギオグラフィーを十分確認していませんでしたね．昨日と同じように右IPSからMCを上眼静脈に挿入し，下眼静脈も一緒に詰めてしまいましょう．ここを詰めれば，あとはSPSに少し流れるのと，IPSへの主な流出路が残るだけになります．SPSへのカテ挿入はかなり難しかったので，IPSへの流れるルートは次回の治療を考えて残して終了しましょう．これで終了し，経過を見ましょう (図8).

A研修医　眼症状は，治療後急速に改善してきました．眼球運動障害はまだ残っていますが，改善気味です．

C指導医　3カ月後にフォローアップアンギオグラフィーをしましょう．

A研修医　フォローアップアンギオグラフィーではCCFは完全に消失しています（図9）．

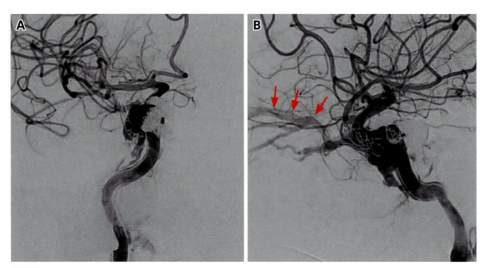

図7 第2回目治療前，右ICA撮影
A：正面像，B：側面像．
Sphenoparietal sinus, IPSへの灌流路はほぼ閉塞しているが，superior ophthalmic vein（矢印）への流出路が顕在化している．

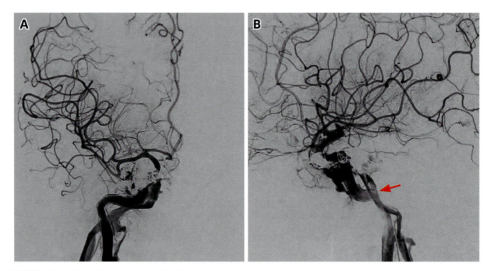

図8 第2回治療後，右ICA撮影
A：正面像，B：側面像．
Superior ophthalmic veinへの流出路は閉塞しているが，前回アクセスに用いたIPS（矢印）の灌流路が開いている．

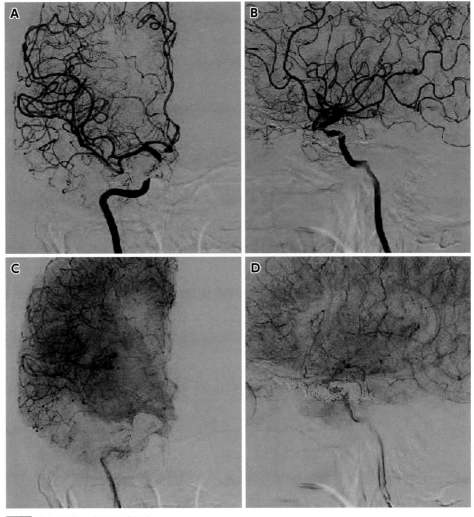

図9 3カ月後,右ICA撮影
A,B:動脈相正面側面像.シャントは完全に閉塞している.
C,D:毛細血管相正面側面像.シャントは完全に閉塞している.

・使 用 デ バ イ ス 一 覧・

◎初回治療
- 6F FUBUKI 90cm
- 7F Launcher 100cm
- 4F Tempo 4
- Excelsior SL-10　45°150cm
- Excelsior SL-10　Preshaped-J 150cm
- Scepter C 4×10
- CHIKAI 14 200cm×2本

コイル
- Orbit Target XL 360 SOFT 4×12×2本
- Orbit Target XL 360 SOFT 8×30

- Orbit Target XL 360 SOFT 7×20

◎2回目の治療
- 6F Cerulean DD6 117cm
- Headway 45°150cm
- CHIKAI 14 200cm

コイル
- Orbit Target XL 360 SOFT 3×6×2本
- Galaxy Xtra soft 3×6×2本

👉 Master's Comment

1. 外傷性のdirect CCFの塞栓術は，離脱式バルーンが使えなくなり，現在はコイル塞栓が主流となっています．動脈の瘻孔部を越えた直後の空間をタイトパッキングすることが重要です．

2. このとき，大きな動脈瘤を詰めるときと同様に，マイクロカテーテルを1回転させコイルを挿入しながら，引き戻してくるとタイトにパッキングできます．

3. コイル塞栓のみでは高流量のシャントをすぐに閉塞することは難しいので，少なくとも危険な流出路は閉鎖しておきます．また，流出路が残った場合，アクセスできるルートを必ず残しておきます．

4. 初回治療時，動脈から巻いたcoil mass内に静脈からもカテーテルを入れ，ダブルカテーテルにしておけば初回治療で終了できた可能性があります．また，あまり勧められませんが，coil mass内に20％前後のNBCAを注入する方法もあります（この場合は動脈にNBCAを迷入させないことが必須です）．

2章 硬膜動静脈瘻(dAVF)

難易度 ★★☆

4 海綿静脈洞部硬膜動静脈シャントに対するTVE後にdangerous drainageが出現した1例

WEB

黒木 亮太[1]，宮﨑 雄一[2]，津本 智幸[3]

1) 福岡徳洲会病院脳神経外科
2) 国立病院機構九州医療センター脳血管内治療科
3) 昭和大学藤が丘病院脳神経外科

次の一手（表技・裏技）

1. TVEの途中に新たなdrainageが出現していないか注意深く読影する．

2. 既にTVEされたcoil massがあっても，撮影角度を変えることでcoil massを越えてアプローチしやすくなることがある．

☛ 症例紹介

今回は，左の外転神経麻痺で発症した78歳女性の症例です．左海綿静脈洞部（CS）に硬膜動静脈シャント（dAVF）の所見を認めました．主なfeederは中硬膜動脈（MMA），副硬膜動脈（AMA），正円孔動脈（AFR）で（図1 A, B），drainerは両側下錐体静脈洞（IPS）です（図1 C）．左CS部の外側壁，下壁の広範囲に，多数のシャントポイントを有する所見を認めました（図1 E, F）．また，左内頚動脈（ICA）の硬膜枝からのfeederも認めました（図1 D）．上眼静脈や皮質静脈への逆流は認めず，正常静脈還流において左CS部は使用されていません．

初回の治療では，左のCS部の経静脈的塞栓術（TVE）を行う方針としました．左IPS経由でコイル塞栓術を開始しましたが，3本目のコイルがアンラベリングしたため，初回の手術を終了しました．

1. 術前検討：治療戦略

C指導医 初回の治療では，左IPSからのTVEを試みましたが，コイルがアンラベリングし，左IPSにはコイルが残っています．A先生，次の治療はどこから行いましょうか？

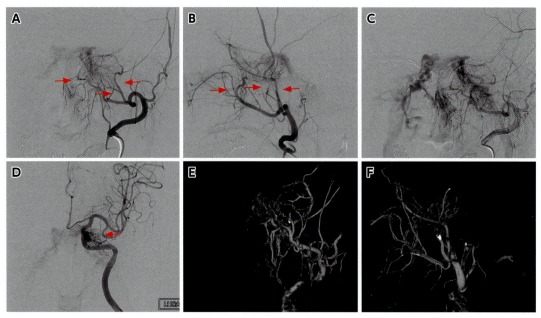

図1 術前の左ECA撮影，左ICA撮影，3D-DSA

左ECA撮影早期相の正面像(A)，側面像(B)では，中硬膜動脈，副硬膜動脈，正円孔動脈が左CS部にfeederとして流入している所見を認める(矢印)．左ECA撮影遅延相の正面像(C)では，両側IPSにdrainerが流出している所見を認める．上眼静脈や皮質静脈への逆流は認めない．左ICA撮影早期相の正面像(D)では，ICAの硬膜枝が左CS部にfeederとして流入している所見を認める(矢印)．左ECA撮影3D-DSAの正面像(E)，側面像(F)では，左CS部の外側壁，下壁の広範囲に多数のシャントポイントの存在が示唆される．

A研修医　左IPSからもう一度アプローチできる可能性がないわけではないとは思いますが，右IPSや左上錐体静脈洞（SPS）からアプローチしたほうがより確実だと思います．

C指導医　B先生，どうでしょう？

B専門医　私も同感です．右IPSはdrainerとして描出されていますので（図1C），roadmapも使用しやすいと思います．

C指導医　そうですね．今回は右IPSからアプローチし，海綿静脈洞を越えて，左CS部にアプローチしましょう．

2．海綿静脈洞へのアプローチ

C指導医　今回は局所麻酔下で治療を行います．A先生，治療に使うシステムはどうしますか？

A研修医　右内頸静脈（IJV）に6Fガイディングカテーテル（GC）を留置し，そこからガイドワイヤー（GW）とマイクロカテーテル（MC）でアプローチしてはどうでしょうか？

C指導医　基本はそうですね．B先生，もう少し工夫はありますか？

B専門医 対側からのアプローチになりますので，もう少しカテのサポートがあったほうが安心だと思います．8F GCを併用して，triaxial systemにしてもよいかもしれません．

C指導医 私もその方法に賛成です．ところでA先生，<mark>TVEのときに注意しておくこと</mark>は何でしょうか？

A研修医 <mark>Dangerous drainageを残さないようにしっかりと塞栓すること</mark>だと思いますが，この症例ではdangerous drainageは認めません．

C指導医 確かにdangerous drainageはありませんが，<mark>塞栓術中の静脈流出路の変化もあり得ます．新たなdangerous drainageが出現する可能性も考慮して，治療に臨んだほうがよい</mark>でしょう．

3．実際の治療

1）TVE

B専門医 それでは実際の治療に入りましょう．右の大腿静脈穿刺で，右IJVに8F GC（FUBUKI〔朝日インテック〕）と6F GC（ENVOY MPD〔ジョンソン・エンド・ジョンソン〕）が留置できました．それと，左の大腿動脈穿刺で，左外頚動脈（ECA）に診断用カテを留置しました．Roadmap下に，MC（Echelon 10 straight〔日本メドトロニック〕）とGW（CHIKAI 14〔朝日インテック〕）を右IPSに挿入できました．少し苦労しましたが，何とか左CS部まで誘導できています．

C指導医 コイルはどこから塞栓していきましょうか？

A研修医 <mark>一番遠いところから巻き戻ってくるのが原則</mark>だと思います．今回の症例ですと，海綿静脈洞の前方外側からになると思います．

B専門医 IPSやSPSの入り口がある後方外側にもシャントポイントはありそうなので，詰め残しは避けたいところです．

C指導医 そこに注意してコイルを塞栓してください．

2）Dangerous drainageの出現

A研修医 ここまで，18本のコイルを使ってTVEが終わりました．徐々に左CS内が塞栓されてきています．順調です．

B専門医 ちょっと待ってください．静脈相まで待つと，新しく深部静脈へのルートが見えます（図2A，B，矢印）．外側中脳静脈（lateral mesencephalic vein），ローゼンタール静脈（basal vein of Rosenthal），ガレン静脈（vein of Galen）と思われます．

C指導医 左CS後方外側のシャントポイントの塞栓が不十分なのでしょう（図2A，B，矢頭）．後方外側がもっとタイトになるように塞栓してください．

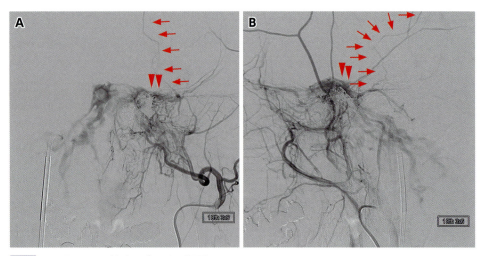

図2 2回目のTVE途中の左ECA撮影
左ECA撮影の正面像(A)，側面像(B)では，深部静脈へのdrainageの出現を認める(矢印)．
矢頭：シャントポイント．

A研修医 コイルがなかなか後方外側に密に入っていきません．25本のコイルを使ってTVEしましたが（図3A，B），後方外側の塞栓が不十分なままMCの先端は内側までkick backしてきました（図3A，矢頭）．

B専門医 確認造影でも深部静脈へのルートが残存しています（図3C，D）．左CS後方外側のシャントポイントが残ってしまったことが原因だと思われます（図4）．もう1回，左CS後方外側にアプローチしたいですが，coil massが妨げになって見えづらいです．

C指導医 側面像でコイルの分布をもう1回見直してみると（図3B，矢頭），coil massの後方外側にはspaceがあるようです．正面像でタウンをかけると，ルートが見やすくなると思います．

B専門医 <mark>ワーキングアングル（WA）を変えてアプローチ</mark>すると，GWがcoil massを越えているのが見えますね（図5A，B）．このあたりから塞栓していきましょうか？

C指導医 まだ焦ってはいけません．そのまま進めて，SPSまでMCを誘導してください．

B専門医 誘導できました．MCから撮影すると，先ほどの深部drainage（図2〜4）が描出されますので，MCの先端はSPS内で間違いありません（図5C）．

A研修医 <mark>SPSから海綿静脈洞に巻き戻りながら塞栓したほうが，シャントポイントを含む形で確実に塞栓できます</mark>ね．

> **Tips** 既にTVEされたcoil massがあっても，撮影角度を変えることでcoil massを越えてアプローチしやすくなることがある．

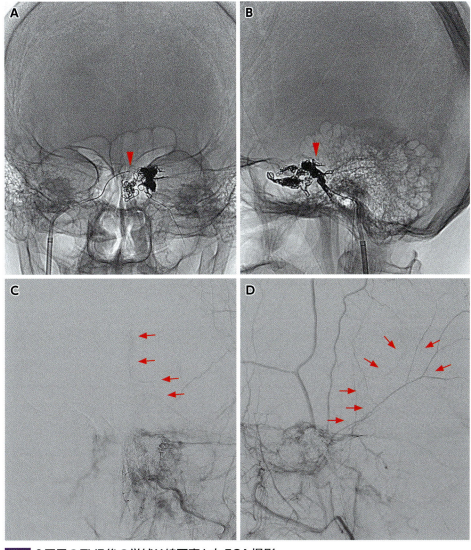

図3 2回目のTVE後の単純X線写真と左ECA撮影

単純X線写真の正面像（A），側面像（B）では塞栓されたコイルが描出されている．正面像（A）での矢頭はkick backして戻ってきたMCの先端を示す．側面像（B）での矢頭において，coil massの後方外側には，MCが通過できる程度の隙間があることが示唆される．左ECA撮影の正面像（C），側面像（D）では，深部静脈へのdrainageの残存を認める（矢印）．

C 指導医 そのとおりです．SPSは正常静脈還流に関与していませんので，しっかり塞栓してください．適宜，ECA撮影やMCからの撮影で，深部drainageへの描出がどうなっているかを確認してください．

B 専門医 14本のコイルを使って，しっかりシャントポイントを塞栓できたと思います（図6A，B）．

A 研修医 左ECA撮影でも，深部drainageは完全に消失しました（図6C，D）．

C 指導医 A先生，B先生，お疲れさまでした．

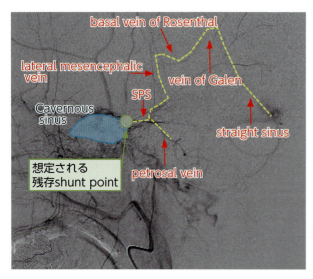

図4 新たに出現した深部drainageと想定される残存シャントポイントのシェーマ（左ECA撮影の側面像）

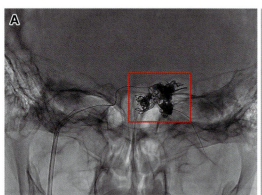

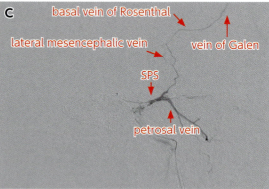

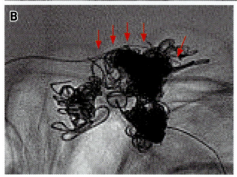

図5 残存シャントポイントに対する治療時の単純X線写真の正面像と左SPS内のMCからの選択的撮影の側面像

単純X線写真の正面像（A）では，2回目の治療時よりタウンを強くしている．BはAの四角内の拡大像．GWがcoil massを越えて左CSの外側まで到達している．SPSに留置したMCからの選択的撮影の側面像（C）では，図2-4で認めた深部drainageと同様の所見を認める．

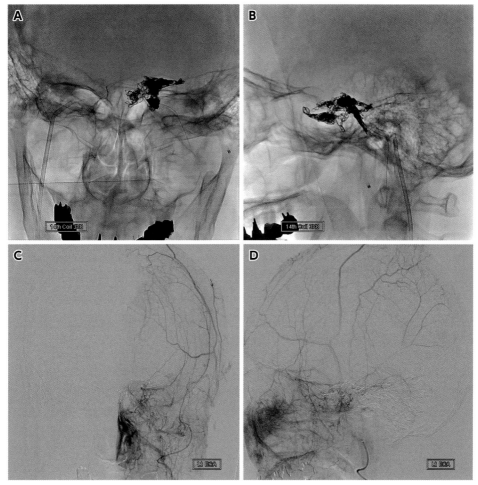

図6 残存シャントに対する治療後の単純X線写真と左ECA撮影
単純X線写真の正面像(A),側面像(B).左ECA撮影の正面像(C),側面像(D)ではシャントは完全に消失している.

・使用デバイス一覧・

- 右IJV：8F FUBUKI 80cm/6F ENVOY MPD 90cm
- 左ECA：4F BHW カテーテル
- 右IPS：Echelon 10 straight 150cm
- CHIKAI 14 200cm

コイル（初回：TVE）

- Target XL 360 SOFT 4×12×2本
- Orbit Galaxy Complex Fill 4×1×2本
- Orbit Galaxy Complex Fill 5×15
- Target XL 360 SOFT 5×15×3本
- Orbit Galaxy Complex Fill 5×15
- Orbit Galaxy Complex Fill 4×12
- Orbit Galaxy Complex Fill 5×15
- Orbit Galaxy Complex Fill 4×10×

2本
- SMART COIL EXTRA SOFT 3×6×2本
- Orbit Galaxy Complex XTRA SOFT 3×6×4本
- Target 360 ULTRA 3×10
- Target 360 ULTRA 3×8×5本

Dangerous drainage 出現後に使用したコイル

- Target 360 ULTRA 3×8×2本
- Target HELICAL ULTRA 2×8
- Target HELICAL ULTRA 2.5×6×4本
- Target HELICAL ULTRA 2×6
- Target 360 ULTRA 3×8
- Target HELICAL ULTRA 3×8×3本
- SMART COIL EXTRA SOFT 3×6×2本

☞ Master's Comment

1. 今回の症例では，TVE中に新たなdangerous drainageが出現しました．左海綿静脈洞部後方外側のシャントが流入しているコンパートメントの塞栓が不十分になったことが原因でした．シャント部位の把握と，同部位のtight packingが重要です．

2. 多くの場合，シャントが残っても重篤な合併症を残すことはありません．ただし，新たなdrainageルートの出現には注意すべきです．特に，本症例は術前に深部へのdrainageはありませんでした．シャント量が大幅に減弱すると，治りかけているからと気が緩みがちになりますが，新たな流出路が形成されていないか，注意深く読影する必要があります．

3. 一度TVEを行った後に再度coil massを越えるアプローチが必要なとき，盲目的にガイドワイヤーを誘導するのは危険です．本症例のように，撮影角度を変えることにより，アプローチルートが見やすくなることがあります．

2章 硬膜動静脈瘻（dAVF）

難易度 ★★☆

5 治療に難渋した左横静脈洞－S状静脈洞硬膜動静脈シャントの1例

WEB

寺田 友昭[1]，神谷 雄己[2]

1) 昭和大学藤が丘病院脳神経外科
2) 昭和大学江東豊洲病院脳神経内科

次の一手（表技・裏技）

1. dAVFの治療は，最も一般的な方法から始めて，うまくいかない場合は次の方法に適宜切り替えていくという柔軟な対応が必要．

2. Isolated sinusを伴ったdAVFの液塞栓物質によるTAEで重要なことは，フローコントロールと，できるだけ一塊として静脈洞を閉塞することである．そのためには，カテーテルの先端の位置，バルーンの併用，pressure cooker techniqueの応用，中間カテーテルによる血流コントロールなどが有用．

3. OnyxはNBCAに比して，血栓性が強くないので，目的とする血管が閉塞できたと思っても，ダメ押しで少し多めに注入しておく必要がある．

症例紹介

　失語症と右片麻痺で発症した83歳女性です．入院時のCTで左側頭葉に出血を伴う腫脹を認め，意識レベルは傾眠です．MRI，FLAIR画像で左側頭葉にまばらな高吸収域を認め，T2*では点状の低吸収域を認めています．MRAでは，左横静脈洞（TS）とS状静脈洞（SS），皮質静脈の描出が認められます（図1，2）．MRI，MRAからはisolated sinusと皮質静脈逆流を伴い，静脈性脳梗塞をきたした硬膜動静脈シャント（dAVF）を思わせる所見があります．脳血管撮影では，左後頭動脈（OA），中硬膜動脈（MMA），上行咽頭動脈（AphA），tentorial artery，posterior meningeal arteryが流入動脈となり，近位側と遠位側で閉塞したTS-SSにシャントを形成しvein of Labbeを中心として側頭葉に著明な皮質逆流を伴うdAVFを認めます（図3）．

1. 術前検討

C指導医　今回の症例は，isolated sinusに著明な皮質逆流を伴い，出血を伴う静脈性梗塞

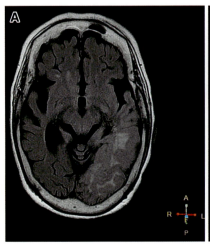
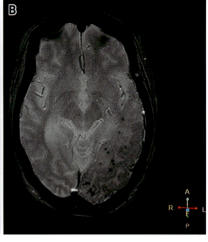

図1 入院時のMRI
A：FLAIR，B：T2*．
FLAIRでは左側頭葉にまばらな高吸収域を認める．T2*では左側頭葉に点状の低吸収域を認める．

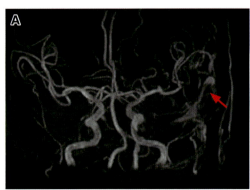
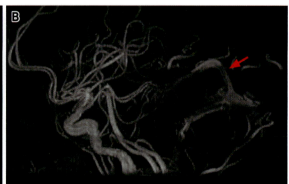

図2 入院時MRA
A：正面像，B：側面像．左TSとSS，皮質静脈（矢印）の描出が認められる．

を起こした83歳の女性です．意識障害，片麻痺，失語を伴っており，今後さらに症状が増悪することが考えられます．緊急性を伴う治療になりますね．ではA先生，どのような治療計画を立てますか？

A研修医 **経静脈的アプローチ**と，**経動脈的アプローチ**があるかと思いますが，まずは，経静脈的アプローチでisolated sinusの閉塞を試みたいと思います．

C指導医 具体的にはどのようにアプローチしますか？

A研修医 右の内頚静脈（IJV）からSS，TSを経て，左の血栓化していると思われる静脈洞を介してisolated sinusのルーメンに入ることができれば，コイルでsinus packingを行いたいと思います．

C指導医 B先生，左のIJVからのアプローチはどうでしょうか？

B専門医 静脈相で左のIJVが描出されていないのと，左のSSがいくつかの蛇行したチャ

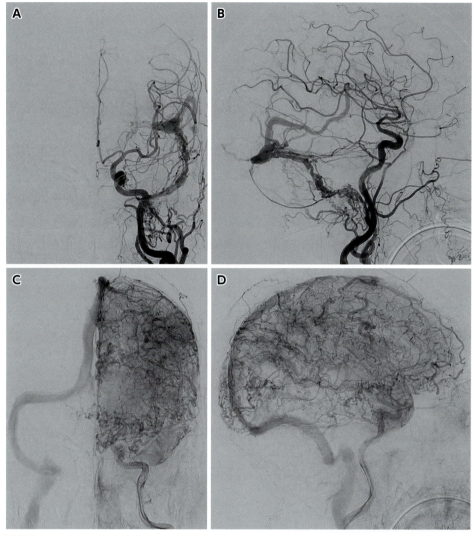

図3 左総頸動脈撮影

A：正面動脈相，B：側面動脈相，C：正面早期静脈相，D：側面早期静脈相．
Occipital artery, middle meningeal artery, ascending pharyngeal artery, tentorial artery, posterior meningeal arteryが流入動脈となり，近位側と遠位側で閉塞したTS-SSにシャントが形成され，vein of Labbeを中心として側頭葉に著明な皮質逆流を伴うdAVFが認められる．左TS遠位側は閉塞しており，左IJVも閉塞している．

ンネルに分かれています．おそらく，閉塞した静脈洞が再開通したか，動脈につながるチャンネルが閉塞せずに残ったと思いますが，それぞれのチャンネルは屈曲蛇行しており，しかもさほど太くないので，うまくこれらのチャンネルに入れるかは疑問です．これらの所見から，私もA先生と同様右のTSからのアプローチを考えます．

C指導医 そうですね．ただ，左のいくつかのチャンネルに分かれたSSの所見から考えると，

dAVFが形成されてからかなりの時間が経過しているように思われます. 静脈洞の壁がかなり厚くなっていて，経静脈的アプローチでは穿孔できない可能性もありますね. そのような場合はどうしますか？

A研修医 教科書的には左TSのisolated sinusの上に穿頭し，直接穿刺で静脈洞内を塞栓する，あるいは開頭し，TSから流出する静脈をすべて凝固切断するという方法もあるかと思います. ただ83歳と高齢でもあり，あまり全身状態も芳しくなさそうなので，できれば開頭は避けたいように思います.

C指導医 B先生，経動脈的アプローチはどうですか？

B専門医 末梢（静脈洞近傍）までアクセスできる血管としては中硬膜動脈がありますが，isolated sinusが広い空間を持っているので，液体塞栓物質がうまくこの空間に留まってくれるかは疑問です. NBCAを用いた場合は，かなり流出静脈末梢に飛散する可能性があり，シャントを詰めきれない場合はかえって状態を悪くする可能性もあります. NBCAを使う場合は，OAなどから他の流入動脈を抑えてから，MMAからNBCAを注入したいと思います.

C指導医 Onyx（日本メドトロニック）の場合はどうでしょうか？

B専門医 Onyxのほうが，飛散せず一塊となって静脈洞内に入っていくように思います. また，カテが接着されるリスクも低いかと思います. ただ，ポーズをとって注入する際に動脈にも逆流していきます. Tentorial arteryなどに逆流すると，内頚動脈にOnyxが迷入するようなこともあり得るので，細心の注意が必要です.

C指導医 ではA先生，最初のプラン通り，右からの経静脈的アプローチを行いましょう. A先生，用いるシステムについて教えてください.

A研修医 右大腿静脈に6Fシャトルシースを挿入し，右のIJV末梢まで挿入します. その後，6F Cerulean DD6（メディキット）を左isolated sinusのできるだけ近傍まで挿入します. そこからマイクロカテーテル（MC）でisolated sinusにアクセスするか，場合によっては4FのDACを間に挟んでアクセスします. MCは，何とかGT Wire 16（テルモ）が通るHeadway 17（テルモ）を選択したいと思います.

2. 実際の治療：経静脈的アプローチ

C指導医 では，その方針で治療を始めましょう.

A研修医 6F DD6が，右TSから対側のTSまで入りません. ここからは，FUBUKI（朝日インテック）4.2FとHeadwayでisolated sinusまで進めていきます. 正面像ではisolated sinusに入っているようですが，側面像で外れています. ガイドワイヤー（GW）とMCはisolated sinusの壁に沿って進んでいきますが，

196　脳神経血管内治療 次の一手

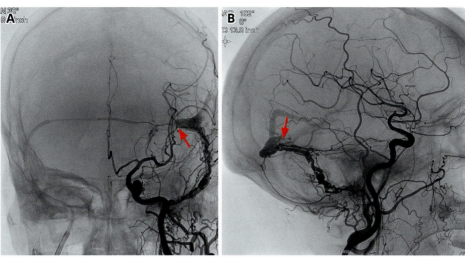

図4 経静脈的アプローチ中の左総頸動脈撮影

A：正面像，B：側面像．シャトルシース，6F Cerulean，FUBUKI 4.2Fを介してGW（矢印）がisolated sinus近傍に挿入されているが，sinus内には入っていない．

---

sinusの中には入れません．どうしたらいいでしょうか？

B専門医　一度，閉塞している左TSに戻って，そこから新しいルートを探してみましょう．今度は違う腔を進んでいますが，やはりisolated sinusには入らず，TSの壁に沿って進んでいます．GWの先端を曲げても，isolated sinusのほうには向きません（図4）．

C指導医　SSの所見を見ても，dAVFが形成されてからかなり時間の経った病変のようにみえます．壁が厚くなっており，なかなか穿孔できないのかもしれません．あまり無理をすると脳側に突き抜けてしまう可能性もありますから，次の手立てを考えましょう．

A研修医　穿頭ですか？

C指導医　今，手術室が空いていないという問題もありますので，とりあえずカテ室でできる方法から始めましょう．

B専門医　TAE（transcatheter arterial embolization）ですか？

C指導医　そうです．A先生，どのような方法を用いますか？

A研修医　OA，AphAからの流入動脈をまず閉塞しておいて，MMAからNBCAまたはOnyxの注入でしょうか？

Pitfall
dAVFが形成されてからかなり時間の経った症例では壁が厚くなり，穿孔困難なことがある．無理をして開存している静脈洞を穿孔させると致命的な脳内出血を引き起こす可能性があるため，細心の注意を払う必要がある．

C指導医 そうですね．ただ，静脈洞全体を閉塞する必要があり，かなり大きな空間を閉塞することになります．注入時間の問題，カテの接着の問題，塞栓物質の末梢への飛散の可能性を考えると，Onyxが良いと思います．また，OA，AphAの閉塞は必ずしも必要ありませんが，念のためEmbosphere（日本化薬）で閉塞しておきましょう．その後，Marathon（日本メドトロニック）で左MMAのsquamous branchを下に辿ると，シャントポイントの近傍まで到達できます．そこからOnyxをplug and pushで注入していきましょう．

B専門医 バルーンからの注入や，pressure cooker techniqueは使わないのですか？

C指導医 今回は，血管自体が細くバルーンカテーテルは挿入できません．また，Marathonが末梢まで入るとその時点でカテがwedgeすると思いますので，その状態でOnyxを注入していきましょう．

3. 実際の治療：TAE

A研修医 わかりました．それでは，左外頚動脈に7FのENVOY（ジョンソン・エンド・ジョンソン）を挿入し，そのなかにFUBUKI 4.2Fを通して，Excelsior SL-10（日本ストライカー）をAphAに挿入します．Embosphere® 300〜500μを注入します．あまりシャントの流れは変わりません．

C指導医 確かに血管撮影で見ても，OA，AphAからのシャントは大きそうですね．無理する必要はありませんから，予定通りMMAからのOnyxの塞栓を行いましょう．

B専門医 わかりました．それでは，FUBUKI 4.2FをMMAに挿入し，そこからMarathonをMMA末梢まで誘導していきます．GWはTENROU 1014（カネカメディックス）を使用します．

C指導医 それで，始めてください．

B専門医 FUBUKI 4.2FがMMAに入りました．Marathonをシャント近傍まで進めます．Wedgeというか，これ以上進まないところまで進めました．ゆっくり造影します．シャントを介してすぐにisolated sinusが映ります．これでよいでしょうか？

C指導医 FUBUKI 4.2Fもできるだけ末梢に進めてください．

B専門医 なぜですか？

C指導医 FUBUKIを進めて，MMAからのフローを止めます．

> **Tips**
>
> **Pressure cooker technique**
> 離脱可能なMCの先端から離脱部の間をコイルとNBCAで閉塞し，Onyxを閉塞する方法．Plug and push，バルーンからの注入も広義のpressure cookerである．

198　脳神経血管内治療 次の一手

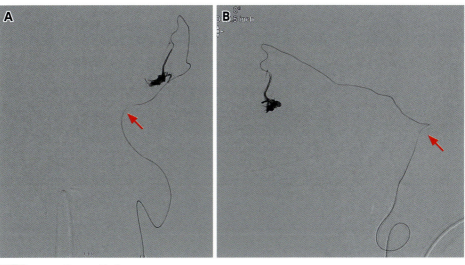

図5 Onyx 注入開始時のDSA

A：正面像，B：側面像．OnyxがMCより注入されており，一部シャントを越えて静脈洞に入っている．MMAに少し逆流がみられる．矢印にFUBUKI 4.2Fの先端が位置しており，この部（Foramen spinosumの手前）でMMAの血流を遮断している．

B専門医　なるほど，FUBUKIをwedgeさせてフロー・コントロールするわけですね．

C指導医　では，Marathonを生理食塩水で洗浄し，DMSOを充填して，最初だけplugを作るためにOnyx 34で注入を始めましょう．次からはOnyx 18で大丈夫です．

B専門医　注入していきます．シャントと思われる細いチャンネルを通ってOnyxが静脈洞に入りだしました．流入動脈にも逆流しています．少し，MMAにも逆流しました（図5）．

C指導医　ここで，1分程度待ちましょう．

B専門医　1分経ったので，注入再開します．今度は静脈洞に入っていきます．また，temporalの静脈へも入っていきます．少し，注入を止めます．30秒待って注入再開します．今度はvein of Labbeにも入りだしました．また，他のfeederにも逆流しながらSSにも進んでいきます．どんどん，注入していきます（図6）．

C指導医　A先生，7Fの動脈カテから造影してみてください．

A研修医　造影します．まだ，少しシャントが残っています．

C指導医　B先生，もっと注入しましょう．OnyxはNBCAと比して血栓性がそれほど高くありません．また，Onyx周囲には血流が残っていることが多いので，静脈に入ったと思っても，ある程度の距離をOnyxできっちり充填しておく必要があります．

B専門医　了解しました．さらに注入します．vein of Labbeにどんどん入っていきます．動脈撮影でシャントが完全に消失するまで，注入します（図6）．A先生，造影をお願いします．

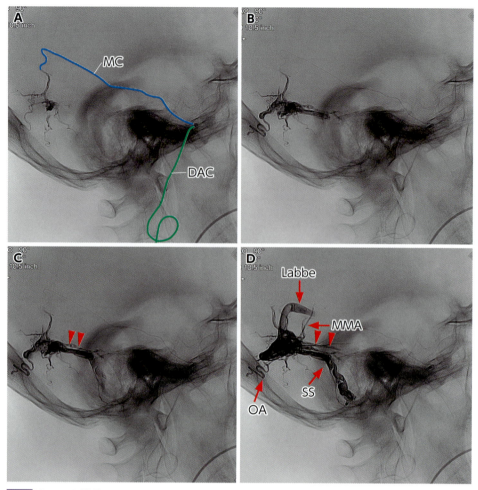

図6 Onyxの注入
A-D：Onyxが流入動脈や流出静脈に入りながら，順次isolated sinus全体を閉塞していっている．
矢頭：anterior temporobasal vein.

A研修医	造影します．シャントは消えました．
C指導医	では，終了しましょう．全注入量と，注入時間を教えてください．
A研修医	Onyxは34が1mL，18が3mLで計4mL，約20分の注入です．
C指導医	さて，Marathonを抜去します．結構，引っ張っていますが，抜けてきませんね．引っぱった状態でしばらく待ちます．カテの引っ張りを戻し，再度引きます．何回か繰り返します．次は，FUBUKIも一緒に引っ張ります．
A研修医	抜去に5分かかりましたが，何とかカテが抜けました．
C指導医	最後に，血管撮影でシャントが消えていることを再確認し，本日は終了です（図7）．

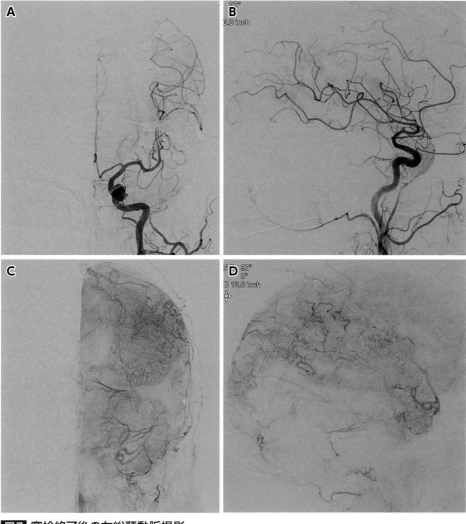

図7 塞栓終了後の左総頸動脈撮影
A・C：正面像，B・D：側面像．シャントは完全に消失している．

・使用デバイス一覧・

◎経静脈的アプローチ
- 6F Shuttle Sheath
- 6F Cerulean DD6
- 4.2F FUBUKI
- Headway 17
- Radifocus Guidewire（GT Wire）16

◎TAE
- 7F Envoy 90cm

- 4.2F FUBUKI 120cm
- Excelsior SL-10
- Embosphere 300-500μm
- 4.2F FUBUKI 125cm
- Marathon 165cm
- TENROU 1014 200cm
- Onyx 34 1mL
- Onyx 18 3mL

☞ Master's Comment

1. Isolated sinus には80％程度の確率で，transvenous route で入ることが可能ですが，あまりに長期に閉塞した症例では壁が厚くなり，穿孔困難な例が存在します．無理して開存している静脈洞を穿孔させると致命的な脳内出血を引き起こす可能性があるので，細心の注意を払う必要があります．

2. また，穿孔するにあたり，カテーテルのサポート力は重要です．3段，または4段のサポートシステムで，十分ガイドワイヤーに力が加わるようにしておくことが重要です．

3. TAEでOnyxを注入する場合，マイクロカテーテルは，できる限りシャント近傍に置きます．Wedgeできないときには，pressure cooker technique を使用したり，バルーンカテーテルによるフロー・コントロール下の注入なども考えましょう．

4. 液体塞栓物質の注入は，フロー・コントロールができていれば，安定して注入できます．Wedgeできないときには，DACをうまく使って近位の血管を閉塞する方法も有用です．

5. OnyxはNBCAほど血栓性が高くありません．閉塞すべき血管に入ったと思ってもある程度の距離を詰めておかないと，完全に詰まらないことがあります．

6. Onyxを長時間注入すると，カテーテル抜去が困難になることがあります．適度に緊張を加えて待つ，DACごと引っ張るなどで対応できることがあります．慌てて強い力で引くと，マイクロカテーテルが途中で切れてしまうこともあるので注意しましょう．

2章 硬膜動静脈瘻（dAVF） 難易度 ★★☆

6 静脈洞の開存している横静脈洞−S状静脈洞の硬膜動静脈シャントに対する根治的塞栓術 WEB

寺田 友昭[1]，藤本 剛士[2]，恩田 清[3]
1) 昭和大学藤が丘病院脳神経外科
2) 宇都宮記念病院脳神経外科
3) 新潟脳外科病院脳神経外科

 次の一手（表技・裏技）

1. 静脈洞温存下の dAVF の治療において，バルーンで確実にシャント開口部を閉塞することが重要である．そのためには，バルーンが血流で移動しないように拡張させる必要がある．

2. 静脈洞内でバルーンを安定させるためには，親カテーテルをバルーンで閉塞したい部位の直近まで持っていき，バルーンを親カテーテルから出た部分で拡張させるとバルーンは移動しない．

3. 国内で静脈洞閉塞用に開発されたバルーンはない．適応外使用で推奨できる使用法ではないが，カネカメディックスのSHOURYU 7×7mm は，大部分の製品で，ゆっくり拡張させれば2mL程度まで造影剤が注入可能で，静脈洞を閉塞することができる．ただし，使用前に2mLの注入が可能であるかをベンチで確認しておく必要がある．

症例紹介

今回の症例は，拍動性耳鳴りで発症した70歳女性です．血管撮影ではCognard type I の硬膜動静脈シャント（dAVF）を右横静脈洞−S状静脈洞（TS-SS）に認めます．以前はこの病変に対して，経動脈的塞栓術でシャント量を軽減させ耳鳴りのコントロールを行うか，シャント部の静脈洞を含めてコイルで閉塞してしまうという治療しかありませんでした．前者では根治させることは極めて困難で，後者では正常の静脈還流路を閉塞してしまうという欠点がありました．近年，欧米では静脈洞をバルーンカテーテル（BC）で一時閉塞させ静脈洞を温存した状態でシャントを閉塞させるという治療が行われるようになってきました．今回は，SHOURYU（カネカメディックス）7×7mmを用いて静脈洞を温存しながらdAVFを根治させる方法について紹介したいと思います．

1. 術前検討：治療戦略

C指導医 A先生，拍動性耳鳴りを主訴とする患者でcranial bruitを聴取しない場合，その耳鳴りが血管病変によるものか，それとも内耳由来のものかを外来で鑑別する良い方法がありますか？

A研修医 MRA，MRI，造影CTなどで血管の狭窄，シャント疾患を見つければ診断可能と思います．

C指導医 理学的所見からはどうでしょうか？

B専門医 患側の総頚動脈（CCA）を圧迫してみて，耳鳴りが減弱するかどうかというのが一つの鑑別点になるかと思います．

C指導医 そのとおりです．Bruitを聴取しなくても，頚動脈圧迫で耳鳴りが変化する場合は，シャント疾患，動脈あるいは静脈洞の狭窄性病変が強く疑われますね．今回の患者でも，右頚動脈圧迫で雑音がほとんど消失すると訴えています．

A研修医 なるほど，この検査でかなり診断が絞り込めますね．

C指導医 A先生，では本患者の血管撮影所見を教えてください．

A研修医 右CCA撮影では右中硬膜動脈（MMA）のsquamous branch，posterior convexity branch，後頭動脈（OA）のmastoid branchがmain feederとなっており，右TS-SS移行部の内側にシャントを形成し，右SSに順行性に流出しています．Cognard typeⅠのdAVFです（**図1**）．

C指導医 A先生，もう一つ大事なポイントは何ですか？

A研修医 右のvein of Labbeが順行性にシャントの末梢側のTSに流出していることです．

C指導医 そのとおりですね．この部位のdAVFの治療においては，vein of Labbeの流出部位と流れの向きを確認しておくことは，治療法を決定するうえで非常に大事なポイントになりますね．では，B先生，どのような戦略で治療しますか？

B専門医 静脈洞にはSHOURYU 7×7mmを挿入し，バルーンを過拡張させシャント部の静脈洞を一時的に閉塞させます（**図2**）．その状態で動脈側からOnyx（日本メドトロニック）を注入しシャントを選択的に完全閉塞したいと思います．

A研修医 SHOURYU 7×7mmで静脈洞を閉塞できるのですか？ どう見ても静脈洞の径は10mm程度ありますし，シャントを閉塞するには20mm程度の長さが必要です．

C指導医 SHOURYUは7×7mmとなっていますが，非常にやわらかいバルーンでゆっくり液体を注入すれば2mL程度の注入が可能です．2mLでバルーンは10×

> **Point**　TS-SS移行部dAVFの治療においては，vein of Labbeの流出部位と流れの向きを確認しておくことは，治療法を決定するうえで非常に重要．

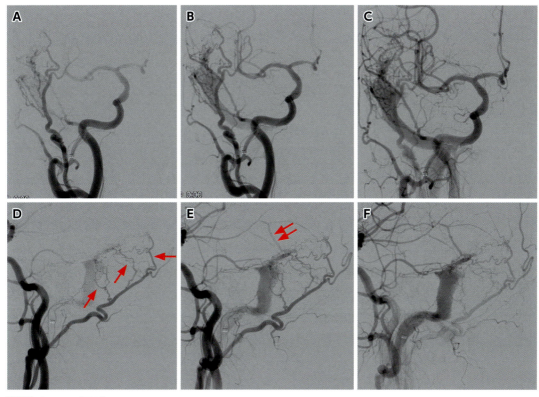

図1 右CCA撮影
A：早期動脈相正面像，B：動脈相正面像，C：晩期動脈相正面像．MMA（二重矢印），OA（矢印），ICAテント枝より右TS-SS移行部にシャント形成が見られ，静脈洞は順行性に流れている．
D：早期動脈相側面像，E：動脈相側面像，F：晩期動脈相側面像．MMA，OA，ICAテント枝より右TS-SS移行部上方にシャント形成が見られ，静脈洞は順行性に流れている．

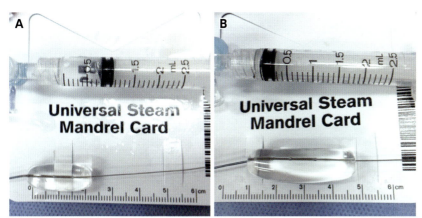

図2 SHOURYU 7×7mm
A：1.0mL，B：3.0mL．

30mm程度まで拡張します．最大は3mL程度入りますが，2mL程度でとどめておくのが無難かと思います．

A研修医 すごいですね．でも，バルーンを拡張する際に，バルーンの位置がずれたりしな

いのでしょうか？　動脈瘤の塞栓ではバルーンを膨らました瞬間にバルーンが動いて苦労した経験があります．また，Onyxの代わりにNBCAを用いてはいけないのでしょうか？

C 指導医　バルーンの移動に関しては，親カテを静脈洞内に挿入しておき，バルーンを親カテから出たところで拡張させればほとんど移動することはありません．また，NBCAは，重合時にラジカル反応が起こり，バルーンと接触した瞬間にバルーンが破れますのでNBCAは使用できません．過去には，PTA用バルーンを用いて静脈洞の閉塞をしたこともありますが，静脈洞への圧着が必ずしも良好でないこと，NBCAなどの塞栓物質がバルーンのプリーツ（折り重なり部分）の間に入り込み，BC回収時に剥がれたNBCAが肺静脈に少量流れ込んだ症例がありました．その後，PTAバルーンは使用していません．

B 専門医　あと，vein of Labbeを含めて静脈洞を閉塞した場合は，どの程度の閉塞時間なら大丈夫なのでしょうか？　また，Onyxを注入するとすれば，どの血管のどのポイントから注入するのがよいのでしょうか？

C 指導医　まず，静脈洞を閉塞した時点で，血管撮影で静脈の流れを確認しておく必要があります．逆行性に流れているようなら問題ありませんし，仮に順行性の流れであっても5-6分間の閉塞で問題が生じることはないと思います（René Chapot先生とのpersonal communication）．

どの血管からOnyxを注入するかですが，原則，シャントに最も接近できる血管からの注入を考えます．もちろん，Onyxがrefluxしたときにdangerous anastomosisに入っていかない部位から注入することも大切です．また，OAからは，血管の屈曲蛇行のためシャント直近まで到達することは困難なことが多いので，その場合はScepter（テルモ）を用いてバルーンで親動脈を閉塞下に注入します．Onyxの注入では，他の流入動脈へもOnyxを逆流させることができるので，NBCA注入時に行うような他からの流入動脈を前もって閉塞しておく必要もありません．

B 専門医　では，本症例ではMMAのposterior convexity branchからの注入で治療を計画します．A先生，システムとしては，右内頸静脈に6F，80cmのシャトルシースを挿入後，その中に6Fの親カテ（ENVOY〔ジョンソン・エンド・ジョンソン〕）を挿入し，その中にSHOURYU 7×7mmを挿入し，TS-SS移行部に留置しましょう．動脈からのアクセスはまず，外頸動脈に7Fの親カテを挿入し，4.2F FUBUKI（朝日インテック）を左MMAまで挿入し，その中にMarathon（日本メドトロニック）を挿入し，MMAのposterior convexity branchからシャント直近まで挿入しましょう．

2. 実際の治療

A研修医 了解しました．それでは全身麻酔下で治療を始めます．6Fシャトルシースを右大腿静脈から右内頚静脈末梢まで挿入します．さらにその中に6F ENVOYを挿入します．動脈は，右大腿動脈に7Fシースを挿入し，7F親カテを右外頚動脈に挿入し，その中にFUBUKI 4.2F 120cmを通し，右内上顎動脈まで挿入しました（図3）．右SSからTS移行部にSHOURYU 7×7mmを留置しました．次に，Marathonを右MMA posterior convexity branchのシャント直近まで挿入します．では，バルーンを拡張し，シャントの存在する部分を閉塞します．静脈洞はほぼ閉塞できていますが，MMAからの超選択的動脈撮影ではわずかに静脈洞に流出が見られます．

C指導医 この程度の流出であれば問題ありません．では，MarathonからOnyx 18を注

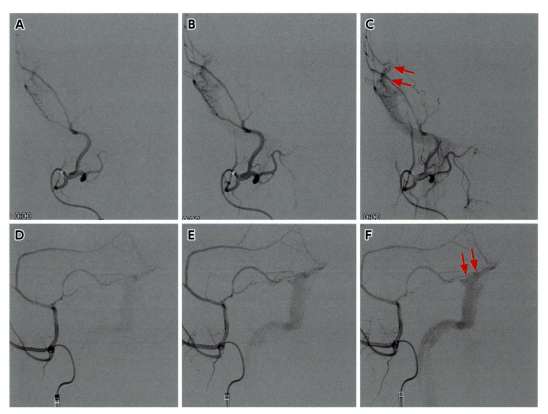

図3 選択的MMA，上顎動脈撮影

A：早期動脈相正面像，B：動脈相正面像，C：晩期動脈相正面像．
右TS-SS移行部内側にシャント形成（矢印）が見られ，静脈洞は順行性に流れている．
D：早期動脈相側面像，E：動脈相側面像，F：晩期動脈相側面像．
右TS-SS移行部上方にシャント形成（矢印）が見られ，静脈洞は順行性に流れている．

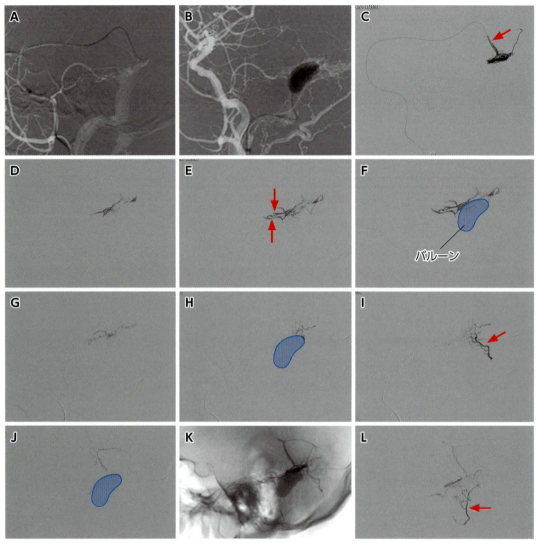

図4 バルーン閉塞下のMMAからのOnyx注入時の血管撮影側面像

A-C：Onyxはまずシャント腔に入りMMAに逆流している（矢印）．ここでポーズをとる．
D-F：ポーズをとったのち注入を再開すると，MMAの他の流入動脈に逆流していく（矢印）．ここでさらにポーズをとる．
G-I：ポーズ後注入開始すると，MMAの別の枝に逆流するとともにOAの流入動脈にも逆流していく（矢印）．ポーズをとる．
J-L：ポーズ後注入を再開すると，MMAに逆流するとともにOAの別の流入動脈へと逆流していく（矢印）．

入していきましょう．一般にはOnyxは，blunk roadmapを用いて注入しますが，細い硬膜枝への迷入を確実に把握するために，秒2コマのDSAモードを用いて注入していきましょう．

B専門医　注入開始します．Onyxはまず，シャント部に拡散し，そこから他の流入動脈に逆流していきます．MMAに逆流しました．30秒待ち，再注入します．今度は

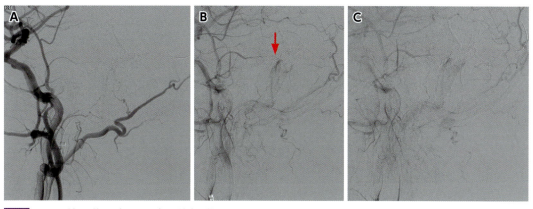

図5 Onyx注入後の右CCA撮影側面像
A：動脈相，B：毛細血管相，C：晩期毛細血管相．MMA petrosquamous branch（矢印）からわずかにシャントが描出される．

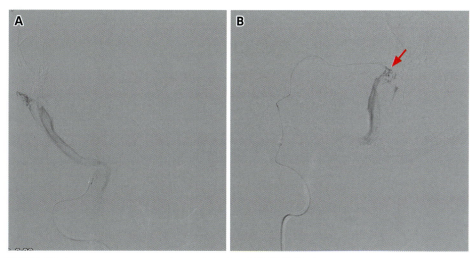

図6 MMA petrosquamous branchからの超選択的造影
A：正面像，B：側面像．TS-SS移行部にわずかにシャントが描出されている（矢印）．

静脈洞の周囲を回るようにOAの流入動脈に逆流していきます（図4）．シャントは，ほぼ閉塞できたように思います．バルーンを解除し血管撮影を行います．

A研修医　シャントは消えています．

C指導医　いえ，まだわずかにpetrosquamous branchからシャントが残っています（図5）．Marathonは抜いて，新しいMarathonを右のpetrosquamous branch末梢まで挿入してください．

A研修医　Marathonは入りました．マイクロ撮影をすると，確かにシャントが残っているのがわかります（図6）．では，バルーンで再度静脈洞を閉塞しMarathonから

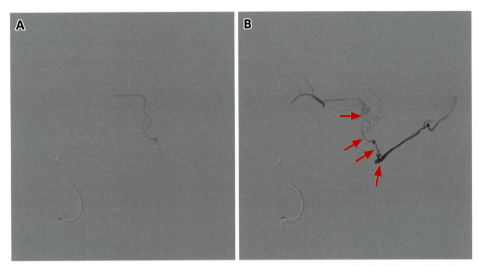

図7 バルーンで静脈洞閉塞下のpetrosquamous branchからの超選択的造影側面像

A：早期動脈相，B：晩期動脈相．
Petrosquamous branchからシャントにつながるOA分枝が造影されている(矢印)．

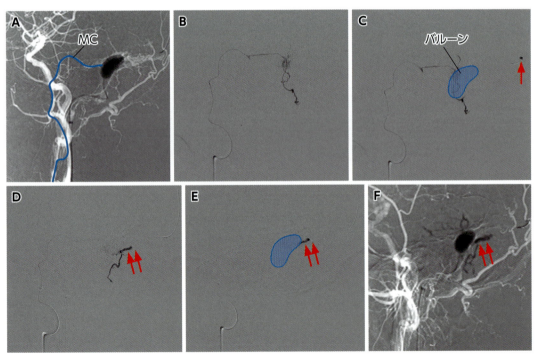

図8 Petrosquamous branchからのOnyx注入時の血管撮影側面像

A-C：Onyxはpetrosquamous branchからシャントを介してOAの分枝に注入されている．一部のOnyxがOA本幹に飛散している(矢印)．
D-F：ポーズ後さらにOnyxを注入すると，OAの他の分枝に入るとともに，一部TSにも流れ出している(二重矢印)．この時点で注入中止．

撮影します．静脈洞は写りませんが，OAからの流入動脈が逆流して写ってきます（図7）．では，Onyxを注入します．

B専門医　Onyxはシャントを越えてOAに入りました．Petrosquamous branchにも少し逆流しました（図8）．バルーンを解除し，血管撮影を行います．シャントは完全に閉塞しています（図9）．左CCA撮影，正面像で右TS-SSが開存しているのがわかります（図10）．本日はこれで終了です．

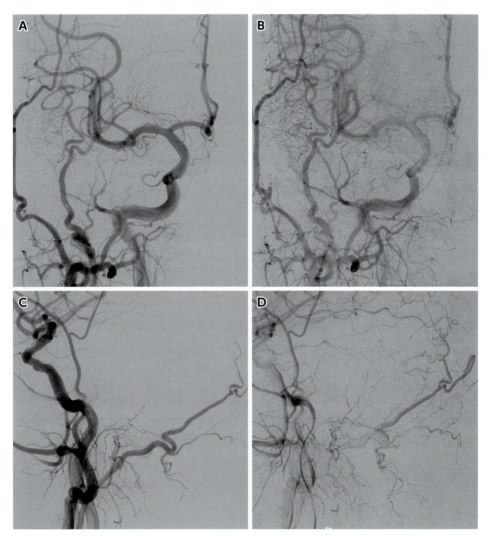

図9　右CCA撮影

A：動脈相正面像，B：晩期動脈相正面像．シャントは完全に消失している．
C：動脈相側面像，D：晩期動脈相側面像．シャントは完全に消失している．

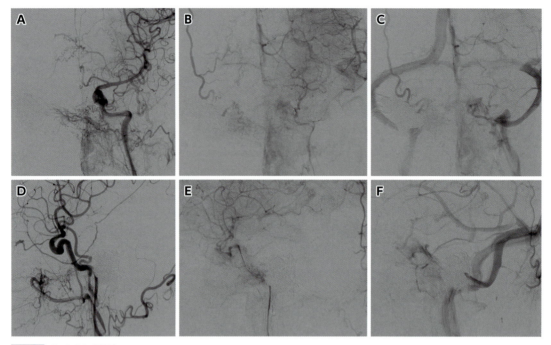

図10 左CCA撮影
A：動脈相正面像，B：毛細血管相正面像，C：静脈相正面像．右TS-SSは開存している．
D：動脈相側面像，E：毛細血管相側面像，F：静脈相側面像．右TS-SSは開存している．

使用デバイス一覧

- 6F Shuttle Sheath 80cm（右IJV）
- 6F ENVOY
- SHOURYU 7×7
- 7F ENVOY 90cm（右ECA）
- FUBUKI 4.2F 120cm
- Marathon 165cm
- Onyx 18

Master's Comment

　横静脈洞－S状静脈洞のdAVFで静脈洞で順行性の流れが保たれているものでは，一般的には流入動脈からの粒子，または液体塞栓術を行いますが，通常，根治は得られません．ただ，シャントの開口部がポーチ状になっているか，または静脈洞とは別の隔絶されたコンパートメントを形成しているものでは，その部分を選択的に塞栓すれば根治可能です．しかし，そうでないタイプは静脈洞自体を閉塞しないと根治できませんでした．今後バルーンでの一時的静脈洞閉塞下の経動脈的液体塞栓術で根治できる症例が増加してくると思われます．ただし，OnyxがLabbeに逆流し，閉塞させるリスクもゼロではないので，Labbeの開口部を術前に把握しておき，その部分にOnyxが流入していった場合には注入を中止する必要があります．

2章 硬膜動静脈瘻（dAVF）

難易度 ★☆☆

7 拍動性耳鳴りで発症したanterior condylar confluentのdAVFの1例

寺田 友昭[1]，梅嵜 有砂[2]

1) 昭和大学藤が丘病院脳神経外科
2) 東京都保健医療公社荏原病院脳神経外科

次の一手（表技・裏技）

1. ACCの治療前に，この部分の静脈解剖を再度復習してから治療を始める．
2. ACC直前までDACを用いてアクセスし，マイクロカテーテルの安定性を高めておく．
3. ポーチ部分を確実に詰めるために，可能ならポーチ内でマイクロカテーテルを一回転させておく．
4. 詰め残した場合は，coil mass内にカテーテルがある状態であれば，液体塞栓物質で根治に持ち込めるが，動脈に逆流して液体塞栓物質が迷入し得るので，細心の注意が必要である．

☞ 症例紹介

　右の拍動性耳鳴りで発症した45歳男性の症例です．MRAでは右S状静脈洞（SS）から内頸静脈（IJV）にかけての血管陰影が認められ（図1 A, B），MRAの原画像では舌下神経管周囲に血管陰影が認められます（図1 C, D）．

1．術前検討

C指導医　A先生，このMRI，MRA画像所見（図1）から，どんな疾患が考えられますか？

A研修医　舌下神経管に血管陰影があり，拍動性耳鳴りがあることから，anterior condylar confluent（ACC）の硬膜動静脈シャント（dAVF）を考えます．

C指導医　そうですね．では，血管撮影所見（図2）も読影してください．

A研修医　血管撮影では，対側の左外頸動脈（ECA）撮影が特徴的で，上行咽頭動脈（AphA）

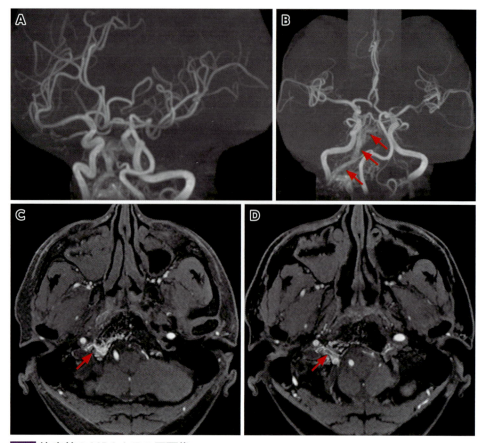

図1 治療前のMRAとその原画像
A, B：MRAでは, CS, 右IPSからIJV内側にかけての異常血管陰影が認められる.
C, D：MRAの原画像では, 舌下神経管周囲に血管陰影が認められる.

からclivus, あるいはその表面の硬膜面を通って, 舌下神経管近傍のポーチ状の空間にシャントが形成されています. 同側のECA撮影では, AphAと後頭動脈からの流入動脈を認めますが, 静脈につながるポイントは対側からの撮影ほどはっきりしません. 診断はACCのdAVFで間違いないと思います.

B専門医 私も同感です.

C指導医 確かに, 典型的なACCのdAVFですね.

2. 治療戦略

C指導医 B先生, 治療戦略について教えてください.

B専門医 結論から言うと, シャント部から流入するポーチ状の部分をちゃんと閉塞できれば根治できると思いますが, 太い頸静脈からACCに入るので, マイクロカテーテル（MC）だけだとカテが安定しません. そのためdistal access catheter

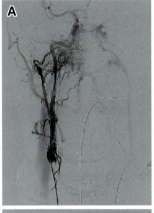
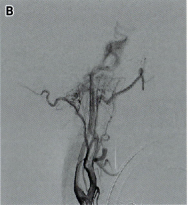
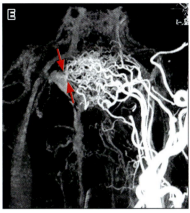
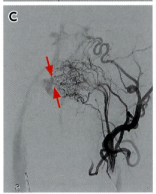
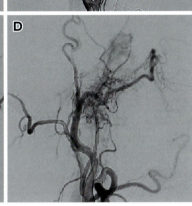

図2　左右ECA撮影と左ECA撮影時のcone beam CT像

A，B：右ECA撮影正面像（A），側面像（B）ではAphA，OAから，舌下神経管近傍に細い静脈が集簇し，IPS，IJVに流出するとともに，右IPSからCSを介して対側IPSに流出している．

C，D：左ECA撮影正面像（C），側面像（D）では，AphAより右舌下神経管に形成されたポーチ状の空間にシャントが形成されているのがわかる（矢印）．

E：Cone beam CTでも，同様の所見が認められている（矢印）．

（DAC）を用いて，MCが安定した状態でポーチに入れる必要があります．DACは細めで比較的固いものを使いたいです．親カテをIJV末梢まで，DACをACCの入口部まで挿入し，そこからMCでアクセスします．ただ，このポーチ状の空間に入るのに正常のルートが閉塞している場合があり，稀に難渋することがあったように思います．

C指導医　戦略としては，私もそれでよいと思います．ただ，あまりコイルをタイトに詰めすぎると，舌下神経麻痺が出現することがありますね．B先生，どのような点に注意しますか？

B専門医　「コイルをタイトに詰めすぎない」と言われていますが，シャントがきっちり閉塞するまでは詰めざるを得ないと思います．ある程度，詰まった時点でヘパリンを中和してしばらく待つという工夫もあるかと思います．

C指導医　そうですね．いろいろなやり方があると思いますが，ポーチの部分で確実に閉塞させる必要がありますね．ACC近傍の血管解剖を図3に示しますが，posterior condylar vein，anterior condylar vein，lateral condylar veinなどへの流出路が残るとなかなか根治に難渋することがあります．最近はポーチ内である程度

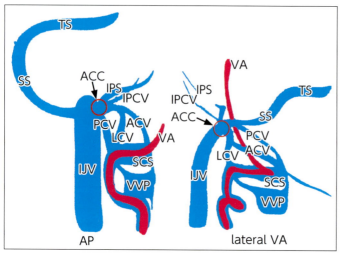

図3 Anterior condylar confluent（ACC）周囲の血管解剖（文献1を参考に作成）

※ACV: anterior condylar vein, IJV: internal jugular vein, IPCV: inferior petroclival vein, IPS: inferior petrosal sinus, LCV: lateral condylar vein, PCV: posterior condylar vein, SCS: suboccipital cavernous sinus, SS: sigmoid sinus, TS: transverse sinus, VA: vertebral artery, VVP: vertebral venous plexus.

==コイルを巻いておけば，そこから低濃度のNBCAやOnyx（日本メドトロニック）を注入し，閉塞させるという方法==も使えます．

A研修医 その場合，NBCA，Onyxはどう使い分けるのですか？

C指導医 OnyxはDMSOでプライミングする必要があります．頭蓋外血管では血管痛があり，全身麻酔でないと注入は厳しいと思います．私は，局所麻酔の場合は低濃度（17-20％）NBCAを，全身麻酔の場合はOnyxを使っています．

　このとき注意すべき点は，==液体塞栓物質を注入していくときに，静脈側から動脈側への逆流も生じる==ということです．コイルである程度閉塞されたら，液体塞栓物質はポーチの空間を充填するとともに，ある程度動脈に逆流したり，静脈サイドに流出したりするところまで注入しておきます．少し逆流させた時点で，動脈撮影を行い，シャントが消失していれば，そこで終了です．17-20％のNBCAであれば，まずカテーテルが接着するということもありません．シャントは消えていないけれども，これ以上コイルが追加できないという状況になった場合には有効ですし，最近は意図的にラフにコイルを巻いて，その後は液体で詰めることも行っています．ただ，添付文書上は静脈サイドでのOnyx注入は推奨されていませんので，あくまでも，ここぞという場面で，十分なinformed consentと倫理委員会の承認を得たのちに，経験値の高い指導者のもとで使用してください．

A研修医 液体を使った場合は，==舌下神経麻痺==が出る心配はないのでしょうか？

C指導医 海綿静脈洞（CS）内でOnyxやNBCAを用いた場合には，脳神経麻痺の出現が報告されています．CS内では脳神経に液体塞栓物質が直接接触しますが，ACCでは舌下神経は血管壁を介しているので，その心配はしなくてよいのではないでしょうか．少なくとも，自験例では出ていません．

> **Point** シャント部から流入するポーチ状の部分を確実に閉塞させる必要がある．詰め残した場合は，コイルマス内にカテがある状態であれば，液体塞栓物質で根治に持ち込めるが，動脈に逆流して液体塞栓物質が神経栄養血管などに迷入し得るので，細心の注意が必要．

3．実際の治療

C 指導医　では，実際の治療に入りましょう．A 先生，今回の塞栓に使うシステムを紹介してください．

A 研修医　右の大腿静脈穿刺で 7F ガイディングシースを右 IJV 末梢まで挿入し，そこから Tempo 4（Cardinal Health Japan）の先端 45°に曲がったもので先端を ACC のほうに向け，そこから ACC のポーチ状に拡張した部分に MC を進め，ポーチの中に MC が入れば，コイルで充填していきます．動脈は対側の ECA 起始部に，4F 診断カテを挿入します．そこからだと，左 APhA からシャントがきれいに描出されます．念のために，右 ECA にも 4F の診断カテを挿入しておきます．

C 指導医　B 先生，MC の先端形状はどうしますか？

B 専門医　45°程度のアングルでよいと思います．

C 指導医　ポーチ自体の空間は 6×9mm 程度の空間でしょうか．この空間を確実にコイルで閉塞させるには，どうすればよいでしょうか？

A 研修医　瘤回しですか？

C 指導医　そうですね．瘤回しではありませんが，==ポーチ内でカテを 1 回転させてカテを少しずつ引き戻しながらコイルを詰めていく==と，タイトに詰められますね．また==詰め残したときには，MC がまだポーチ内にある時点だと，液体塞栓物質を使用することもできます==ね．

B 専門医　確かに，そうしておくと確実にポーチの部分で閉塞できますね．では，今から治療を開始します．

A 研修医　診断カテは両側の ECA に入りました．7F シャトルシースを右 IJV 末梢に進めます．その中に Tempo 4 を通し，内側の ACC の部分を 0.035inch のガイドワイヤー（GW）で狙います．GW は ACC のほうを向きますが，中には入りません．Tempo 4 も ACC の入り口から 1cm 程度手前で進まなくなります．

B 専門医　そこからは，MC（Excelsior SL-10〔日本ストライカー〕）と GW（CHIKAI 14〔朝日インテック〕）で挿入しましょう（**図 4A**）．

A 研修医　GW がポーチの中に入りました．ポーチ内で 1 回転させ，MC をフォローさせます．うまくポーチ内で 1 回転して，カテが収まりました．

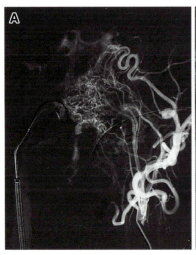
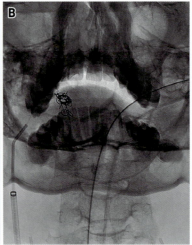
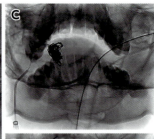
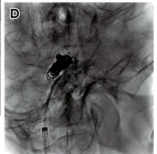

図4 血管内治療中の撮影
A：左ECAからのマッピング下に，右IJV経由で右舌下神経管近傍のポーチ状空間にMCを1回転させて挿入している．
B：1stコイル挿入後の正面像．
C，D：コイル挿入終了後の正面像（C），側面像（D）．コイルはラフに挿入されている．

B専門医　C先生，7Fシャトルシースを挿入したのは，何か意味があるのですか？

C指導医　可能性は低いですが，コイルで閉塞しきれずにMCがACCの入り口まで押し出されてきた場合にACCの出口をバルーンカテーテル（BC）で抑えて液体塞栓物質を注入するために準備したのですが，ポーチ内でMCがきれいに1回転したので，その必要はなさそうですね．

A研修医　では，コイルを詰めていきます．最初はOrbit Galaxy Fill（ジョンソン・エンド・ジョンソン）8×24cmを入れます（図4B）．コイルが一部，下錐体静脈洞（IPS）のほうに出ていきますね．巻き直します．やっとポーチ内にきれいに収まりました．
　　次にTarget XL 360 soft（日本ストライカー）5×15cm，Target XL 360 soft 6×20cm，ED COIL ∞10（カネカメディックス）16×15cm，SMART COIL（メディコスヒラタ）Extra Soft 4×10cm，そしてHydroSoft 3D（テルモ）3×10cmを挿入します（図4C）．左ECA撮影を行います（図5A）．

B専門医　シャントが消えていますね．右ECA撮影も行いましょう（図5B）．

C指導医　シャントは消えていますね．コイルはまだ少しラフですが，シャントポイントの内側面にタイトに入ったので，シャントは閉塞したようですね．今回は，ある程度詰まった時点で液体塞栓物質を使おうと思っていたのですが，その必要はなさそうですね．A先生，B先生，お疲れさまでした．

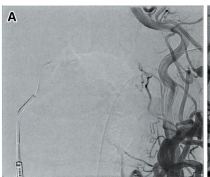
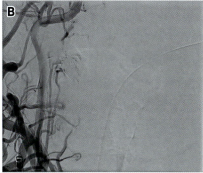

図5 コイル塞栓終了後の両側総頸動脈撮影（正面像）

A：左総頸動脈撮影ではシャントは完全に消失している．
B：右総頸動脈撮影ではシャントは完全に消失している．

・使用デバイス一覧・

- 7F Shuttle Sheath 90cm（右IJV）
- Tempo 4
- Excelsior SL-10
- CHIKAI 14

コイル
- Orbit Galaxy Fill 8×24
- Target XL 360 soft 6×20, 5×15
- ED COIL ∞ soft 10 16×15
- SMART COIL Extra Soft 4×10
- HydroSoft 3D 3×10

☞ Master's Comment

1. ACCのdAVFは比較的稀な病変で，専門医レベルで実際に自分で経験することはそれほど多くないと思います．一見したところ難しそうに見えるのですが，一部の正常流出路が閉塞したような症例を除けば，簡単に根治させることができます．ただ，ポーチ内のパッキングに失敗するとposterior condylar veinなどへの流出路が残ってしまい，次の治療に難渋することがあります．しかし，よほどのことがない限りは，シャントが残ることはあっても重篤な合併症をきたすことはほとんどありません．

2. ポーチ部分を確実に詰めるためには，マイクロカテーテルをポーチ内で1回転させておけば，コイルを詰め残すことはないと思います．

3. 最近では，コイルでシャントを詰め残したと思ったら，MCがcoil massの中にある時点で液体塞栓物質を注入して根治させることが可能です．将来的には，ラフにコイルを巻いて液体で詰めるという方法が主流になるかもしれません．

引用・参考文献

1) Takahashi S, Sakuma I, Omachi K, et al: Craniocervical junction venous anatomy around the suboccipital cavernous sinus: evaluation by MR imaging. Eur Radiol 15: 1694-700, 2005

2章 硬膜動静脈瘻（dAVF）

難易度 ★★★

8 脳腫瘍塞栓術中に血管穿孔により中硬膜動静脈シャントが形成された1例

寺田 友昭[1]，大島 幸亮[2]，田中 優子[1]，小林 博雄[2]

1) 昭和大学藤が丘病院脳神経外科
2) 石岡循環器科脳神経外科病院脳神経外科

次の一手（表技・裏技）

1. 上行咽頭動脈は外頚動脈，総頚動脈本幹から直接分岐するため，親カテーテルから直接マイクロカテーテルを挿入するのが困難なことが多い．入りにくい場合には，3D-RA で分岐部をきっちりと確認し，正確なワーキングアングルを作る．また，ある程度の太さがあれば，0.035inch のガイドワイヤーと4F 前後のDAC を用いて本動脈への挿入を試みる．

2. 中硬膜動静脈シャントの治療として，液体塞栓物質，コイル，粒子塞栓物質を用いた塞栓術があるが，安全性の面からはコイルによるトラップが望ましい．

3. ただし，用いるコイルのサイズ選択を誤るとコイルによる穿孔も起こり得るので，血管径と同じか少し大きめのコイルを用いるのがよい．

4. 親カテーテルの位置を常に確認しながら治療を進めることが大切である．今回の症例も，親カテーテルが下に落ちていなければ回避できていた合併症である．

症例紹介

　今回の症例は，塞栓術中に中硬膜動脈（MMA）屈曲部で血管穿孔をきたし，中硬膜動静脈シャント（dAVF）が生じた症例です．症例は66歳女性．左横静脈洞（TS）からS状静脈洞（SS），テント下面に付着部を持つ，最大3.5 cmの髄膜腫の患者です（図1）．頭痛を主訴に来院され，水頭症（第四脳室圧迫による）と髄膜腫が発見されました．流入動脈は左上行咽頭動脈（AphA）とMMA後枝で，中等度の腫瘍濃染像が見られます（図2）．後頭蓋窩の比較的大きな腫瘍ですので，術前塞栓後摘出術を予定しましょう．

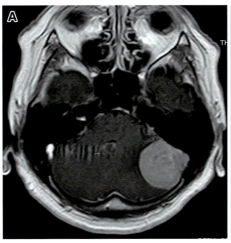
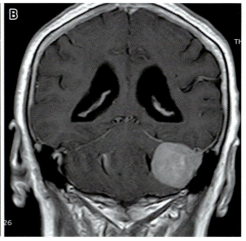

図1 造影MRI

A：Transverse axial view. 左小脳半球から錐体骨面にかけて均一に造影される腫瘍陰影を認める．第四脳室は右方に圧排されている．
B：Coronal view. 腫瘍は小脳テント下面にも接しており，脳室拡大も認める．

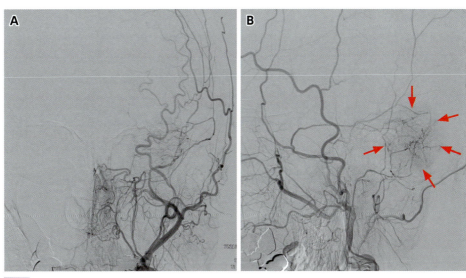

図2 左ECA撮影

A：正面像，B：側面像．AphA，MMAより腫瘍陰影（矢印）が描出されている．

1．術前検討

C 指導医 A先生，どんな塞栓術を計画しますか？

A 研修医 流入動脈は左AphAとMMAです．AphAはさほど流入動脈が太くなく，マイクロカテーテル（MC）を挿入するとカテがwedgeしてしまう可能性があります．

C 指導医 Wedgeした場合は何か問題がありますか？

A 研修医 粒子塞栓物質は使用できないと思います.

C 指導医 そうですね. 粒子は血流に乗せて注入していくのでwedgeした場合には使用できませんね. そうなると, 液体塞栓物質またはコイルということになりますか?

A 研修医 液体塞栓物質はneuromeningeal trunkを越えてカテが挿入できないと使用できません. また, dangerous anastomosisも存在し, 一般的にはAphAには禁忌と思います.

C 指導医 そうですね. よほど血管豊富な腫瘍で, しかも深部で手術が困難と思われるときには行いますが, 今回の腫瘍ではその危険性を冒してまで液体塞栓物質を使用する理由はないと思います.

B 専門医 私も同感です. MCが流入動脈の直近まで挿入できるのであればコイル塞栓でよいと思います. A先生, AphAへのカテ挿入はどこがポイントだと思いますか?

A 研修医 内頚動脈と同じような走行を示すので, 分岐部を探すのがポイントだったように思います.

B 専門医 1つはそれですね. あとは, 外頚動脈 (ECA), 総頚動脈 (CCA) などの血管径の太い血管から細い血管が分岐するので, ガイドワイヤー (GW) で血管を選択するのが難しいことが多々あります. 私は, MCの通過する4Fカテと0.035inchのGWを用いて, 4FのカテをAphAに引っかけた状態でMCを挿入しています. 最初からGWとMCを挿入しようとすると結構難しい場合がありますね.

C 指導医 そのとおりです. 今回はCCAで3D-RAを行って, ワーキングアングル (WA) を決めてから, TACTICS (テクノクラートコーポレーション) と0.035inchのGWを用いて, まず, TACTICSをAphAに挿入しましょう.

2. 治療の実際

A 研修医 となると, 使用できるMCはExcelsior SL-10 (日本ストライカー) で塞栓物質はEmbosphere®, マイクロコイル, NBCAということになりますね. とりあえず, WAを決めて, TACTICSを0.035inchのGWでAphAに挿入します (図3). 確かに, この方法だと簡単にAphAに挿入できますね.

B 専門医 TACTICSが入るとカテがwedgeしますね. その状態でSL-10をGWでAphA末梢に挿入し, TACTICSをECA本幹まで引き戻してください.

A 研修医 SL-10がneuromeningeal branch近傍まで入るとカテがwedgeしてしまいます. ただ, もう少し進みそうです. 脳腫瘍直近まで進めます. 確かに, この部位からNBCA注入は危険そうですね (図4). マイクロコイルを挿入します.

B 専門医 1×3cmのExtra Soft系のコイルを2本程度入れましょう. それで閉塞できると思います.

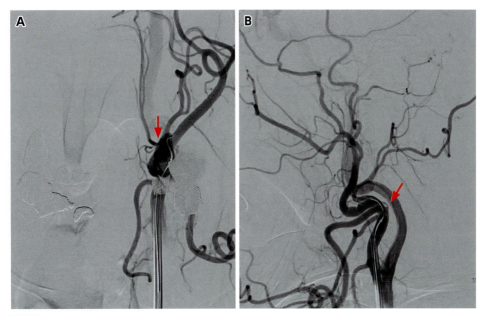

図3 左CCA撮影

A：正面像WA，B：側面像WA．矢印部分からAphAが分岐している．

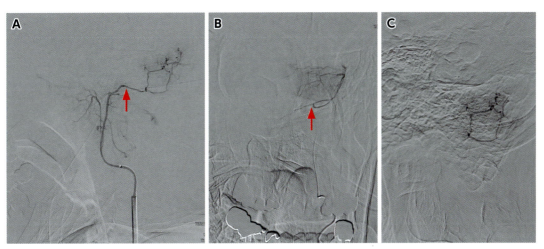

図4 AphA撮影

A：側面像．AphA jugular branchより腫瘍陰影が描出される（矢印）．
B，C：超選択的AphA撮影（正面，側面WA）．腫瘍陰影が描出されるがMCはほぼwedgeしている（矢印）．

A研修医 コイルを少し押し出し気味にしながら詰めていくとタイトに詰まりました（図5）．

C指導医 では，次はMMAからの流入動脈を塞栓しましょう．こちらはできるだけ末梢までMCを挿入し，カテをwedgeさせた状態でNBCAを注入しましょう．DACとして先ほど使ったTACICSを挿入し，MCはSL-10を使いましょう．Marathon（日本メドトロニック）を使いたいところですが，Marathonは

TACTICS内を通過しません.

A研修医　では，TACTICSをMMA分岐部近傍まで進め，そこからGWとSL-10でMMA末梢にMCを進めていきます．Posterior convexity branchにSL-10を挿入したいのですが，思ったよりfrontal branchとの分岐直後のカーブが急峻で，GWがこの屈曲をうまく越えてくれません．GWの先端の形状を変えてみます．今度はGWが末梢に通過し，MCも屈曲を越えて進みました．もう少し進めます．あれ，これ以上カテが進みません（図6）．

3. トラブルシューティング

B専門医　A先生，DACのTACTICSが下に落ちています．親カテを確認してください．

A研修医　親カテが完全に大動脈近位部に落ち込んでいますね．少し，親カテを戻してみます．これで，親カテが元の位置に戻ってくれればいいのですが．

B専門医　だめですね．TACTICSが下がってしまい，親カテを戻すのは無理そうです．これは，

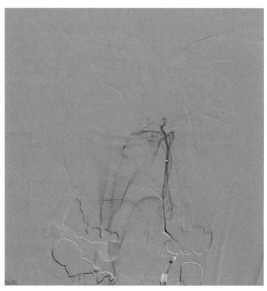

図5　コイル塞栓術後 AphA 撮影正面像
AphA末梢は描出されていない.

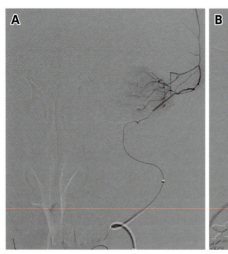
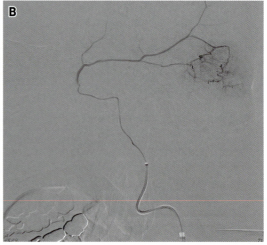

図6　選択的MMA撮影
A：正面像，B：側面像．MMA posterior convexity branchより腫瘍陰影が描出されている．

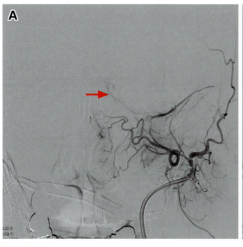 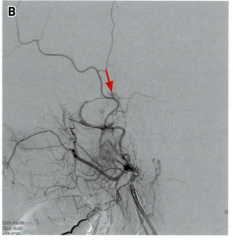

図7 左ECA撮影

A：正面像．右MMAのposterior convexity branch分岐直後より中硬膜静脈が描出され，一部は左海綿静脈洞部へも流出している（矢印）．
B：側面像．右MMAのposterior convexity branch分岐直後より中硬膜静脈が描出され，frontal branch, posterior convexity branchの末梢の描出が不良となっている（矢印）．

|A研修医| カテをすべて抜いて，最初から親カテを入れ直しましょう．わかりました．では，親カテをECAに入れ直し，TACTICSをMMA近傍にもってきて，そこから再度MCを挿入します．MCがMMAに入りましたが，やはり，先ほどの屈曲部でGWが通過しません．患者が左耳の奥が痛いと訴えています．|
|C指導医| 一度血管撮影を行ってみてください．|
|A研修医| MMAから海綿静脈洞（CS）が写っています（図7）．どうしたのでしょうか？|
|B専門医| A先生，血管撮影をよく見てください．GWの通過しなかった屈曲部の少し中枢側で中硬膜静脈が写っています．その部で**MMAの穿孔をきたし，中硬膜動静脈間の動静脈シャントが形成されたもの**と思います．|
|A研修医| どうすればいいでしょうか？|
|C指導医| 今の時点で健康被害はありませんから，まず**MMA末梢にMCを挿入し，腫瘍塞栓を行った後，シャントを閉塞**しましょう．ただし，NBCAを使うとSL-10は使えませんので，塞栓物質はEmbosphere®を用い，MCを引き戻しシャント前後のMMAをコイルで閉塞すれば治ります．|
|A研修医| NBCAという選択肢はないのでしょうか？|
|C指導医| 硬膜下に穿孔させてしまった場合は急性硬膜下血腫になるので緊急対応が必要です．この場合は液体塞栓物質で閉塞しますが，私の10例前後の経験では，硬膜下に穿孔したのは1例のみで，あとはすべて中硬膜動静脈間のシャントです[1,2]．今回の穿孔部からNBCAを圧入するとlacrimal arteryを介して眼動脈に迷入す

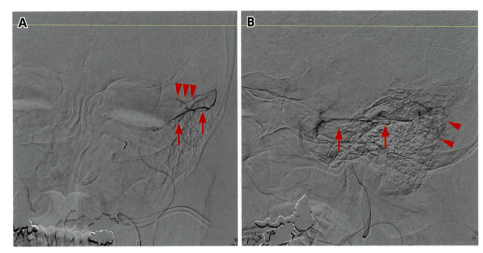

図8 超選択的MMA撮影

A：正面像，B：側面像．MMA posterior convexity branch分岐後の屈曲部から中硬膜静脈が描出されている（矢印）．MMAの末梢からわずかに腫瘍陰影が描出されている（矢頭）．

る可能性はあります．また，この部からNBCAを逆流させない限りは顔面神経麻痺が出現することはありません．ただ，安全性からはコイルで閉塞したほうが安全です．もう一度，MCが末梢に入らないか試してみてください．

- A研修医 　今度はMMA末梢までGWが入りました．しかし，どうしてもMCが追従しません．
- B専門医 　血管の解離が生じてその部で引っかかっているのでしょうね．MCを入るところまで挿入して，そこでMC造影をしてみてください．
- A研修医 　MCから撮影すると，腫瘍とシャントが同時に写ります（図8）．
- C指導医 　では，そこからEmbosphere® 300-500μmを注入してください．
- A研修医 　わかりました．注入します．MMAの流れが徐々に遅くなってきました．腫瘍は塞栓できたようですが，シャントの流れは変わりません．
- C指導医 　その部から1×3cmのマイクロコイルを入れてみてください．おそらくシャントの末梢側のMMAに入ると思います．
- A研修医 　入れます．確かにシャントの末梢にコイルが入りました．もう1本入れます．これも入りました．
- C指導医 　これで，末梢からのシャントへの流入は起こりません．次はシャント部と中枢側

中硬膜動静脈シャントの治療として，液体塞栓物質，コイル，粒子塞栓物質を用いた塞栓術があるが，安全性の面からはコイルによるトラップが望ましい．

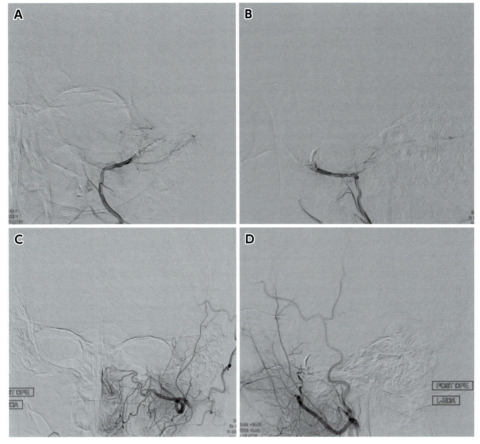

図9 中硬膜動静脈シャント閉塞後MMA撮影およびECA撮影

A, B：正面像, 側面像超選択的MMA撮影. シャントは消失している.
C, D：正面像, 側面像ECA撮影. 他のECA分枝からもシャントは描出されなくなっている.

を止めますが, 念のため, frontal branchの末梢もコイルで閉塞しておいてください.

A研修医　どうしてですか？

C指導医　シャントは分岐部に近いので, うまくシャント部が閉塞できないとfrontal branchからシャントが残る可能性があるからです. 一度中枢側を閉塞してしまうと末梢側にカテは挿入できなくなります.

A研修医　なるほど. では, 少し中枢側を閉塞して, カテをfrontal branchに入れかえます. そこから, 再度コイルで詰め戻ります. さらにシャント部, 中枢側にコイルを追加します.

B専門医　それでいいでしょう. 血管撮影をしてください.

A研修医　シャントは完全に閉塞しています（図9）.

C指導医　では, 今回の手技はこれで終了です. 明日, 腫瘍の摘出術を行いましょう.

・使 用 デ バ イ ス 一 覧・

◎腫瘍塞栓術
- 6F ENVOY 90cm
- TACTICS 120cm
- Excelsior SL-10
- ED COIL ExtraSoft 1×3×2本

◎ dAVF 治療
- Excelsior SL-10
- Embosphere 300-500μm
- ED COIL ExtraSoft 1×3×2本

☞ Master's Comment

　中硬膜動脈は硬膜で固定されているため，屈曲部でのカテーテル操作で血管自体が移動することがないので容易に血管穿孔を起こします．好発部位は，sphenoidal ridgeを越える部分です．ほとんどの症例で並走する中硬膜静脈に穿孔し，動静脈シャントを形成します．シャント自体が大きなものではないため，健康被害につながることは極めてまれですので，落ち着いて対応して問題ありません（過去に1例のみ，医原性中硬膜動静脈シャントに対してコイルで閉塞しようとしたときに，選択したコイルが大きすぎ，コイルで硬膜下に穿孔し，液体塞栓物質で閉塞した症例を経験しました）．

　塞栓のコツは確実にシャントを閉塞することで，コイルを用いる場合は，シャント前後をきっちりコイルで止めること，液体の場合は確実にシャントを越えて静脈側まで流し込むことが必要です．PVAは粒子が絡み合ってうまくシャントを閉塞できることが多かったのですが，Embosphere®は球形でサイズが均一なため，シャントを閉塞するのは難しいようです．いずれにしても，シャント自体を閉鎖するかシャントの前後を確実にトラップする必要があります．近位血管の閉塞は次の治療をさらに困難にするため，よほどの理由がない限りは行ってはいけません．

引用・参考文献

1) Tsumoto T, Nakakita K, Hayashi S, et al: Bone defect associated with middle meningeal arteriovenous fistula treated by embolization. Neurol Med Chir (Tokyo) 41: 42-7, 2001
2) Terada T, Nakai E, Tsumoto T, et al: Iatrogenic arteriovenous fistula of the middle meningeal artery caused during embolization for meningioma - Case report. Neurol Med Chir (Tokyo) 37: 677-80, 1997

2章 硬膜動静脈瘻（dAVF）　　　難易度 ★★★

9 マイクロカテーテルの挿入に工夫を要した脊髄硬膜動静脈シャントの1例

山家 弘雄[1]，寺田 友昭[2]
1) 昭和大学横浜市北部病院脳神経外科
2) 昭和大学藤が丘病院脳神経外科

次の一手（表技・裏技）

1. 肋間動脈でも必要に応じてDACを使用することが有効である．

2. どうしても目的とする血管に選択的にマイクロカテーテルが挿入できないときは，分岐する血管をコイルで閉塞し目的とする血管にのみ液体塞栓物質が流れてゆく状況を作り出してやる．

3. NBCAは，ある程度の量が注入されていれば直後に閉塞していなくても経過中に完全閉塞になる可能性が高いので，しばらく経過を見るという選択肢もある．

☞ 症例紹介

　今回は，歩行障害で発症した82歳男性の症例です．脊髄MRIではT2強調画像で胸腰髄部の脊髄中心部に高吸収域と脊髄背側にsignal voidが認められます（図1）．画像上は典型的な脊髄硬膜動静脈シャント（dAVF）の症例ですが，脊髄血管造影と塞栓術の実際について一緒に勉強したいと思います．

1. 術前検討：治療戦略

C 指導医　A先生，MRIでは典型的な脊髄dAVFですが，ここからどのように診断し，どのような治療を考えますか？

A 研修医　やはり，確定診断には，脊髄血管造影が必須と考えます．最近，脊髄血管造影自体を経験する機会が減っているように思いますが，原則，内頚動脈，椎骨動脈，肋頚動脈，甲状頚動脈から始まり内腸骨動脈を含め，すべてのレベルの肋間動脈

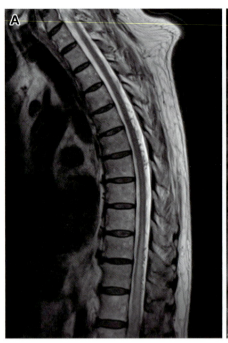
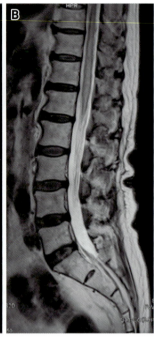

図1 脊髄MRI
A：胸髄矢状断T2強調画像．胸髄背側から腰髄にかけて，血管と思われるsignal voidを認める．また胸髄から腰髄にかけて脊髄中心部に高吸収域を認める．
B：腰髄矢状断T2強調画像．胸髄から腰髄にかけて脊髄中心部に高吸収域を認める．

と内腸骨動脈を撮影します．目的は，シャントを見つけることと，正常の前脊髄動脈（ASA），後脊髄動脈（PSA）がどこから出るかを確認するためです．また，まれに頭蓋内のdAVFのdrainerが脊髄静脈（spinal vein）になっている症例も報告されていますので，頭蓋内も精査しておく必要があります．

C指導医 診断は具体的にどのような方法で行いますか？ 施設によっては，全身麻酔で診断カテを行うところもありますが，われわれのところでは，息止めなどで協力できる人は局所麻酔で行っています．カテはミカエルソン型，コブラ型などを使用します．脊髄血管撮影のコツについてB先生，簡単に説明してください（図1）．

B専門医 ミカエルソンを用いる場合は，腸骨動脈，腎動脈に引っかけて形状を形成し，その後，大動脈の後面をこするようにしてそれぞれの血管に先端を引っかけていきます．われわれは<mark>レベルを間違えないように背中にX線不透過のメジャーを置いています</mark>．それと<mark>レベルを書いた紙を用意して，撮影部位をチェックし抜けがないことを確認</mark>します．撮影時，息止めをしてもらいますが，診断前に腸管の運動を抑制するような薬剤を処方する場合もあります．以前はASAから脊髄静脈が描出されるまでの時間を計測し，循環遅延の有無を調べていましたが，今は脊髄dAVFの診断はMRA，3D-CTAなどで確定診断できるので循環時間までは調べなくなってきています．

C指導医 では，さっそく脊髄血管撮影を行ってください．

A研修医 左Th5の肋間動脈から病変が描出されました．Radicular arteryからの硬膜貫

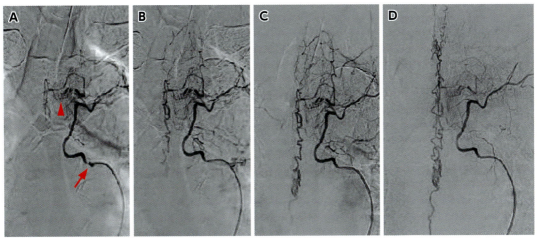

図2 左Th5肋間動脈撮影（動脈相から毛細血管相）
A：Radiculomeningeal arteryから硬膜貫通部にシャントを持つ脊髄dAVFが認められる（矢頭）．肋間動脈に狭窄を認める（矢印）．
B-D：シャントより脊髄静脈が上下方向に描出されている．

通部にシャントが形成され脊髄静脈につながっています．ASA，PSAはこの血管からは出ていません．ただ，このレベルでカテ先がうまく肋間動脈に引っかかりませんでした（図2）．

C 指導医 ASAはどのレベルから出ますか？

A 研修医 左Th7から出ていますので，塞栓術中に液体塞栓物質が迷入することはないと思います．

B 専門医 Radiculomeningeal arteryにうまくカテが挿入できれば，高率に塞栓術で根治可能と考えます．ただ，局所麻酔下の診断アンギオなので全身麻酔下で再度アンギオを行うとPSAが同レベルから分岐しているのが分かることもありますので最終的には全身麻酔下のアンギオ後に確定できると思います．

C 指導医 では入院の予定を決めて全身麻酔下で脊髄血管撮影を行った後，治療することにしましょう．

A 研修医 来月，全身麻酔下で塞栓術を予定します．

2．実際の治療：親カテーテルの挿入

A 研修医 全身麻酔下で4F コブラをTh5の肋間動脈に引っかけました．造影するとシャントが写ってきます．ただ，マイクロカテーテル（MC）を引っ張ってもカテが奥に入らず抜けてしまいます．カテが安定しません．前回ミカエルソンを用いましたが，確かにカテが奥まで入らず，不安定な状態で撮影しました．

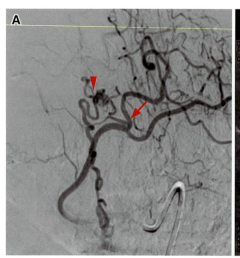 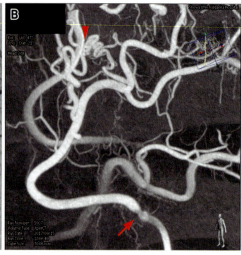

図3 左Th5からのワーキングアングル（WA）による肋間動脈撮影と3D-RAのMIP画像

A：WAでの脊髄血管造影を示す．矢印部はradiculomeningeal arteryがヘアピン状に分岐している部分を示す．矢頭部は硬膜貫通部でシャントが形成されている部分を示している．
B：3D-RA MIP画像を示す．矢印は脊髄動脈の狭窄部を示す．矢頭部は硬膜貫通部でシャントが形成されている部分を示している．

B専門医　MCを軸に親カテを進めれば安定する位置まで挿入できると思います．

C指導医　とりあえず，この血管から血管撮影と3D-RAを行い，詳細な血管構築を調べておきましょう．

A研修医　わかりました．では，用手的に1mL/秒で注入しながら3D-RAを行います．

B専門医　肋間動脈入口付近に狭窄がありますね．これが，親カテが末梢に進まない理由ですね．また，radiculomeningeal arteryはヘアピン状に曲がっており，MCの挿入は難しそうです（図3）．

A研修医　とりあえず，Marathon（日本メドトロニック）とガイドワイヤー（GW）はTENROU 1014（カネカメディックス）を用いて，MCを末梢に挿入した状態で親カテを奥に入れてみます．

A研修医　MCとGWは進みますが，末梢に進めようとすると親カテが狭窄を越えず，肋間動脈から外れて大動脈内に落ち込んでしまいます．やはり，親カテが安定しないとMCを末梢に進めることは難しそうです．何か良い方法がありますか？

B専門医　DACがうまく使えればよいのですが，FUBUKI（朝日インテック）やTACTICS（テクノクラートコーポレーション）を使っても元の血管径，狭窄の程度を考えるとこの狭窄を越えるのは難しいかもしれませんね．

A研修医　経皮的血管形成術（PTA）で血管を拡張するという方法はどうですか？

C指導医　大動脈からすぐに分岐している血管で，1.5-2mmの径ですからPTA時に万一血管破裂などが起こると問題が生じる可能性がありますね．最後の手段と考えまし

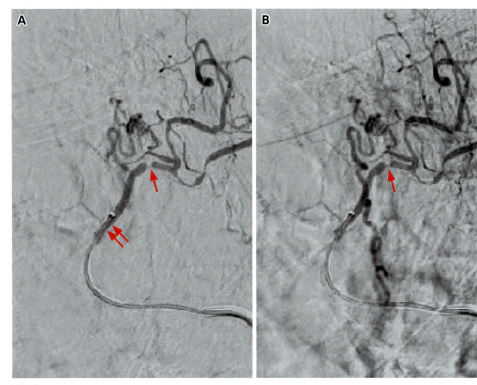

図4 左Th5に挿入されたHFからの血管撮影（WA）

A，B：早期，晩期動脈相では血管のところどころにカテ挿入に伴い血管攣縮の所見を認める（矢印）．これらは自然に寛解した．HF先端（二重矢印）．

ょう．

B専門医 DACということであればCarnelian HF（東海メディカルプロダクツ）125cm（以下HF）を使ってみるのはどうでしょうか．HFが入ればかなり安定し，1.9FまでのMCが挿入可能ですから，Carnelian MARVEL S（東海メディカルプロダクツ）1.6F/1.8F（有効長155cm，以下MARVEL）を挿入して治療できるはずです．

C指導医 妙案ですね．やってみましょう．

3．実際の治療：DAC

A研修医 では，コブラを4Fから内腔の大きな5Fに変えて肋間動脈に引っかけて，中にHFとMARVELを通します．MARVELとTENROUは末梢に入っていきますが，HFがやはり同じところで引っかかって進みません．

B専門医 GWとMARVELを肋間動脈外側枝のほうに入るだけ入れてみましょう．この血管は塞栓しませんが，内カテが末梢に入れば入るほど親カテは上がりやすくなるはずです．

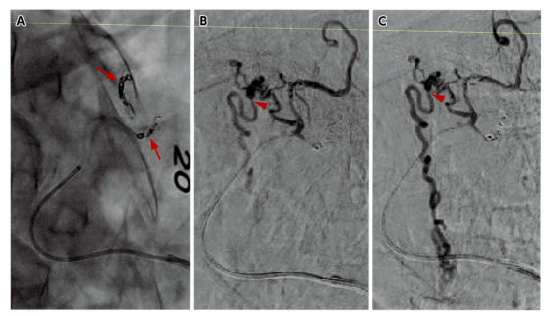

図5 左Th5 Radiculomeningeal artery分岐部からの選択的血管撮影と単純撮影
A：肋間動脈内側枝，外側枝にコイルが挿入されている（矢印）．
B，C：選択的血管撮影では，内側枝には造影剤はゆっくり流入しているが外側枝には造影剤が入っていかなくなっている．シャント（矢頭）は明瞭に描出されている．

A研修医　わかりました，やってみます．どちらも肋間動脈の末梢まで進みました．HFを進めてみます．今回は狭窄部を越えて末梢に入りました．これで何とか勝負になりそうですね（図4）．

B専門医　A先生，勝負はこれからです．このradiculomeningeal arteryにMCを挿入するのは至難の業です．まず，MCの先端に小さなSカーブをつけて挿入を試みましょう．それと，今の状況では使用できるMCはMARVELしかありません．Marathon, Magic（BALT）はHFの中を通りません．

A研修医　カテはとても引っかかりそうにないですね．GWもCHIKAI 14（朝日インテック）に変えてみましたが，とても血管の末梢まで挿入できる感じではありません．ただ，radiculomeningeal arteryの入口部にMCの先端を持ってくることは可能です．

C指導医　では，上方に分岐する肋間動脈内側枝と側方に分岐する外側枝をコイルで閉塞し，塞栓物質がradiculomeningeal arteryのほうにのみ入るようにしましょう．

Tips　目的とする血管に選択的にMCが挿入できないときは，分岐する血管をコイルで閉塞し目的とする血管にのみ液体塞栓物質が流れてゆく状況を作り出す．

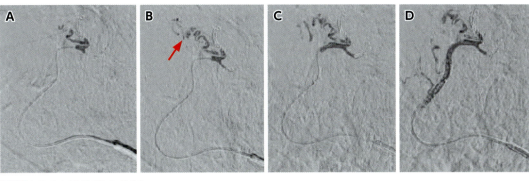

図6 NBCA注入時のDSA
A：NBCAがradiculomeningeal arteryに入りだす．
B：NBCAがシャント（矢印）を越えて静脈側に入っている．
C：動脈への逆流は認められるが，挿入されたコイルを越えて末梢には入っていない．
D：動脈にさらに逆流が見られるが，静脈側にはこれ以上NBCAは入っていかない．

A研修医　わかりました．それぞれの血管にMCを挿入し，コイルで閉塞します．コイルはED COIL 10 ExtraSoft Type R（カネカメディックス）1.5×3cmで塞栓を行います．どちらの血管にもコイルを挿入できました．外側枝の流れは途絶えましたが，内側枝の流れは途絶えてはいないものの遅くなっています（図5）．

B専門医　その程度コイルが入っていれば，NBCAがそのcoil massに接触すれば末梢には進まず，そこで固まると思います．

A研修医　Onyx（日本メドトロニック）という選択肢はないのでしょうか？

B専門医　OnyxはDMSOでカテーテル内を充填する必要があります．注入された高濃度のDMSOが血管の内膜を傷害することはよく知られているので，脊髄のシャント疾患には用いないほうがよいと思います．

A研修医　ではNBCAですね．何％程度が良いのでしょう？

C指導医　明確な基準はありませんが，コイルのところできっちりと固まってもらう必要があるので25％を使用しましょう．

B専門医　では25％NBCAを準備します．今回はシャントを越えて末梢の静脈まで届いてもらう必要があるので，NBCAを少し加温しておきます．

A研修医　準備できました．カテーテル内は5％ブドウ糖でリンスし終えています．

B専門医　では，1秒間2コマの液体塞栓物質注入モードのDSA下に注入します．麻酔科の先生，しばらく患者の呼吸を止めておいてください．呼吸が止まればNBCAを注入します．

（……麻酔中……）

B専門医　では注入します．NBCAはシャントを越えて静脈側まで到達しました．もう少し注入しますが，末梢にはこれ以上進まずに逆流してきます．少しポーズをとっ

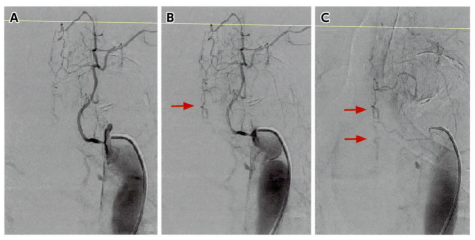

図7 左Th4からの血管撮影
A：早期動脈相ではシャントの描出ははっきりしない．
B：動脈相で矢印部分に脊髄静脈がわずかに描出される．
C：晩期動脈相では矢印部分で脊髄静脈が明瞭に描出されている．

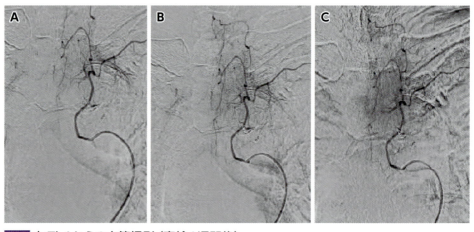

図8 左Th4からの血管撮影（塞栓1週間後）
A-C：動脈相，晩期動脈相，毛細血管相でも脊髄静脈は描出されてこない．

て再注入します．やはり前には進みません．逆流のみです．MCを抜去します（図6）．シャント直後のいわゆるfoot of the veinへのpenetrationが少し悪いですね．わずかにシャントが残っているかもしれません．上下，左右のレベルから再造影してください．

A研修医 左Th4からわずかにシャントが描出されています（図7）．
C指導医 A先生，どうしますか？
A研修医 NBCAは血栓性が高く，ある程度注入されていれば，シャントの完全閉塞が期待できると思います．

B専門医 そうですね．症状を見ながらですが，1週間後に再度血管撮影を行いましょう．

C指導医 では，今回はこれで終了です．

A研修医 1週間後に血管撮影を行いました．前回見られたわずかなシャントも完全に消失しています（**図8**）．神経症状は改善し，特に歩行が良くなったと自分でも感じておられます．

・使用デバイス一覧・

- エルウェイ 5F 70cm コブラ
- TENROU 1014 200cm
- CHIKAI 14inch 200cm
- Marathon 165cm
- Carnelian HF 125cm
- Carnelian MARVEL S 155cm
- NBCA 25%

コイル
- ED COIL ExtraSoft 1.5×3×3本

👉 Master's Comment

1. 本症例では，2つの問題点がありました．1つは親カテーテルをいかに安定させるか．もう1つはradiculomeningeal arteryにマイクロカテーテルが入らないときにどうするかです．

   私の経験の中で，脊髄疾患の塞栓術で親カテーテルが奥まで入らず，DACを使わざるを得なかったのはこの症例が初めてです．頭蓋内の細い血管であればCerulean（メディキット），FUBUKI（朝日インテック）などが有効ですが，今回は血管のサイズからCarnelian HFという選択肢しかありませんでした．いろんなタイプのDACがあることと，それぞれの特質を知っておくことが重要です．

2. また，radiculomeningeal arteryへのマイクロカテーテルの導入が困難な場合には，その末梢で分岐する血管を塞栓しておき，勝負血管の直近から液体塞栓物質を注入する方法もあることを知っておけば役立つことがあると思います．

   もちろん，Magicカテーテルやシモンズ型に曲げたガイドワイヤーでうまく挿入できる症例もありますが，今回の症例では，マイクロカテーテルの選択肢がないこと，分岐直後から非常に強いヘアピンカーブになっていることから，仮に上記のいずれかの方法が使えたとしても挿入は極めて困難であっただろうと思います．

脳神経血管内治療 次の一手　237

3 章

脳動静脈奇形（AVM）

0 脳動静脈奇形に対する血管内治療の基本的な考え方

1 塞栓術中に破裂をきたした脳動静脈奇形の 1 例

2 中硬膜動脈を勝負血管に設定し良好な塞栓効果の得られた
　小児脳動静脈奇形の 1 例

3章 脳動静脈奇形（AVM）

0 脳動静脈奇形に対する血管内治療の基本的な考え方

寺田 友昭[1]　　　1）昭和大学藤が丘病院脳神経外科

①読影がすべて

　シャント疾患に対する治療を成功させるための第一歩は，読影である．流入動脈（可能性のあるものすべて），シャントポイント，流出静脈（可能性のあるものすべて）を読み切ることができれば，治療の60％は成功したと考えてよい．

②安易な流入動脈の閉塞は避けよう！

　シャント疾患では，最初に明確に描出されなかった血管が他の血管が閉塞されるにつれ明確に描出されてくる場合（流入動脈，流出静脈ともに）が多々ある．このようなことを起こさないためには，安易な流入動脈の近位での閉塞，流出静脈の遠位での閉塞は極力避けるべきである．dAVFやAVMの治療でシャント部の閉塞を行う前に，他の流入動脈を近位でコイルを用いて閉塞している症例を見かけるが，これは治療効果がほとんどなく，次の治療をより難しくし，さらにアクセスルートを消す治療であるので，摘出術前の一部の症例を除き，安易に行うべきではない．

③戦略を立てる

　次に，シャントをいかに完全に閉塞させるかという戦略を立てる．明らかなシャントポーチ（正確にはシャントを越えた直後の静脈，または静脈洞）があればその部分を選択的に詰めることは理想的であり，そこに到達できる戦略を立てる．しかし，それで詰め切れなかった場合の戦略も常に立てておく必要がある．

④AVMに対する根治的塞栓術

　AVMに対して根治的塞栓術が意図的に行われることは国内ではまれであるが，Onyxを用いて根治的塞栓術を目指す場合は，血管撮影上AVMが消えたように見えても，Onyxがnidusに入ってゆく間は注入を続けることが肝要である．Nidusより一回り大きな範囲まで注入し，refluxしか起こらない，またはAVMのnidus外への流出（破裂）が見られた時点で終了する．AVMでOnyxのextravasationが起こると注入を続けてもnidus内に入ることはない．

※①-③は2章0と同一の記述です．

240　脳神経血管内治療 次の一手

3章 脳動静脈奇形（AVM）

難易度 ★★★

1 塞栓術中に破裂をきたした脳動静脈奇形の1例

寺田 友昭[1]，田中 優子[1]，大島 幸亮[2]
1) 昭和大学藤が丘病院脳神経外科
2) 石岡循環器科脳神経外科病院脳神経外科

 次の一手（表技・裏技）

1. カテーテル挿入においてDACを活用すると，治療の幅が広がる．ただし，親カテーテル，DAC，マイクロカテーテルの長さを考えて治療戦略を立てることが重要である．

2. カテーテルがwedgeした状態で液体塞栓物質を注入すると，血管内の注入圧が高まり，血管が破裂することが稀にある．そのような場合は，慌てずに，破裂部に液体塞栓物質を充填すれば出血は止まるので，ゆっくりと液体塞栓物質を注入する．

3. シャント疾患におけるOnyxの塞栓術においては，完全閉塞できたと思っても念入りにOnyxを注入しておくことが重要である．

☞ 症例紹介

今回は46歳男性，左側頭葉から頭頂葉にかけての皮質下出血で発症した脳動静脈奇形（AVM）の症例です．軽度の頭痛で発症し，当科を救急受診しました．意識は清明で，神経学的には右同名性半盲を認めますが，失語，失読，失書，失算などの高次脳機能障害は認めていません．CTでは最大径3cm程度の皮質下出血を認めます（図1）．出血源検索のため脳血管撮影を行ったところ，左側頭頭頂部に1.5cm大の小さなAVMが認められました．主な流入動脈は後側頭動脈ですが，椎骨動脈（VA）撮影でも後大脳動脈（PCA）の側頭枝から吻合路を介してわずかですが造影されています．主な流出静脈はvein of Labbeです（図2）．Nidus内に明らかな出血点と思われるような仮性動脈

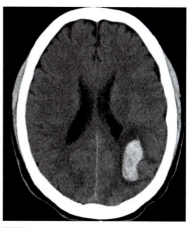

図1 来院時頭部CT
左側頭後頭葉最大径3cm程度の出血とその外側に1.5～2cm大の等吸収域の病変を認める．

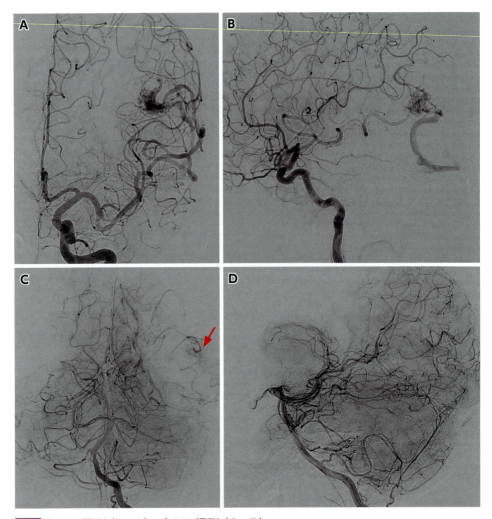

図2 左ICA撮影（A, B）, 左VA撮影（C, D）
A：正面像, B：側面像. 左後側頭動脈を主流入動脈としてnidusを形成し, 主にvein of Labbe に流出する1.5cm大のAVMを認める.
C：正面像, D：側面像. PCAからの脳軟膜吻合を介して, わずかにAVMが描出される（C：矢印）.

瘤や静脈瘤は認められません.

1. 術前検討：治療戦略

C指導医 今回の症例ですが, A先生はどのような治療戦略を立てますか？

A研修医 出血発症の左側頭頭頂部の小さなAVMの症例ですから, まず摘出術を考えたいと思います. ただ, 本人, 家族は, 塞栓術で治るならそちらで治療してほしいと希望されています.

C指導医 B先生, 塞栓術の場合はどうしますか？

B専門医 この症例でしたら，脳表から少し入ったところにAVMが存在しており，塞栓術なしでも摘出は可能と思います．しかし，流入動脈にカテを挿入することはさほど困難ではなく，リスクも少ないかと思いますので，塞栓術を行いたいと思います．その理由は，うまく塞栓しておくことにより流入動脈の同定が容易になり，かつAVMの境界も明瞭になるからです．

C指導医 確かに，はじめてAVMの手術を行うときに，開頭してみると複数の流入動脈がある場合には血管の同定に手間取ることがありますね．では，塞栓術を行うとすれば，どのような方法で塞栓しますか？

B専門医 Marathon（日本メドトロニック）を流入動脈の直近まで進めてplugを作ったうえで，Onyx（日本メドトロニック）を注入したいと思います．このサイズなら，Onyxの塞栓術でも根治にもっていける可能性はあると思います．

C指導医 いわゆるplug and pushという方法ですが，この方法を用いるうえで何か注意点はありますか？

A研修医 Onyxは基本的には接着性はありませんが，長いplugを作った状態で長時間注入しているとマイクロカテーテル（MC）が抜けなくなることがあったように思います．

C指導医 確かにplug and pushは良い方法ですが，カテの抜去困難が生じるという問題点がありますね．これに対応するためには，どのような方法がありますか？

B専門医 一つは，無理をせず，simple pushで閉塞する方法があります．NBCAと同じような感覚で塞栓すれば，抜去困難になることはないと思います．ただその分，塞栓効果は劣ります．

C指導医 他にどうですか？

B専門医 あとは，DACを併用する方法があります．DACがあると，MCに牽引する力が直接かかりやすくなるので，抜きやすくなります．最近は，この方法で問題なく抜去できているように思います．

C指導医 この症例だと4.2FのFUBUKI（朝日インテック）はM1までは入りますから，plug and pushでもさほど苦労せずに抜けそうですね．あとは，スネアで引き抜くという方法もありますが，DACが使えればスネアを用いる必要はなさそうですね．もちろんApollo（Covidien）やSonic（BALT）のようなdetachable microcatheterがあれば言うことはないのですが．

> **Tips**
>
> **Plug and push（technique）**
> ゆっくりと注入を行い，適宜の中断（30-60秒），再注入を行いつつplugを作って塞栓を進めていく方法．

脳動静脈奇形（AVM）

3章

1 塞栓術中に破裂をきたした脳動静脈奇形の1例

A研修医 バルーンカテーテル（BC）という選択肢はどうでしょうか．また，先生が外頚動脈系でやられているように，Marathonの近位にコイルを置いてさらに低濃度のNBCAを注入して，近位血管を閉塞させてフローコントロールするpressure cooker techniqueは使えないのでしょうか？

C指導医 確かに，ダブルルーメンBCを流入動脈末梢に挿入し，バルーンで血流遮断しOnyxを注入すれば，plugを作る必要はありませんね．ただ，Scpeter（テルモ）は有効長がMarathonより短いので，AVM直近まで到達できるかどうかがポイントです．カーブはそれほどきつくないので，距離が大丈夫ならScepterも使えそうですね．それと，pressure cookerは外頚動脈系で数分以内に塞栓が完了できる症例に使っていますが，頭蓋内にはリスクが高すぎて使えません．やはり，この方法を使うにはdetachable microcatheterが必須です．距離的にはScepterでぎりぎり届きそうなので，今回はScepterを使って塞栓しましょう．A先生，どのようなシステムで治療を行いますか？

A研修医 Scepter C 4×10mmを用いるとしても，DACは使いますから，造影するためには7Fの親カテが必要です．右の大腿動脈アプローチで，7Fの親カテを左内頚動脈（ICA）に挿入し，その中にFUBUKI 4.2F 120cmを挿入し，さらにその中にScepter Cを通します．FUBUKIはM1まで上げる予定なので，先端にカーブをつけておきます．

C指導医 B先生，それでよいですか？

B専門医 アクセスに関しては，それで問題ないと思います．ただ，PCAからも細いfeederが入っているので，VAにも診断カテ（4F）を挿入しておいて，そこからfeederがどのようになっているかを術中に確認する必要があります．それと，Scepterの長さが足りなくなる可能性もあるので，FUBUKIとの間にはTコネクターを付けておいてください．

A研修医 なるほど，==VAGで他のfeederもチェックできるようにしておく==わけですね．対側にも4Fのシースを入れておきます．

2. 実際の治療

A研修医 では，治療に入ります．親カテ，入りました．4.2F FUBUKIはサイホンの手前で止めておきます．ここからScepter CをCHIKAI（朝日インテック）0.014inchを用いてfeeder末梢に進めます．Scepterはどんどん入っていきます．ただ，AVM直近まで進めるには数cm足らないように思います．

B専門医 それでは，FUBUKIでサイホンを越しましょう．

A研修医 FUBUKIでサイホンを越えます．M1まで入りました．かなり，Scepterに余裕

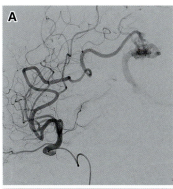
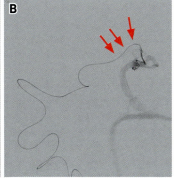
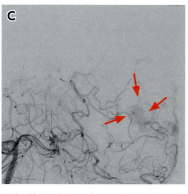
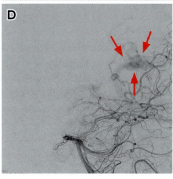

図3 左ICA撮影（A），左後側頭動脈撮影（B），左VA撮影（C，D）

A：左ICA撮影側面像．後側頭動脈を流入動脈とするAVMを認める．
B：左後側頭動脈撮影側面像．AVMのnidus手前でバルーンを拡張し，血管を閉塞した状態での超選択的血管撮影．矢印は拡張させたバルーンを示す．AVMからdrainerが描出されている．
C：左VA撮影正面像．
D：左VA撮影側面像．後側頭動脈をバルーンで閉塞しているため，脳軟膜吻合を介してAVMが明瞭に描出されている．

が出ました．AVM直近まで到達できそうです．AVM nidusの手前1cm程度のところまで進みました．

C指導医　そこでよいでしょう．それでは，バルーンをゆっくり拡張させましょう．バルーンの造影剤は原液でプライミングして，先端のパージポールは閉じていますね．2：1の造影剤でもバルーンは見えるのですが，パージホールがうまく閉じていないと，拡張，収縮を繰り返している間にバルーンが見えにくくなってくることがあります．頭蓋内の末梢の動脈でバルーンがよく見えないと，過拡張による致命的な合併症を起こすこともあり得ます．

A研修医　はい．そうしています．バルーンをゆっくり拡張させます．血管とほぼ同じ径になりました．

C指導医　バルーンの拡張が不十分だと，Onyxがバルーンの周囲に逆流してきてバルーンがOnyxでトラップされて，抜去困難になることがあります．かといって，過拡張は血管破裂につながります．破裂しない程度に，十分拡張させておくことが重要ですね．では，BCから造影してください（図3）．それと，VAGでPCAからのfeederがどうなっているかを確認してください．

A研修医　PCAからAVMが結構写るようになっています（図3）．

C指導医　このまま注入していくとOnyxはnidusに入り，一部は他のfeederに逆流するとともに，drainerにも入っていきます．Drainerに入った時点でOnyxの注入

を中止し，30-60秒待って再注入します．他のfeederに逆流することは，根治を目指すうえで重要ですが，逆流させすぎて正常な部分まで閉塞させないように注意する必要があります．では，これらの点に注意して塞栓を始めましょう．

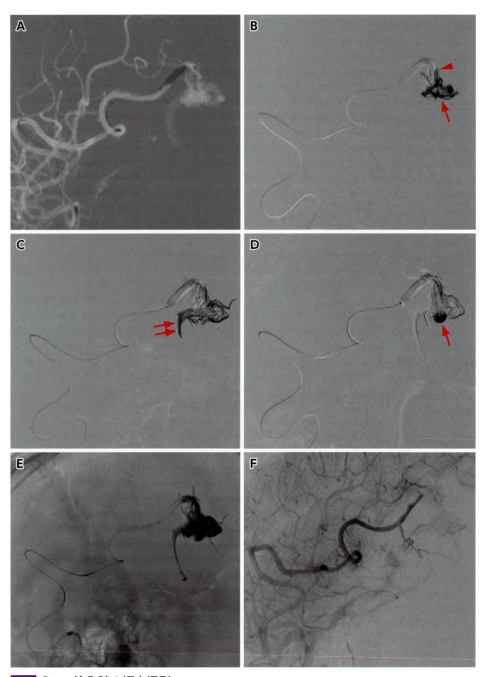

図4 Onyx注入時の術中撮影

A：Septerのバルーンを拡張．B，C：Onyxを順次注入．Nidus（矢印），feeder（矢頭），drainerの一部（二重矢印）が描出されている．D：矢印部分からOnyxがnidus外に流出している．E：Onyxのcast．F：塞栓後の血管撮影．AVM nidusの描出は消失．

B専門医　では，DMSOでプライミングしてからOnyxの注入を始めます．Scepterのdead spaceは0.45mLですから，DMSOを注入します．次にOnyx 18を注入していきます．Nidusに入りだしました（図4）．注入を続けます．少し，drainerに入りだしました．ここで，ポーズを30秒とります．注入を再開します．またnidusに入りだしました（図4）．今度は細い血管に逆流しました．注入を中止します．30秒待ちます．これは動脈ですか？

C指導医　大きなAVMの場合は，動脈に入ったか，静脈に入ったか，鑑別が難しいことがありますが，静脈の場合は血管の壁に沿って線状に流れていきます．動脈の場合は，ある程度のスピードで注入すると，Onyxの先端がto and froに動くのがわかります．これは，他のfeederに入っているという所見です．細い血管では鑑別が困難な場合がありますが，細いfeederの可能性が高いと思います．一度，VAGでPCAからのfeederがどうなっているか確認しましょう．

A研修医　VAGを行います．VAGからは，AVMはまったく写らなくなっています．carotid angiography（CAG）も行います．CAGでもAVMは写ってきません．

C指導医　血管撮影上は，根治したようですね．ただ，写らなくなってもOnyxが入っていく場合は，もう少し注入しておきましょう．

B専門医　注入を再開します．静脈に流れていきますが，一部nidusにも入っていっているように思います（図4）．注入を続けます．あれ，nidusの一部から別のところに入りだしました．これは静脈ですか？

C指導医　このような静脈はないと思います．Onyxの塊がどんどん出て行っている感じなので，おそらくAVMの一部が破れたのだと思います（図4D）．

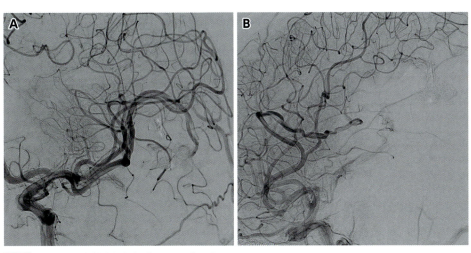

図5 Onyxの血管外流出時のICA撮影
A：正面寄りのWA，B：側面寄りのWA．AVMは完全に描出されなくなっており，造影剤の血管外への流出も認めていない．

脳神経血管内治療 次の一手　247

Point カテが wedge した状態で液体塞栓物質を注入すると，血管内の注入圧が高まり，血管が破裂することが稀にある．そのような場合は，慌てずに，破裂部に液体塞栓物質を充填すれば出血は止まるので，ゆっくりと液体塞栓物質を注入する．

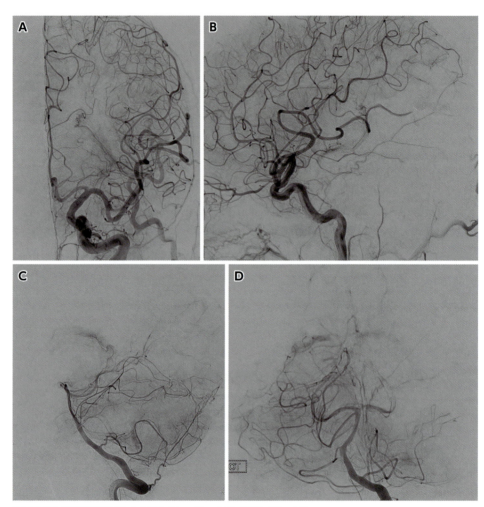

図6 塞栓術終了後 ICA 撮影（A，B），VA 撮影（C，D）

A，B：ICA撮影，正面像，側面像．AVMは描出されていない．
C，D：VA撮影，正面像，側面像．AVMは描出されていない．

3．トラブルシューティング

A研修医 AVMの破裂ですか？ どうしたらいいでしょう．
C指導医 もう一度，血管撮影をしてください．
A研修医 AVMは写ってきません．Extravasationのような所見もありません（図5）．

C 指導医 AVMのfeeder，nidus，drainerがすべて詰まり，nidus内の中の圧が高くなってOnyxが破裂部位から血管外に流出したと思われます．これで終了して，問題ありません．バルーンを収縮させて，抜去に入りましょう．

B 専門医 バルーンは収縮したので，ゆっくりカテを引き戻します．M2-3の血管が結構引き伸ばされてkinkしていますが，大丈夫でしょうか？

C 指導医 ゆっくり引いてきてください．

B 専門医 FUBUKIが末梢に進んでいきます．FUBUKIごとゆっくり引き戻します．カテが少し動きだしました．完全に抜けました．

C 指導医 最後の血管撮影を行ってください．忘れていましたが，本来はカテ抜去の前はヘパリンを中和してから抜くのが原則です．

A 研修医 血管撮影を行います．CAGでは，完全にAVMは消失しています．VAGでも写ってきません（図6）．摘出術はどうすればよいでしょうか？

C 指導医 Onyxによる塞栓は，原則摘出術の前処置ということになっていますので，家族，本人にその旨を説明し，最終的な方針を決めてください．いずれにしても，緊急で摘出術を行う必要はありません．本日は，これで終了いたします．

・ 使 用 デ バ イ ス 一 覧 ・

- 7F Shuttle Sheath 90cm
- 4.2F FUBUKI 120cm
- Scepter C 4×10
- CHIKAI 14
- Onyx 18 2.8mL

👉 Master's Comment

1. OnyxはNBCAと異なり，接着性はないので，血管にcastとして十分に充填しておかないと血管が完全に閉塞しません．したがって，一見閉塞したかのように見えても，念入りに多めに注入しておくことが重要です．

2. バルーンから注入する場合，拡張が不十分だと，Onyxがバルーンの周りに逆流し，バルーンがトラップされることがあるので，血管壁に密着するまで拡張する必要があります．ただし，過拡張は厳禁です．

3. DACの使用は，カテーテルの挿入，抜去において非常に有用です．可能な限り使用したほうがよいでしょう．

4. AVMの塞栓後，nidus内に造影剤が停滞したり，drainerの流れが悪くなっている場合は，間髪を置かず摘出術にもっていくのが安全です．

脳神経血管内治療 次の一手　**249**

3章 脳動静脈奇形(AVM)

難易度 ★★★

2 中硬膜動脈を勝負血管に設定し良好な塞栓効果の得られた小児脳動静脈奇形の1例

松本 浩明[1]，田中 優子[1]，寺田 友昭[1]
1) 昭和大学藤が丘病院脳神経外科

 次の一手（表技・裏技）

1. 中硬膜動脈の小さな屈曲をマイクロカテーテルが越えない場合は，やわらかいガイドワイヤーの先端を小さなJに曲げてナックルワイヤーで通過を試みる．

2. 中硬膜動脈からOnyxを注入した場合，多少plugが長くなり，長時間の注入になっても，血管自体の屈曲蛇行が少ないので，時間をかけてゆっくり引っ張れば，たいていは抜去可能である．

3. マイクロカテーテル抜去時に，DACの4.2F FUBUKIが中硬膜動脈に上がっていくことがあるが，よほど中硬膜動脈が太くない限りはforamen spinosumを越えて上げないほうがよい．DACで中硬膜動脈を損傷し，動静脈シャントを形成することがある．

症例紹介

　脳動静脈奇形（AVM）の治療において，術前塞栓術が摘出術を容易にすることはよく知られています．特にnidusがきっちりと塞栓されている場合は，AVMというよりも脳腫瘍の摘出術という感覚で全摘出が可能になります．このような術前塞栓を行うためには，術前の治療戦略が重要になります．残念ながら国内ではまだdetachable tip microcatheterが使用できないため，細い脳血管の末梢のfeederまでマイクロカテーテル（MC）が挿入された場合，その部でプラグを作りOnyxを注入すると，高率にカテ抜去困難が生じます．しかし，中硬膜動脈（MMA）は走行が直線的であり，抜去時に血管の変位が起きないため，抜去困難になることは極めて少なく，最悪カテが断裂しても，断裂したカテを外頸動脈に留置しておくことが可能です．今回，出血後増大を示す左後頭葉のAVMに対して脳血管からのfeederをsimple push techniqueで塞栓した後，MMAからplug and push techniqueでOnyxを注入し90％以上の塞栓が得られたので，その治療戦略と手技について紹介します．

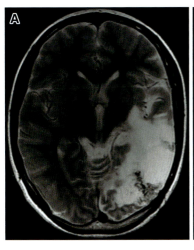 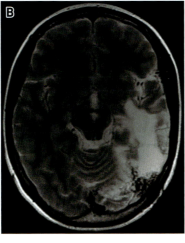

図1 術前MRI, T2WI

A, B：左側頭後頭頭頂部に出血後の広範な低吸収域を認め，その内部の後頭葉領域に不規則なflow voidを認める．

　今回の症例は10歳の女児で，4歳のときに左後頭葉の出血で発症し，血腫除去術とAVM摘出術を受けていますが，一部AVMの残存がありフォローアップされていました．MRIでAVMの増大が認められたため，精査のため血管撮影を行い，AVMの増大が確認され，術前塞栓を行った後，摘出術が予定されています（図1）．本症例に対し，どのような術前塞栓術が有効かを検討してみたいと思います．

1. 術前検討：治療戦略

C指導医　A先生，まず血管撮影所見を説明してください．

A研修医　まず，流入動脈は中大脳動脈（MCA）領域からはposterior temporal arteryから1本のfeederが分かれてAVMを栄養しており，middle temporal arteryからも2本のfeederが出ています．また，後大脳動脈（PCA）からは，temporo-occipital arteryがfeederとなっています．特記すべきことは，左MMAのposterior convexity branch，petrosquamous branchからfeederがあること，さらにAVMは血腫腔の辺縁に生じており，一塊となっていないので注意しないと取り残すことがあり得ます（図2）．

C指導医　取り残さないための，何か注意点がありますか？

A研修医　各feederから塞栓しておき，摘出時に塞栓したfeederがすべて確認できれば，取り残していることはないと思います．

B専門医　先生の言うとおり，塞栓しておけばその血管を見つけることによりAVMの血管解剖がすぐにわかるので，実臨床では極めて有効だと思います．

C指導医　B先生，それでは塞栓の順番はどのようにしますか？

B専門医　一般的には，Onyxを用いて効果的な塞栓効果を得るためには，minor feeder

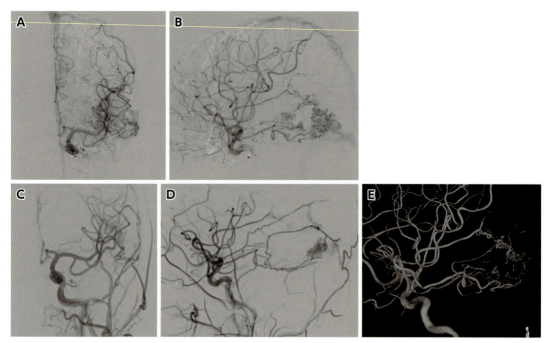

図2 術前ICA撮影，CCA撮影および3D-RA
A，B：ICA撮影正面像，側面像動脈相，posterior temporal artery, middle temporal artery, occipito-temporal arteryからのfeederが認められる．
C，D：CCA撮影，MMAのposterior convexity artery, petrosquamous branchがfeederとなっている．
E：ICA撮影3D-RA，各feederが立体的に観察できる．

を処置した後，major feederからいずれかのpressure cooker technique（2章5参照）を用いてOnyxを注入するのが有効だと思います．今回の症例ではAVMの位置が後頭葉で，脳血管からのAVM feederはAVMまでの距離が長くすべて屈曲蛇行が強いため，plug and pushにより注入を行った場合，高率に抜去困難が生じると思います．ただ，MMAから注入する場合は，抜去困難になることは極めて少ないので，脳血管のfeederをsimple push techniqueで閉塞した後，MMAからplug and pushで勝負したいと思います．

A研修医　B先生，ただMMAもかなり強い屈曲蛇行があり，塞栓できるポイント（AVM直近）までMCが誘導できるでしょうか？

B専門医　確かに，petrosquamous branchの分岐部はかなり強い屈曲があるのでアクセス困難かと思います．しかし，posterior convexity branchからはAVM直近までカテの誘導が可能と思います．

2. 治療の実際

C指導医　では，その手順で治療をすすめましょう．まず，MCAのfeederから始めて，

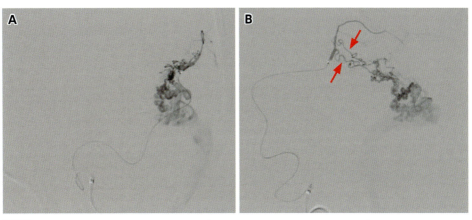

図3 Superselective angiography (posterior temporal artery)
A, B：正面，側面像．出血巣周囲を回るposterior temporal arteryから2本のfeederが認められる（矢印）．実際の塞栓は手前のfeederに挿入してOnyxを注入した．

　　　　　PCAのfeederを塞栓し，最後にMMAをplug and pushで塞栓しましょう．
A研修医　PCAのfeederはVAから挿入しますか，後交通動脈（Pcom）経由で挿入しますか？
C指導医　Pcomの太さ，屈曲から考えると，Pcom経由で挿入したほうが早いかと思います．
B専門医　では，7F親カテを総頸動脈（CCA）に留置し，4.2F FUBUKI（朝日インテック）をDACとして用い，その中からMarathon（日本メドトロニック）をそれぞれのfeederに挿入していきます．
A研修医　では，posterior temporal arteryから塞栓します（図3）．
C指導医　ガイドワイヤー（GW）はTENROU 1014（カネカメディックス），Traxcess 14（テルモ），CHIKAI EX10（朝日インテック）があります．血管の末梢まで入ったときにはEX10を試してみましょう．
A研修医　Marathonがposterior temporal arteryの末梢に入りました．EX10を用いてもこれ以上は挿入できません．カテはwedgeしているように思います．Onyx 18でいいですか？
C指導医　では，そのポイントからOnyx 18を注入してください．
B専門医　注入します．確かにwedgeしているので距離はありますが，AVM nidusにOnyxが入っていきます．少し逆流しましたが，血腫周囲の血管なので問題ないかと思います．計0.17mL注入できました．抜去も問題ありません．塞栓後の血管撮影も問題ありません．
A研修医　では，次の血管に移ります．Middle temporal arteryの1本の血管です．屈曲が強くAVMの直近までは到達できません．EX10は進みますが，Marathonは追従しません．ここからOnyxを注入します（図4）．

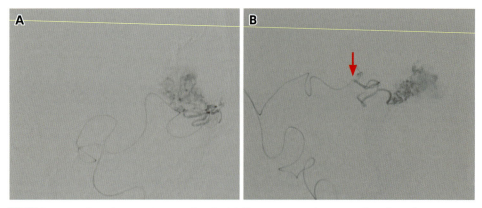

図4 Superselective angiography (middle temporal artery feeder 1)
A, B：正面, 側面像. Nidusまでの距離は遠いが, destructed brainのためこの部位から feeder occlusion気味に塞栓した(矢印).

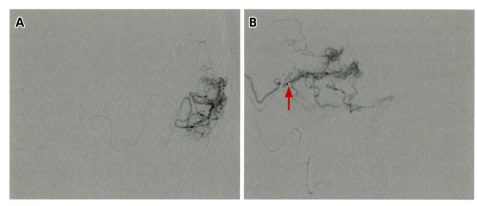

図5 Superselective angiography (middle temporal artery feeder 2)
A, B：正面, 側面像. Nidusまでの距離は遠いが, destructed brainのためこの部位から feeder occlusion気味に塞栓した(矢印).

C指導医 Feeder occlusion気味の注入でも大丈夫です.

B専門医 ぎりぎりAVMまで到達しましたが, 逆流してくるので注入を止めます. Onyxは0.07mL入りました. 血管撮影は問題ありません.

A研修医 では, 次のmiddle temporal arteryのfeederから塞栓します. 同じようにMarathonを挿入します. できるだけ, 末梢まで挿入し, そこからOnyx 18を注入します（図5）.

B専門医 Onyxは0.07mL入りました. これで, 中大脳動脈からのfeederは塞栓終了です.

A研修医 Temporo-occipital arteryですが, Pcom経由でアクセスします. PCA本幹からの分岐角度が強いので十分末梢まで挿入できません.

B専門医 無理する必要はありません. ここから注入しましょう（図6）. Onyxは0.07mL入りました. 血管撮影も問題ありません.

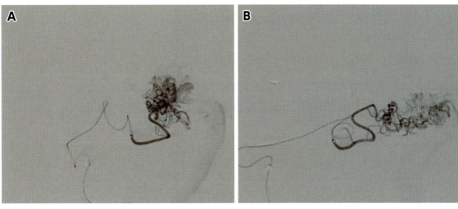

図6 Superselective angiography (temporo-occipital artery)
A, B：正面，側面像．Nidusまでの距離は遠いが，destructed brainのためこの部位から feeder occlusion気味に塞栓した．

C指導医 順調に進んできましたね（図7）．では，最後の**勝負血管のMMA**に移りましょう．

A研修医 DACはMMAに入りました．Marathonを挿入します．やはり，petrosquamous branchの屈曲部はGWが入っていきません．Posterior convexity branchに変えます．こちらは末梢までMarathonが進んでいきます．ただ，途中の屈曲部を越えません．TENROUを使ってもトルクが効かないので屈曲を越えません．

C指導医 **EX10の先端を小さなJに曲げて**使ってみてください．いわゆる**ナックルワイヤーテクニック**で挿入してみましょう．

A研修医 GWの先端がナックル状になって末梢に進みました．もっと入っていきます．

C指導医 そこを越えればまっすぐですから，もっとGWを挿入してください．そうすればMarathonも追従します．

B専門医 Marathonも十分末梢まで到達しました．Marathonから血管撮影を行います．この部分から前方に走るfeederが描出されます．

C指導医 Petrosquamous branchの後方成分が逆行性に写っているのですね．この血管から逆行性にAVMの直近までMCを挿入してください．目的の場所に前方から到達できませんでしたが，retrogradeに目的部位まで到達できそうですね．

A研修医 挿入できました．ほぼ，AVM直近です（図8）．

C指導医 では，ここからplug and pushでOnyxを注入しましょう（図9）．

> **Tips** ナックルワイヤーテクニック
> MMAの小さな屈曲をMCが越えない場合は，やわらかいGWの先端を小さなJに曲げてナックルワイヤーで通過を試みる．

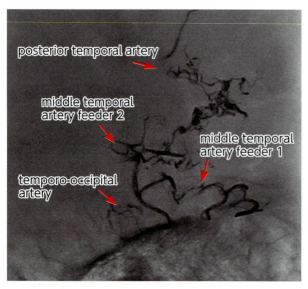

図7 4本のfeederからのOnyx cast
それぞれのfeederから主にfeeder occlusionしている．矢印の先端はそれぞれカテの先端の位置を示す．

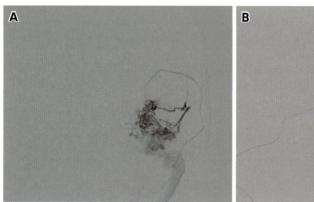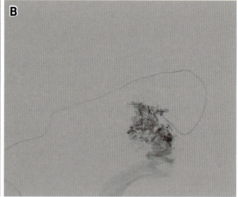

図8 Superselective angiography (middle meningeal artery)
A, B：Posterior convexity branch末梢から逆行性にpetrosquamous branchのnidus直近までMarathonを挿入している．

B専門医　Onyxがpetrosquamous branchの前方のfeederに逆流していきます．

C指導医　分岐手前までは大丈夫です．30秒待って再度注入してください．

B専門医　少し前方のfeeder，後方のfeederに逆流しました．また，30秒待って注入します．

C指導医　しばらくすればプラグができますから，もう少しゆっくり注入を続けてください．

B専門医　AVMに入りだしました．注入を続けます．どんどんAVMに入っていきます．

C指導医　静脈に入りだしたらポーズをとってください．30〜60秒待って再注入すると，別なコンパートメントに入っていきます．

B専門医　注入を続けます．かなりのAVMの部分が塞栓できました．静脈洞らしきところに入りだしました．注入を止めます．Onyxは計3.78mL入りました．では，血

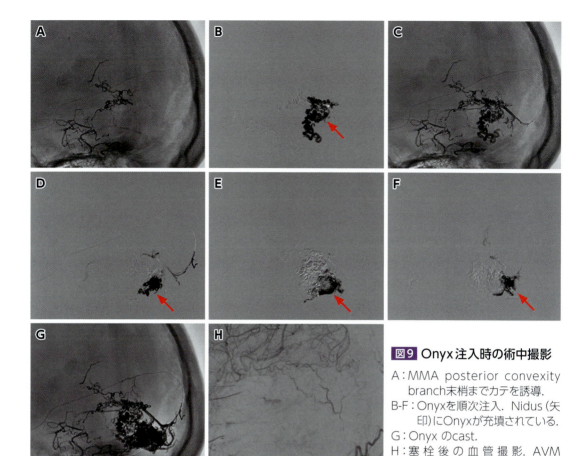

図9 Onyx注入時の術中撮影

A：MMA posterior convexity branch末梢までカテを誘導．
B-F：Onyxを順次注入．Nidus（矢印）にOnyxが充填されている．
G：Onyxのcast．
H：塞栓後の血管撮影．AVM nidusの描出はほぼ消失．

管撮影を行います．

C指導医 少しAVMは残っていますが，90％程度は塞栓できましたね．AVM内の造影剤の貯留などもないのでここで終了しましょう．ヘパリンを中和してから，ゆっくりMarathonを引き抜いてください．

B専門医 ゆっくり引きます．少し抵抗があります．でも，マーカーがゆっくり動いているのが見えます．抜けそうです．抜去できました．

A研修医 最後のアンギオです．AVMは少しだけ描出されますが，90％程度は塞栓されています（図10）．

C指導医 ここまで塞栓しておけば手術も容易で取り残すことはないと思います．本日はこれで終了です．

　術後，しばらくしてから意識混迷と右麻痺の悪化あり．MRIで視床，脳幹の一部に梗塞を認めました．ICAからPcom経由でPCAのfeederを塞栓したため，Pcomの穿通枝が障害されたと思われます．10日後にはほぼ改善しました．

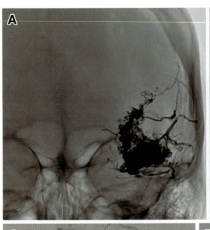
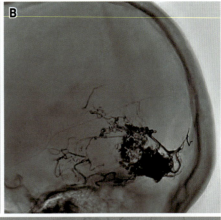
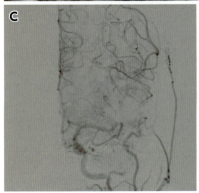
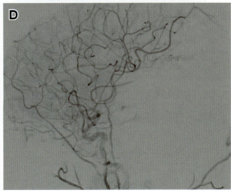

図10 塞栓終了後，頭蓋単純写とCCA撮影

A，B：頭蓋単純撮影正面，側面像．Onyxがnidus内で鋳型になっているのがわかる．また，頭蓋内の各feederからOnyxが注入されているのがわかる．

C，D：CCA撮影正面，側面像．動脈相ではAVMはほとんど描出されなくなっている．

・使用デバイス一覧・

- FUBUKI 6F 80cm
- FUBUKI 4.2F 120cm
- Marathon 2.7-1.5F/165cm
- CHIKAI EX10
- CHIKAI 14 200cm
- TENROU 1014 200cm
- Onyx 18 3.78mL

👉 Master's Comment

1. AVMに対する血管内治療はあくまでもAVMの根治術のプロセスの一つとして行われるので，最終ゴールまでの道筋が決定されていない状態で行ってはいけません．

2. AVMの塞栓術において，最大の塞栓効果を上げるためには，minor feederから詰めて，最後にmajor feederから塞栓を行うのが効果的です．ただ，detachable tip microcatheterが使用できない現状では，確実に抜去可能な血管を勝負血管に選ぶという選択肢もあり得ます．

4 章

脳腫瘍

0　脳腫瘍に対する塞栓術

1　小脳橋角部髄膜腫に対する術前塞栓術

2　Round up technique を用いて塞栓した
　　前頭蓋底－篩骨洞内悪性腫瘍の 1 例

4章 脳腫瘍

O 脳腫瘍に対する塞栓術

寺田 友昭[1]　　1）昭和大学藤が丘病院脳神経外科

①いかに末梢までアクセスするか？

　頭蓋底髄膜腫では栄養動脈は内頚動脈からの硬膜枝（meningohypophyseal trunk, inferolateral trunk），中硬膜動脈のpetrosal branchなどのアクセス困難でかつ神経の栄養血管となっている動脈からの塞栓が必要となる．

　戦略としては，マイクロカテーテルを栄養動脈近位に置きparticleを用いて塞栓する方法と，腫瘍栄養血管のできる限り末梢までカテーテルを進め，そこから液体塞栓物質を用いて塞栓する方法がある．我々は後者を選択しており，Marathon（日本メドトロニック）やDeFrictor（メディコスヒラタ）を用いてマイクロカテーテルを病変直近まで挿入し，その部から20％前後のNBCAを注入している．

②アクセスできない血管へ液体塞栓物質の逆行性注入 （Round up technique）

　目的とする栄養動脈に必ずしもマイクロカテーテルがアクセス可能とは限らない．そのような場合，マイクロカテーテルがアクセス可能な一本の血管の末梢まで挿入でき，マイクロカテーテルがwedgeできた場合には，他の栄養血管に逆行性にNBCAを注入することも可能である（逆に，不用意に注入すると予期せぬ血管に迷入させるリスクもある）．

4章 脳腫瘍　難易度 ★★☆

1 小脳橋角部髄膜腫に対する術前塞栓術

寺田 友昭[1]，松本 浩明[1]
1）昭和大学藤が丘病院脳神経外科

 次の一手（表技・裏技）

1 内頚動脈からの硬膜枝へのカテーテルの挿入
① 分岐角度が強く，末梢で屈曲しているので，DACを有効に使い，適宜flip turn techniqueなどを応用することが大切．
② NBCA注入にあたっては，ある程度動脈の末梢まで入ればよいという気持ちと逆流させないという気持ちを持つことが大切．
③ 万一，最初の造影で映っていない血管が出たときには，すぐに注入を中止する．

2 中硬膜動脈を穿孔させた場合
① 大部分は，屈曲の強い部分でのガイドワイヤー操作で生じる．
② 並走する静脈，静脈洞との間にAVシャントを形成する．
③ 中枢側から粒子，液体塞栓物質を注入することにより消失するが，シャントが大きい場合には，動脈の末梢側に一度カテーテルを送り，末梢と中枢側で止めなければいけない場合もある．

症例紹介

　今回は左小脳橋角部に発生した最大長6 cmの髄膜腫に対する塞栓術です．40歳女性で，3年前，左耳の難聴を訴えていたが，耳鼻科で突発性難聴と診断され経過観察されていました．最近になって，めまい，頭痛が生じてきたため，近くの脳神経外科でMRI撮影を行ったところ，左小脳橋角部に巨大な髄膜腫を指摘され，手術目的で当科紹介となりました（図1）．

1. 塞栓物質の選択

C指導医　では，A先生，脳腫瘍の塞栓術にはどのようなものがありますか？
A研修医　手術前に腫瘍の流入動脈を遮断することにより，術中の出血を減らすのが主な目的だと思います．塞栓物質としては，エンボスフィア®，PVA，コイルなどがあ

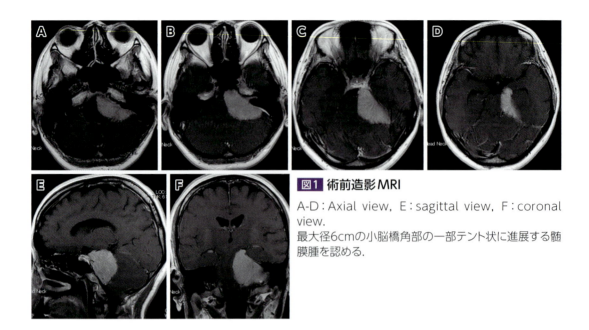

図1 術前造影MRI
A-D：Axial view, E：sagittal view, F：coronal view.
最大径6cmの小脳橋角部の一部テント状に進展する髄膜腫を認める．

るように思います．

B専門医 確かに，ほとんどは術中の出血を減らすための目的で行われますが，腫瘍の縮小を狙った塞栓術もいくつか報告されているように思います．また，そのような場合には，文献上は，液体塞栓物質が使われていました．

C指導医 そうですね．報告例は少ないですが，塞栓術で腫瘍の体積を減少させ，その後ガンマナイフを行ったという報告もありますね[1]．ではB先生，A先生が言った固形塞栓物質と，NBCAやOnyxを中心とした液体塞栓物質はどのように使い分けるのでしょうか？

B専門医 固形塞栓物質のなかでも，エンボスフィア®やPVAなどの粒子塞栓物質は，血流に乗せて流し込むわけですから，カテがwedgeしてしまうような細い血管には使えません．そのような場合はコイルで近位部を閉塞するか，液体塞栓物質を使うのがいいと思います．

A研修医 C先生，粒子塞栓物質にはいろんなサイズがあると思うのですが，粒子の大きさはどのように選ぶのでしょうか？

C指導医 いい質問です．髄膜腫は主に硬膜に分布する血管から栄養を受けるわけですが，硬膜を栄養する血管は，脳神経を栄養していたり，脳を栄養する血管と吻合を持っていることが多いのです．一般的に，300μm以上の大きさの粒子を用いた場合には，脳神経の栄養血管が障害されることはまれだと考えられています．したがって，一般的には300μm以上の粒子が用いられることが多いのです．また，粒子が小さくなると，より末梢で腫瘍を塞栓することができるので，塞栓効果は高くなるのですが，それに伴い腫瘍内出血という合併症が増えてきます．

A研修医 ということは，できるだけ大きい塞栓物質を用いたほうがよいということでしょうか？

C指導医 少なくとも，粒子がマイクロカテーテル（MC）を通過する必要があります．また，腫瘍内部まで塞栓物質が入らないと，腫瘍表面の側副血行から栄養を受けるため，出血を減らすという効果は期待できなくなります．

A研修医 では，液体塞栓物質はどのようなときに使用して，どのようなときに使用しないのでしょうか？

C指導医 MCが栄養血管にwedgeしてしまうような場合には，液体塞栓物質を使用することになります．また，腫瘍を壊死させ，体積を縮小させたい場合には，あえて栄養血管の末梢でwedgeさせた状態で液体塞栓物質を注入することがあります．ただし，誘発試験で明らかに陽性所見が出たり，脳神経を栄養していると解剖学的に考えられる部位から液体塞栓物質を注入するというのは無謀です．腫瘍の場合は硬膜表面で側副血行路の発達していることが多いので，術前のこれらの血管の評価と注入時に予想していないところに入りだした場合には即座に注入を中止する必要があります．

A研修医 では，カテがwedgeに近い状態で，誘発試験が陽性の場合は何もせずに終了するのでしょうか？

C指導医 そのような場合は，離脱式コイルを用いて栄養血管の閉塞を行います．血管末梢部での吻合があるので，腫瘍に対する塞栓効果は当然低くはなりますが，症状を出さずに血流のコントロールができるという面では有効です．

A研修医 でも，Marathon（日本メドトロニック）を使っている場合，コイルは，カテ内に入らないのではないですか？

B専門医 EDコイル（カネカメディックス）は入ります．ただし，Marathonにはセカンドマーカーがないので，検出器で離脱ポイントを同定する必要があります．

2. NBCAを用いた塞栓術

B専門医 C先生，誘発試験を行う必要があると思うので，今日の患者は，局所麻酔下に塞栓術を行うということでいいでしょうか．

C指導医 それでいいです．液体塞栓物質を使う可能性が高いのですが，Onyxを用いる場合は，外頚動脈系の血管では血管痛があるので全身麻酔でないと使用できません．したがって，今日は20％前後のNBCAを用いることになります．それと，誘発試験に用いるキシロカイン®は1血管に対し5-10mg程度注入します．A先生，術前の血管撮影所見から，腫瘍の栄養血管を指摘してください．

A研修医 内頚動脈（ICA）からは，inferolateral trunk（ILT）からとmeningohypophyseal

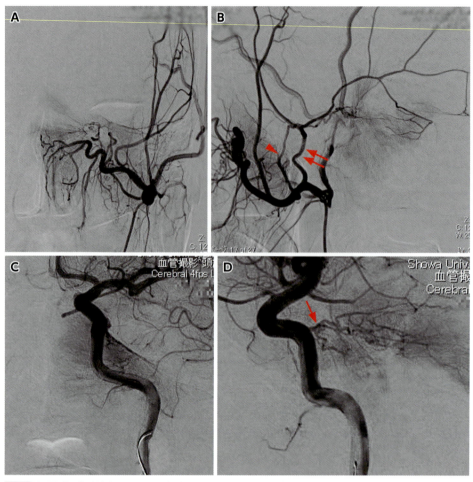

図2 左顎動脈近位部からの選択的造影（A，B）と左ICA撮影（C，D）

A，B：正面，側面像．MMA（矢印），AMA（矢頭）から腫瘍への栄養血管が認められる．
C，D：正面，側面像．MHT，ILT（矢印）からの腫瘍への栄養血管が認められる．

trunk（MHT）から栄養動脈が出ています．外頚動脈からは，副硬膜動脈（AMA），中硬膜動脈（MMA）のposterior branch，squamous branchが栄養動脈になっています（図2）．Ascending pharyngeal arteryからはほとんど栄養されていません．

C 指導医　B先生，これらの血管から塞栓した場合，どのようなことに気をつけておく必要がありますか？

B 専門医　AMAは三叉神経を栄養していることがあるのと，ILT，MHTはIII-VIの脳神経を栄養している可能性があります．したがって塞栓前に誘発試験を行うのがよいと思います．また，ILT，MHTはICAからの分岐角度が急峻で，MCの挿入が困難であったり，挿入できても末梢まで十分に送れないことが多いので，NBCAを絶対に逆流させないように注入する必要があります．

> **Point** NBCA注入にあたっては，ある程度動脈の末梢まで入ればよいという気持ちと逆流させないという気持ちを持つことが大切.

C指導医 B先生，では早速A先生と治療に入ってください．まず，外頸動脈系のAMA，MMAから治療を始めましょう．

A研修医 システムは7Fの親カテを総頸動脈に挿入し，4Fのカテをinternal maxillary arteryまで挿入し，そこからMarathonで栄養血管にカテを挿入します．どちらの栄養血管もさほど太くないので，MarathonでwedgeさせてNBCAを注入したいと思います．

B専門医 MarathonがAMAに入りました．MCはほぼwedgeした状態です．キシロカイン5mgで誘発試験を行います．顔面の知覚は問題なさそうです．では，20％NBCAを注入します．末梢まで入っていきます．NBCAが逆流し始めたのでここで抜去します（図3）．次は，MMAのsquamous branchです．これもMarathonで十分末梢まで入りました．20％NBCAで塞栓します．問題なく塞栓できました．

3．中硬膜動脈を穿孔させた場合の対処

C指導医 では，次はMMAのposterior branchを塞栓しましょう．

B専門医 Marathonは横静脈洞近傍まで入りましたが，もう少しガイドワイヤー（GW）で末梢まで進めます．あれ，GWがおかしな方向に進みました．一度MCから造影してみます．静脈洞が造影されます．どういうことでしょうか？

C指導医 Iatrogenic AV shuntです．GWで血管を穿孔させたのだと思います（図4）．私もMMAでmiddle meningeal vein（MMV）との間に何例かシャントを作ったことがあります．

B専門医 どうすればいいでしょうか？

C指導医 カテを少し，引き戻してNBCAを注入してください．それで，消えると思います．

B専門医 20％NBCAを注入します．注入しました．血管撮影を行います．確かにMMAが写らなくなり，シャントも消えています（図4）．また，外頸動脈系からは，ほとんど腫瘍陰影は認めなくなりました．（図5）．

> **Point** 中枢側から粒子，液体塞栓物質を注入することによりシャントは消失するが，シャントが大きい場合には，動脈の末梢側に一度カテを送り，末梢と中枢側で止めなければいけない場合もある．

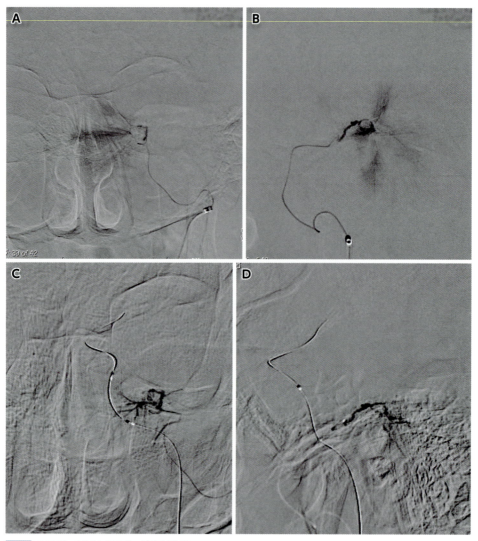

図3 選択的AMA撮影，塞栓前後
A, B：塞栓前，正面像，側面像．AMAから腫瘍への栄養動脈が描出されている．
C, D：塞栓後，正面像，側面像．20％NBCAで血管が閉塞されている．

4. 内頚動脈からの硬膜枝へのカテーテルの挿入

C指導医 これで外頚動脈系は，ほぼ終了ですね．次はICAの栄養動脈を処置しましょう．太いのはILTなので，まずそちらから塞栓しましょう．MHTは屈曲が強く，それほど太くないので，あえて無理をして詰めなくてもいいでしょう．

B専門医 4Fカテをc4まで進めます．ここからMarathonとTENROU 10（カネカメディックス）のGWでILTに挿入してみます．ILTにGWは引っかかりますが，押しても遠位に逃げるだけで，奥には入りません．ちょっと難しそうです（図6）．

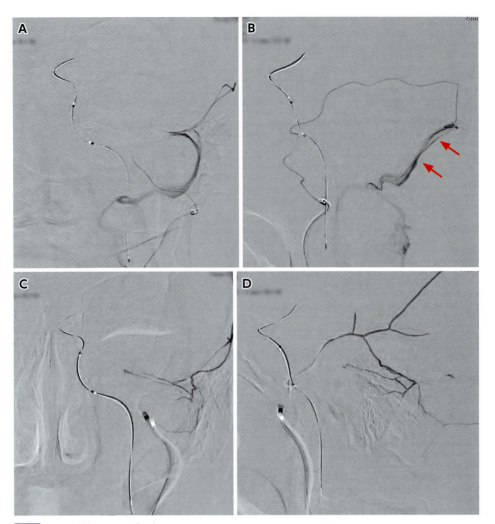

図4 超選択的MMA造影

A，B：正面，側面像．MMAから横静脈洞（矢印）が描出されている．
C，D：NBCAで塞栓術後，シャントは消失している．

C指導医　カテがILT入口に引っかかるように形状を考えてみましょう．MARVELとCarnelian（TMPマイクロカテーテル，東海メディカルプロダクツ）を準備してください．

　　2章9でも使用しましたが，MARVELはMarksman（日本メドトロニック）と同じ内腔を持つMCで，Carnelianはその中を通るカテです．0.014inchのGWが通ります．MARVELの先端は小さなC型形状にして，ILTの入口にかかるようにしましょう．

B専門医　MARVELはILTにかかりました．CarnelianをTENROU 10で送り込んでみます．GWは末梢に進みますが，Carnelianを送るとMARVELが外れ，末梢に移動します．

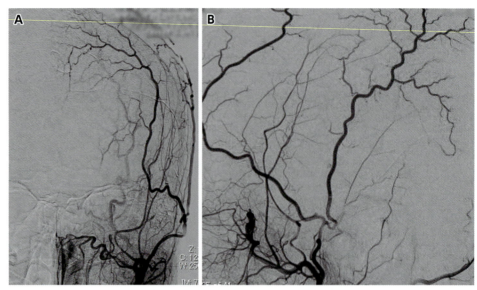

図5 塞栓術後左外頚動脈撮影

A，B：正面，側面像．外頚動脈系からは腫瘍陰影は認めなくなった．

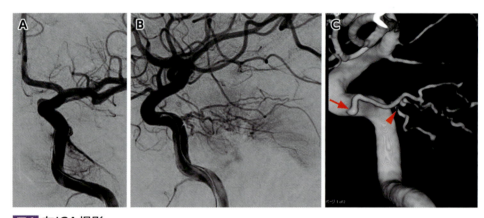

図6 左ICA撮影

A，B：正面，側面像．ILT，MHT（C：矢頭）から腫瘍への栄養動脈が描出されている．
C：3D-RAでは，ILT（矢印）がICA C4部外側から後方を向いて走行しているのがわかる．

C指導医	ではICAの末梢をバルーンで押さえましょう．
A研修医	Flip turn techniqueですね（1章3参照）．
B専門医	GWはILTのかなり奥まで入りました．Carnelianを進めます．今回は，バルーンがあるのでカテがILTまで進んでいきます．できるだけ末梢まで進めておきます．
C指導医	では，誘発試験を行ってください．
A研修医	症状は出ません．
B専門医	では，塞栓物質は20％NBCAでいいでしょうか？
C指導医	その濃度でいいでしょう．では，その濃度のNBCAで塞栓を行ってください．

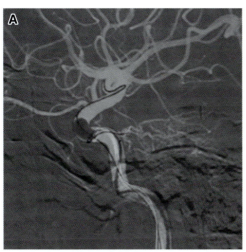
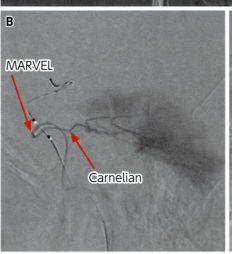
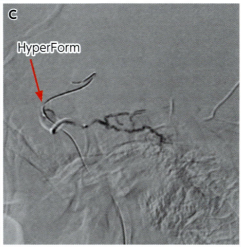

図7 左選択的ILT撮影
A：側面像．ILTに挿入中の画像．B：側面像．MARVELがILTに引っかかった状態で，CarnelianがILT末梢まで挿入されている．
C：塞栓術後，側面像．HyperFormを拡張した状態で20%NBCAをILTに注入している．NBCAは栄養動脈末梢まで注入されている．

B専門医　NBCAは腫瘍末梢まで入っています．カテーテル先端に少し逆流したので，ここで抜去します（図7）．

C指導医　では，今日の塞栓予定は終了です．最終の血管撮影でも，外頸動脈系からはほとんど描出なく，ICA系からもMHTからわずかに腫瘍陰影が写りますが，これだけ詰めておけば摘出術は，かなり楽ですね（図8）．

B専門医　術翌日の造影MRIでは，塞栓された部分は造影されなくなっています（図9）．手術は大孔を開放して通常の後頭下開頭でいいですね．

C指導医　それで大丈夫です．

A研修医　手術所見でも，腫瘍の塞栓部は完全に壊死しており，吸引しても出血はなく，簡単に内減圧ができるので摘出は非常に楽でしたね．また，テント部の塞栓できていない部分は結構出血しましたね．外転神経とタイトに癒着している部分以外は，ほぼ摘出できました．MRIでもほぼ全摘出できているようです（図10）．

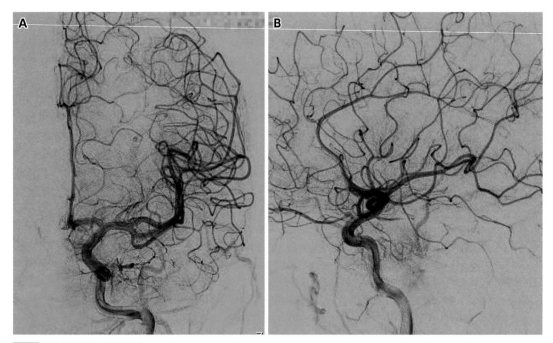

図8 塞栓術後ICA撮影

A，B：正面，側面像．ILTからの描出はなくなり，MHTからわずかに腫瘍陰影が認められる．

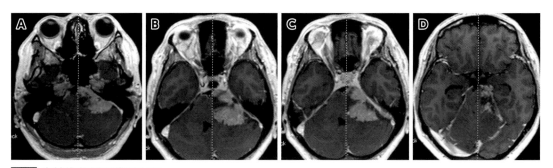

図9 塞栓術後翌日造影MRI

A-D：Axial view．塞栓された部分が造影されなくなっている．

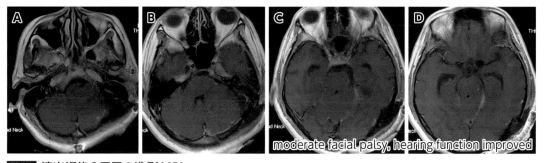

図10 摘出術後3日目の造影MRI

A-D：Axial view．腫瘍はテントの一部を除き，ほぼ摘出されている．

・使用デバイス一覧・

- 7F FUBUKI 90cm
- 4.2F FUBUKI 120cm
- Marathon
- 20% NBCA

- TENROU 10
- Carnelian HF 125cm
- Carnelian MARVEL S 155cm
- HyperForm 7×7

👉 Master's Comment

　頭蓋底の脳腫瘍では栄養血管として，内頸動脈からの硬膜枝（MHT，ILT），眼動脈からの硬膜枝，外頸動脈系からは中硬膜動脈，副硬膜動脈，上行咽頭動脈が大部分を占めています．中硬膜，副硬膜動脈，上行咽頭動脈以外は，挿入自体も難しく，分岐角度が強く，挿入してからも屈曲蛇行が強く，末梢までマイクロカテーテルを挿入するのに難渋することが多いです．また，さほど血管は太くなく，PVA，エンボスフィア®などの粒子塞栓物質を使用できる機会はほとんどありません．また，外頸動脈系の血管も脳神経を栄養している可能性が高く，脳血管とも潜在的な吻合が存在しています．

　目的とする血管に挿入できた際には，強めに造影剤を注入し，吻合血管を確認するとともに，誘発試験は行っておくのがよいでしょう．また，液体塞栓物質を注入する際には，末梢に到達させることにこだわりすぎず，腫瘍内にある程度到達すればよい，逆流は絶対させないという気持ちが大切です（ただし，中硬膜動脈の末梢などの塞栓に伴う安全性が担保されている血管から注入する場合は，plug and pushを用いて，他の流入動脈にも逆流させるように注入します）．

　誘発試験で脳神経症状が出る場合には，無理をせず，コイルで閉塞しておくのが無難でしょう．

　頭蓋底脳腫瘍を塞栓する場合は，塞栓する血管の安全性，手術で得られる効果を勘案しながら，用いるデバイス，塞栓物質を選択するのがよいでしょう．

引用・参考文献

1) Terada T, Yokote H, Tsuura M, et al: Presumed intraventricular meningioma treated by embolization and the gamma knife. Neuroradiology 41: 334-7, 1999

4章 脳腫瘍

難易度 ★★★

2 Round up techniqueを用いて塞栓した前頭蓋底－篩骨洞内悪性腫瘍の1例

寺田 友昭[1]，中山 禎理[2]

1）昭和大学藤が丘病院脳神経外科
2）昭和大学横浜市北部病院脳神経外科

 次の一手（表技・裏技）

1. NBCAでplugを作る場合，低濃度であれば数分間の注入は可能である．しかし，抜去困難が生じることもあるので，DACを用いるなどの工夫が必要である．

2. DACを進めて，フローコントロールするということを知っていれば，実践で役立つことが多々ある．

3. Round up techniqueを行う場合にはその長所，短所を十分理解したうえで実践しないと，思わぬトラブルに陥ることがある．

👉 症例紹介

　今回は前頭蓋底から副鼻腔に及ぶ血管豊富な悪性腫瘍に対する塞栓術の話をします．タイトルにある「Round up technique」というのは直訳すると「一網打尽塞栓術」という意味で，1本のfeederから他のfeederに塞栓物質を逆流させてアクセス困難な流入動脈も塞栓してしまうという手技です．脳動静脈奇形（AVM）の塞栓術で，Onyx，NBCAなどの液体塞栓物質を1本のfeederから他のfeederに逆流させてnidusを閉塞させるのと同じことを腫瘍で行うと理解していただければよいと思います．この方法をマスターしておけば，血管豊富な腫瘍に対する塞栓術には，極めて有効です．

1. 術前検討：治療戦略

　症例は，69歳女性．耳鼻科から紹介された篩骨洞（ethmoid sinus）から前頭蓋底に進展した腫瘍です．造影CTでも副鼻腔から前頭蓋底への浸潤が疑われます（図1）．血管造影では，内頸動脈（ICA）撮影では右眼動脈（OphA）が，外頸動脈（ECA）撮影では右内上顎

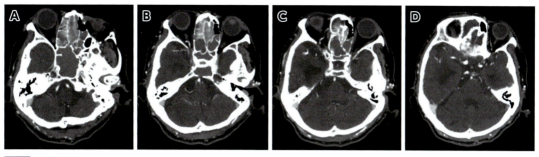

図1 造影CT

A-D：篩骨洞，前頭洞，頭蓋底に骨破壊を伴い，造影効果を受ける部分とそうでない部分の混在する病変を認める．

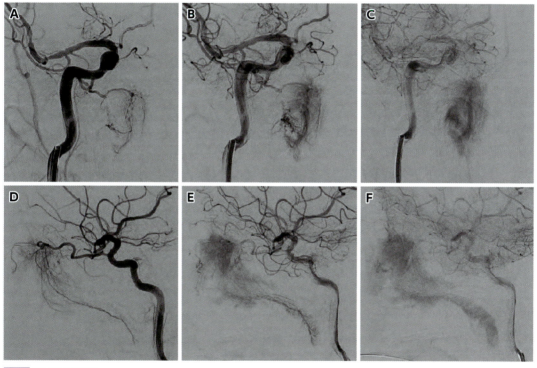

図2 右ICA撮影

A-C：正面像．OphA末梢から吻合路を介してsphenopalatine arteryが描出され，腫瘍濃染像が認められる．
D-F：側面像．

動脈（IMAX）が主な流入動脈となっている血管豊富な腫瘍です（図2, 3）．耳鼻科からは，前頭蓋底を開けてOphAからの血流を遮断し，可能な限りECAからの栄養血管も塞栓し，頭蓋底の再建もしてほしいという依頼を受けました．

C指導医 A先生，このような患者さんですが，どのように対応しますか？

A研修医 OphA，IMAXにはマイクロカテーテル（MC）が挿入できると思うので，それ

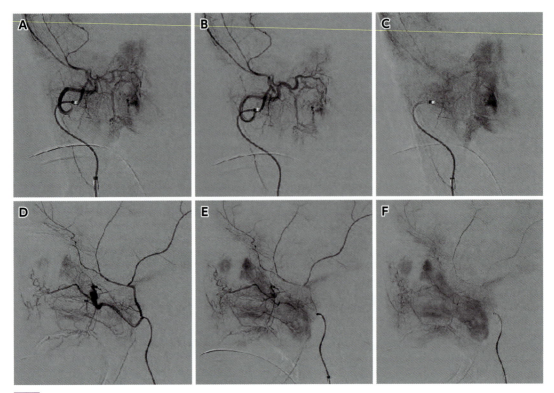

図3 IMAX撮影
A-C：正面像．Sphenopalatine artery，descending palatine arteryを介して腫瘍濃染像が認められる．
D-F：側面像．

    ぞれの血管から粒子塞栓物質を用いて塞栓すればよいと思います．少なくとも開頭してOphAを遮断する必要はないと思います．
- C指導医 A先生，OphAからの塞栓術ですが，何か注意点はありますか？
- A研修医 やはり，<mark>網膜中心動脈（central retinal artery）を閉塞させないように十分末梢までMCを挿入し，かつ粒子を逆流させないように塞栓することがポイント</mark>だと思います．
- C指導医 粒子の大きさに何かポイントはありますか？
- A研修医 確か，300μ以上の粒子はOphAには迷入しないと教わったように思います．
- C指導医 そうですね．過去にそのような論文が出ていますね[1, 2]．
- A研修医 B先生ならどうしますか？
- B専門医 OphAには，液体塞栓物質用のMC（Marathon〔日本メドトロニック〕）なら，3rd segmentまで入ると思うので，そのポイントからNBCAを注入したほうが高い塞栓効果を得られ，かつ安全だと思います．粒子塞栓物質を用いた場合は，300-500μのサイズを用いるのでMCのサイズが太くなるのと，やはり逆流させた場合に絶対安全という保証はありません．粒子塞栓を行うなら，血流が停滞

した時点で注入をやめ，必要に応じてコイルで流入動脈を塞栓しておくのが最も安全だと思います．液体塞栓物質を用いるなら，MCはさらに末梢まで挿入できるので，そこから20%前後のNBCAをMCから注入し，NBCAがMCまで逆流してきた時点でカテーテルを引き抜いたほうが安全だと思います．

C指導医 確かに，手技の熟達度にもよると思いますが，B先生の意見も一理あると思います．では，IMAXからの塞栓はどうしますか？

B専門医 これは，粒子塞栓でも問題ないように思います．ただ，流入動脈はIMAXの分枝であるsphenopalatine artery（蝶口蓋動脈），descending palatine artery（下行口蓋動脈）以外にも，OphAからinfraorbital artery（眼窩下動脈），anterior ethmoidal artery（前篩骨動脈）を介する吻合があるようなので，NBCAを用いたround up techniqueを試してみたいと思います．

C指導医 具体的にはどのようにしますか？

B専門医 MC（Marathon）をIMAXの流入動脈のできるだけ末梢まで挿入し，wedgeできればその位置から17-20%程度のNBCAを注入します．Wedgeできない場合はNBCAを少し逆流させ，いわゆるplugを作って再注入してみます．

A研修医 MCが抜けなくなることはありませんか？

B専門医 DACとしてFUBUKI 4.2F（朝日インテック）を挿入しておけば，数分間の注入ならまず抜去困難は起こりません．万一カテが離断したとしても，Marathonはたいてい20数cmのところで離断するので，外頚動脈内に断端を押し込んでおけば大きな問題にはならないと思います．

A研修医 AVMでnidusを詰める感覚で腫瘍を塞栓するわけですね．

C指導医 B先生，詰める順番はどうしますか？

B専門医 うまくIMAXからOphAの領域までNBCAを注入できれば，OphAからの塞栓は不要となり，1つリスクを回避できるのでIMAXから始めたいと思います．

C指導医 ということは，逆にOphAに逆流し過ぎて問題が生じるというリスクもあるということですね．

B専門医 その通りです．腫瘍が描出される部分からかけ離れたところに入り出すと要注意です．OphA以外に内頚動脈（ICA）への迷入も要注意です．DSA下に注入しますが，2人で側面像と正面像を別々に見ながら塞栓物質を注入します．

C指導医 非常に大事なポイントですね．1人では，両方の画面を確認できませんからね．では，その方針で手技を始めましょう．

Point

Round up technique を用いれば，MC でアクセスできない血管を逆行性に塞栓することができる．

脳神経血管内治療 次の一手 **275**

> **Pitfall** 液体塞栓物質注入時，術者と助手で正面，側面の両方の画面を確認しながら行う．1人で両方の画面は確認できない．

2．実際の治療

A 研修医 　右大腿動脈に7Fのシースを挿入し，7F親カテを右外頸動脈に挿入します．ロードマッピングを行い，FUBUKI 4.2FをIMAX本幹に挿入します．ここからMarathonをTENROU 1014（カネカメディックス）を用いてmain feeder末梢まで挿入します（図4）．

B 専門医 　Wedgeはしていませんが，これ以上は無理そうですね．

C 指導医 　NBCA注入にあたり，何か工夫することがありますか？

A 研修医 　FUBUKI 4.2Fを進めて，IMAXの血流を止めるという方法があったと思います．

C 指導医 　そうですね．手前の血管のフローを止めてやると，5％ブドウ糖液が洗い流されず，NBCAの重合反応を遅らせることができるので末梢まで注入できますね．知っ

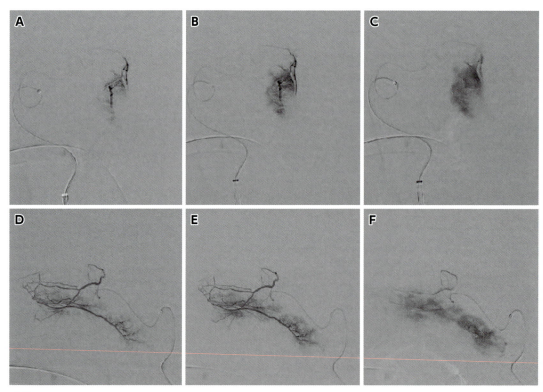

図4 Sphenopalatine arteryからの超選択的血管撮影
A-C：正面像．Sphenopalatine artery，descending palatine arteryから腫瘍濃染像が認められる．
D-F：側面像．

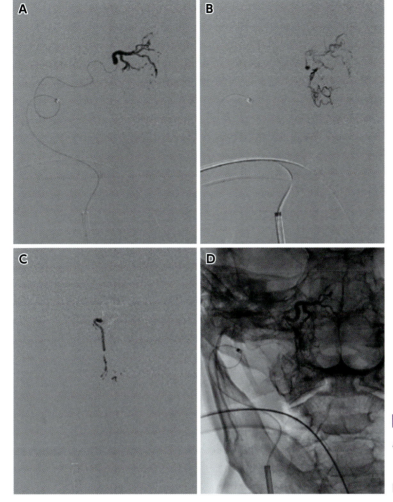

図5
A-C：MCより3回に分けてポーズをとってNBCAを注入している．
D：注入後の単純撮影．

ておけば役立つテクニックですね．ただ，無理し過ぎると血管解離などを起こすので注意が必要ですね．

B専門医　MCは結構末梢まで入ったので，あまり無理をせずFUBUKIはこの位置で20％NBCAを注入します．

A研修医　MC内の5％ブドウ糖でのリンスは終了しました．患者さんに，大事なところなので若干痛みがありますが，数分間頭部を動かさないようにと伝えます．

B専門医　では，1秒間2フレームのグルー注入モードでのDSAモニター下に注入を開始します．NBCAは順調に腫瘍内に入っていっていますが，少し逆流し始めました．もう少し逆流させ，注入を中止します．

A研修医　どの程度の時間，中止しますか？

B専門医　30秒待って再注入します．再注入します．まだ，逆流します．さらに30秒待ちます．

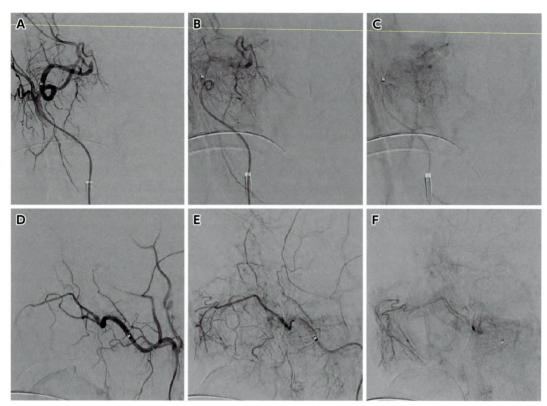

図6 塞栓術後IMAX撮影

A-C：正面像．腫瘍濃染像は消失している．D-F：側面像．

A研修医　腫瘍以外の部位にはNBCAは入っていっていません．

B専門医　再注入します．NBCAが前に進み出しました．他の流入動脈に逆流しています．適度にポーズをとりながら注入していきます．

A研修医　いい感じで腫瘍内にNBCAが入っていっていますね．まさにnidusを詰めているような感じですね．

B専門医　少し上方にNBCAが入り始めました．正円孔動脈（artery of foramen rotundum）を介してICAに入るのが嫌なので，注入を中止します（図5）．MCを抜去します．さほど抵抗なく，容易に抜けました．

A研修医　血管撮影を行います．外頚動脈系からはほとんど腫瘍は映りません（図6）．ICAを映します．OphAからは，まだ映りますね．

B専門医　仕方ありませんね．OphAを塞栓しましょう．

A研修医　7FをICAに入れ，FUBUKI 4.2Fをサイホン部まで挿入してください．網膜中心動脈はOphAの1st portionと2nd portionの移行部から分岐しますから，2nd portionを越えて3rd portionまで挿入します．MCがOphAの十分末梢まで入りました（図7）．

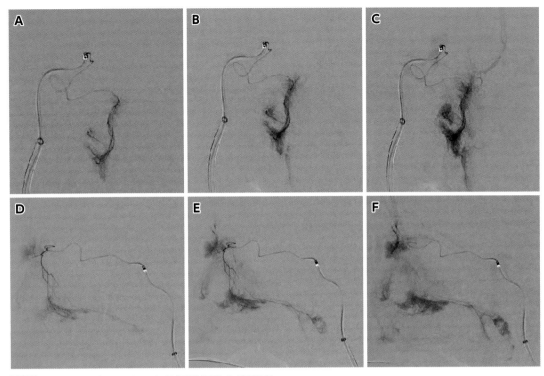

図7 OphA 3rd portionから超選択的血管撮影

A-C：正面像．腫瘍濃染像が認められる．D-F：側面像．

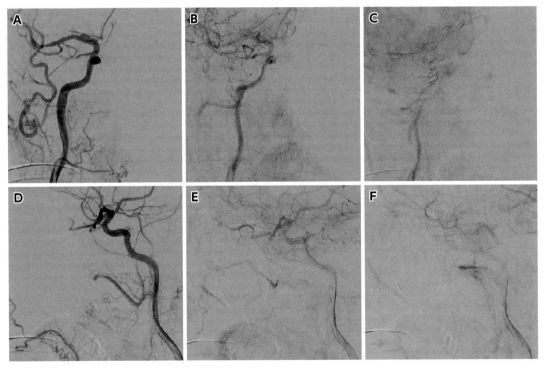

図8 塞栓術後ICA撮影

A-C：正面像．腫瘍濃染像は消失している．D-F：側面像．

B専門医 では，20％NBCAで塞栓しますが，今回は逆流した時点で抜去します．注入します．腫瘍上方にNBCAが入っていきます．逆流してきたので，ここで抜去します．

A研修医 血管撮影を行います．腫瘍は，描出されません（図8）．

C指導医 では後日，耳鼻科，脳神経外科合同で摘出しましょう．前頭蓋底の硬膜を越えて腫瘍の進展がなければ耳鼻科にお任せしましょう．

（数月後）

B専門医 手術ではほとんど出血することなく容易に腫瘍の摘出ができました．組織所見はolfactory neuroblastoma（嗅神経芽腫）でした．

・使 用 デ バ イ ス 一 覧・

- 7F ENVOY 90cm
- 4.2F FUBUKI 125cm
- TENROU 1014 200cm
- Marathon 165cm×2本
- 20% NBCA

👉 Master's Comment

1. 脳腫瘍塞栓は，簡単なようで意外に奥が深いものです．Round up techniqueを用いれば，マイクロカテーテルでアクセスできない血管を逆行性に塞栓することができます．

2. ただし，round up techniqueを用いると危険な動脈にも逆流させることになるので，血管吻合に関する十分な知識と情報が必要です．

3. 液体塞栓物質注入時，術者と助手で正面，側面の両方の画面を確認しながら行います．1人では両方の画面は確認できません．

4. 粒子塞栓術，液体塞栓物質による塞栓術の短所，長所，限界をよく知っておくことが重要です．カテーテルがwedgeし，血流のない状態では粒子塞栓は行えません．

引用・参考文献

1) Lefkowitz M, Giannotta SL, Hieshima G, et al: Embolization of neurosurgical lesions involving the ophthalmic artery. Neurosurgery 43: 1298-303, 1998

2) Terada T, Kinoshita Y, Yokote H, et al: preoperative embolization of meningiomas fed by ophthalmic branch arteries. Surg Neurol 45: 161-6, 1996

5 章

頚動脈狭窄症（CAS）

0 虚血性脳血管障害に対する血管内治療

1 病変部の通過に工夫を要した内頚動脈狭窄症の 1 例

2 内頚動脈高度狭窄症例に対する CAS ─ 術中のプラーク突出にどう対応するか?

3 高位内頚動脈狭窄病変末梢に高度の屈曲を伴った症例における CAS

4 High cervical ICA dissection の 1 例

5章 頚動脈狭窄症（CAS）

0 虚血性脳血管障害に対する血管内治療

寺田 友昭[1]　　1）昭和大学藤が丘病院脳神経外科

①親カテーテルの挿入

　脳主幹動脈狭窄，閉塞を伴う患者では経大腿動脈アプローチが困難な患者が多い．各種カテーテル，硬さの違うガイドワイヤーの使用に習熟するとともに，経上腕アプローチ，direct CAS などにも慣れておく必要がある．

② Lesion crossing

　仮性閉塞，完全閉塞では lesion crossing は必ずしも容易ではない．偽腔に入ったワイヤーは残しておき，新たなワイヤーで別ルートを探る必要がある．また，偽腔に入っても最終的に真腔に入れることができれば，その間の偽腔はステントを留置することで対応できる．鎖骨下動脈の完全閉塞で上腕からのアプローチを行う場合，無理な操作を行うと大動脈解離を起こす危険性がある．必ず2方向からガイドワイヤー先端を確認しながら手技を行うことが肝要である．また，lesion crossing できたガイドワイヤーは手技終了まで確実に真腔をキープしておくことが重要である．

③ Protection device

　最近，FilterWire（ボストン・サイエンティフィック ジャパン）の使用頻度が増えてきているが，filter であっても大量のデブリスが発生したときには内頚動脈が閉塞してしまう．その際，tolerance のない患者においてはすぐに神経症状が発現する．この際は，吸引を行った後に filter の回収を行う．Filter といえども閉塞することがあるので，どう対応するかを常に考えておく必要がある．

5章 頸動脈狭窄症（CAS）

難易度 ★★☆

1 病変部の通過に工夫を要した内頸動脈狭窄症の1例

寺田 友昭[1]，松崎 丞[2]，梅嵜 有砂[3]
1) 昭和大学藤が丘病院脳神経外科
2) 多根総合病院脳神経内科
3) 東京都保健医療公社荏原病院脳神経外科

次の一手（表技・裏技）

1. Lesion crossing が困難と予想される症例では，flow reversal 法を用いると，いろいろな lesion crossing が試せる．

2. 屈曲，不整形の長い病変，仮性，完全閉塞などでは，lesion crossing が困難なことが多い．対策としては，①先端の曲がった親カテーテルを用いる，②先端の曲がった DAC を用いる，③ Buddy wire を用いる，あるいは④マイクロカテーテルを用いる方法などがある．

3. ガイドワイヤーが偽腔に入った場合は，そのワイヤーは残して偽腔を塞いだ状態で，別のワイヤーで lesion crossing を試みる．

症例紹介

今回の症例は，内頸動脈（ICA）に不整形の狭窄を認め，lesion crossing に工夫を要した症例です．

一般的には，頸動脈ステント留置術（CAS）というのはそれほど難易度が高い手技ではないのですが，50例に1例程度の割合で難しい症例があります．その大部分は lesion crossing が難しい症例です．Lesion crossing の方法についてたくさんの引き出しを持っていれば，多くのCAS困難症例に対応することが可能になります．

患者は意識消失発作で頭部精査を受け，MRAで左ICA閉塞（図1）を疑われ，当科紹介となりました．基礎疾患として，高脂血症があり，現在，アスピリン100 mg，クロピドグレル75 mg，プラバスタチンを内服中です．神経学的異常はありません．当科に入院のうえ精査したところ，MRI FLAIR画像で脳梗塞巣は認めないものの，脳血流検査では，左前頭葉で右に比べて軽度の血流の低下を認めました（図1）．頸動脈エコーでは，収縮期最高血流速度は175 cm/secでプラークはソフトプラークを認めました．脳血管造影では狭窄部は不整形を示しており，病変は長く所々に潰瘍形成が認められます（図2）．無症候性ですが

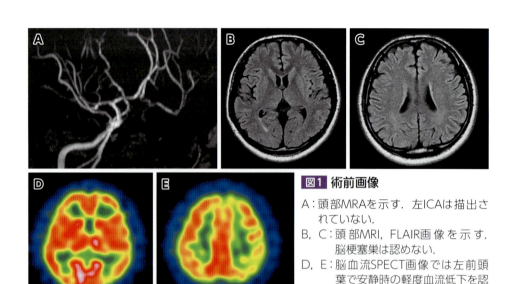

図1 術前画像
A：頭部MRAを示す．左ICAは描出されていない．
B, C：頭部MRI, FLAIR画像を示す．脳梗塞巣は認めない．
D, E：脳血流SPECT画像では左前頭葉で安静時の軽度血流低下を認める．

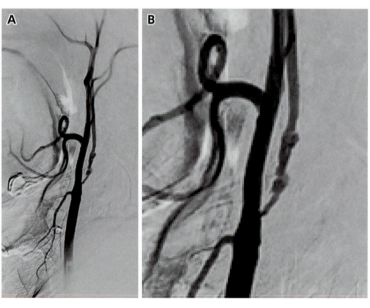

図2 左ICA撮影側面像
A, B：ICA分岐部に壁不整を伴う高度狭窄病変を認める．狭窄部末梢は虚脱し細くなっている．

血管が狭小化しており，末梢のICAの循環も遅延しています．また，安静時SPECTで血流低下も認められることより，ステント治療を行うこととしました（図1）．

1. Flow reversal法を用いたlesion crossing

C指導医 A先生，この症例のステント留置術で治療のポイントはどこでしょうか？
A研修医 狭窄部が長く，不整形を示しているので，病変部の通過が最大のポイントになると思います．それと，ソフトプラークなので，末梢への塞栓症の予防もきっちり

と行う必要があると思います.

C 指導医 B先生,それではどのような点に注意し,どのようなデバイスを選択して治療を行いますか?

B 専門医 やはり,狭窄部が不整形で,lesion crossingが難しそうなので,**flow reversal**下に治療を行いたいと思います.きっちりとflow reversalができていれば,lesion crossingにいろいろなオプションが使えると思います.

C 指導医 Flow reversalにはいろいろな方法がありますが,具体的にはどのように行いますか?

B 専門医 通常,**9Fのバルーンカテーテル(BC)を総頸動脈(CCA)に置き,Percu-Surge guardwire**(PS,日本メドトロニック)**を外頸動脈(ECA)起始部に留置し,親カテの中枢を静脈に留置した4Fシースにfilterを介して接続する**方法で行います.MOMAウルトラシステム(日本メドトロニック)もありますが,操作を行うカテの位置がCCAの下方にくるので,親カテの位置調整ができません.仮性閉塞や完全閉塞などの複雑病変に対応するには,親カテの位置が変更できるようにECA閉塞用バルーンが別ルートで挿入可能なシステムのほうが有利です.例えば,ICAの慢性期完全閉塞症例などでは,閉塞が頸部ICAの末梢に存在するような場合には,9Fの親カテをICA内に進めて治療を行う場合もあるので,複雑病変には一体型よりもそれぞれが独立したシステムを使ったほうが有利です.

C 指導医 ではA先生,flow reversalは9FのBCとPSを用いるとして,肝心のlesion crossingはどのようにしますか?

A 研修医 ソフトプラークであり,念のため末梢もきっちりプロテクションしたいのでPSをまず試してみたいと思います.それで無理なら,0.014-0.016inchのガイドワイヤー(GW)でlesion crossingをトライしてみたいと思います.

C 指導医 B先生,何か追加することはありますか.

B 専門医 今回の病変は分岐部の角度は強くありませんが,CCAからICAへの角度が強いときには,先端に40°程度の小さなアングルの付いたTempo 4(Cardinal Health Japan)などを使って4Fカテの先端をICA分岐部に引っかけてPSを操作すると簡単にlesion crossingができるので,覚えておくと有用です.ただし,このときPSは300cmのものを使用する必要があります.

C 指導医 そうですね.この方法は覚えておくべきでしょうね.ただ,BCを親カテとして使用しないのであれば,ICAで分岐角度の強い病変に対応するために,8Fの親カテの先端に角度の付いたものを選び,親カテをいったんECAに進めて,引き戻して,先端ICAのほうに向けます.そうすれば,4FのDACを使わなくてもPSで簡単にlesion crossingができるので,この方法も覚えておけばよいでしょう.A,B先生,では治療を始めてください.

脳神経血管内治療 次の一手　285

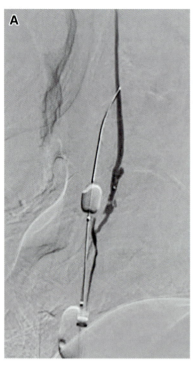 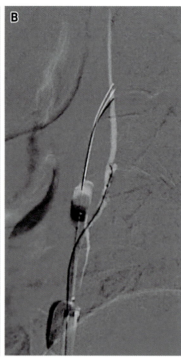

図3 造影所見
A：ICA MC造影．MCが真腔と潰瘍腔の分岐部に存在しているのがわかる．
B：ICAロードマッピング画像．先端を小さく曲げたGWが真腔に挿入されているのがわかる．

2．治療の実際

A研修医 9F BCをCCAに挿入し，その中にPSを通して，これをECAに挿入しfacial, lingual arteryの手前でECAを閉塞します．親カテの中枢側を静脈に留置したシースにfilterを介して接続します．CCA内に造影剤を注入すると造影剤が親カテ内に逆流していくのがわかります．

C指導医 では，まずPSでlesion crossingを行ってみてください．

B専門医 PSは狭窄部に入りましたが，中間部に存在する複雑狭窄部で引っかかって先に進みません．やはり通常の0.014inchのGWでcrossingを試みます．前拡張には2.5mmのPTAバルーンを使うので，その中にCHIKAI 0.014inch（朝日インテック）を通して通過を試みます．GW先端は45°程度曲げます．狭窄部内にGWは入りました．前回PSで引っかかっていた部分は越えましたが，その末梢で潰瘍部に入り，真腔のほうに進んでいきません．どうしましょう？

C指導医 では，先端に45°程度のカーブを付けたMCとCHIKAIでlesion crossingを行いましょう．

B専門医 MCを使っても，GWは同じ所で引っかかります．どうしましょうか？

C指導医 MC（Headway 17，テルモ）をGWの先端まで進めてください．そこで，MCから造影してみてください．

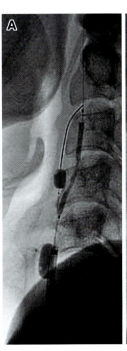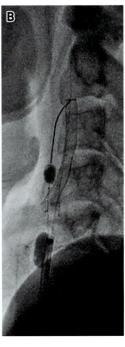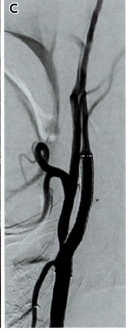

図4 ステント留置術
A：2.5mm径のPTAバルーンで前拡張を行っている．
B：ステント留置のみで，ステントは十分に拡張している．
C：ステント留置後の血管撮影では，ステントの良好な開存を示しているが，ICA末梢は十分拡張していない．

A 研修医 造影してみます．造影所見では，末梢部の潰瘍部分下端から前方へと真腔がつながっているのがわかります（図3）．

C 指導医 そうですね．本症例では狭窄，屈曲，潰瘍が複雑に組み合わさり，3D-RAでも真腔がどのようになっているかが読めませんでしたが，MC造影をすると，真腔が前方にあるのがはっきりわかりますね．狭窄が強い病変内で，GWのRを大きくしたものを使った場合，GW先端は動きませんので，真っすぐしか進みません．だから後方の潰瘍腔に入るわけですね．ところが，最初からGW先端を小さく曲げておくと，今度はCCAからICA入口にGWがうまく引っかからなくなり，手技が進みません．

B 専門医 では，MCを少し引き戻し，そこから==先端を小さく曲げたGWでlesion crossingを==行ってみます．GWがMC先端から前方を向き，末梢の正常血管腔に入りました．あとは，MCをPTA BCに置き替えて，前拡張，ステント留置，後拡張でいいですね．では，flow reversal下に，前拡張は2.5×40mmのPTAバルーンでその後，Protege taper型6-8×40mm（日本メドトロニック）を留置しました．

> **Tips** GWが偽腔に入った場合は，そのワイヤーは残して偽腔を塞いだ状態で，別のワイヤーでlesion crossingを試みる．

脳神経血管内治療 次の一手 **287**

A 研修医 狭窄部は，きれいに拡張しましたね（**図4**）．狭窄部はステント留置のみで十分拡張したので後拡張は必要ないようですね．ステントの末梢は，まだ血管の拡張が不十分なように思いますが，このままでいいのでしょうか？

C 指導医 本症例では，かなりの**長期にわたり高度狭窄**が続いており，狭窄部末梢のICAは**灌流圧低下のため器質的変化**をきたしています．このような場合は，**狭窄部の拡張を解除しても末梢の虚脱したICAは，すぐには拡張しません**．このまま，経過を見ていれば，**大部分の症例では数カ月で，ICAは正常な血管径に戻ってきます**．ただ，本症例はステント遠位部での狭窄が強いので，前拡張に使用した2.5mmのバルーンで少しだけ拡張しておきましょう．

B 専門医 ステント末梢に高度の狭窄が残り，ICA閉塞になってしまうことはないでしょうか？

C 指導医 可能性はあります．あまりにも高度な狭窄が残った場合は末梢部にPTAを加えたり，ステント留置することにより拡張させることができますが，このような処置の必要な症例はそう多くはありません．また，ステントの遠位端で強く拡張すると，遠位端で解離を生じ困ったことになるので，この部位での拡張は控えめに行うのがポイントです．末梢部も十分拡張したので，本症例はこれで終了ということにしましょう．

・ 使 用 デ バ イ ス 一 覧 ・

- Optimo 9F 90cm
- Carotid Guardwire 300cm
- CHIKAI black-reshape 200cm
- Headway 17 45°
- Sterling PTA バルーン 2.5 × 40
- PRECISE 7 × 40

🖝 Master's Comment

　内頚動脈狭窄症でlesion crossingの困難な症例としては，高度屈曲病変，仮性閉塞，不整形の長い狭窄病変があります．いずれの病変でも，flow reversalを用いて，lesion crossing時の末梢塞栓を予防することが重要です．屈曲病変に関しては，親カテーテル内に先端の曲がったDACを挿入すること，あるいは先端の曲がった親カテーテルを用いる（図5）ことで，比較的容易にlesion crossingが可能になります．他に，Buddy wireを用いる方法，マイクロカテーテルを用いる方法などを覚えておけばよいでしょう．

　ただ，仮性閉塞，完全閉塞では最初のワイヤーが偽腔に入ってしまうことが稀ならずあります．そのような場合は，ガイドワイヤーは抜かずに偽腔に通じる穴をガイドワイヤーで閉鎖した状態で真腔を狙うのがよいでしょう．

　以上で述べたように技術的な側面も重要ではありますが，血管内治療において最も大切なことは"見えること"です．今回の症例も，マイクロカテーテル造影で真腔と潰瘍腔がきっちりと見えたので真腔が確保できたと思います．見えるからできるとは限りませんが，きっちりと見えれば，できるかできないかは容易に判断できます．

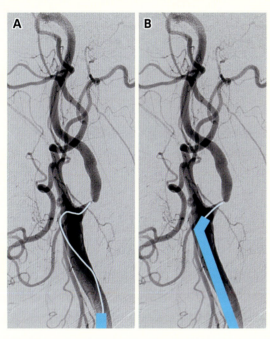

図5 ICA分岐部の屈曲を伴う狭窄症例

A：親カテが真っすぐな場合は，GWがECAのほうに入っていき，狭窄部の通過が困難である．
B：親カテの先端をICAのほうに向けると容易にlesion crossingができる．

5章 頸動脈狭窄症（CAS）

難易度 ★★☆

2 内頸動脈高度狭窄症例に対するCAS
―術中のプラーク突出にどう対応するか？

寺田 友昭[1]，今泉 陽一[2]，松崎 丞[3]
1）昭和大学藤が丘病院脳神経外科
2）AOI国際病院脳神経外科
3）多根総合病院脳神経内科

次の一手（表技・裏技）

1　Lesion crossing が困難なとき
①サポートカテーテルの使用
② Buddy wire の使用
③偽腔に入ったら wire は抜かず，別の wire を使用

2　プラーク突出の対応
①少量の場合は観察
② 50％以上は Stent in stent
③ Wallstent の場合は中枢側は最初のステントの近位まで置く

症例紹介

今回の症例は内頸動脈（ICA）高度狭窄の1例です．

71歳男性．心筋梗塞で入院加療を受けた際に頸動脈エコーで右頸部ICAに高度狭窄（ECST 90.4％）を認め，peak systolic flow velocity（PSV）230.5 cm/sec と高速化を認めました．プラークはlow echogenicで，大量のプラークを認め（図1 A, B），MRIではプラーク性状はtime-of-flight（TOF）image原画像でiso-intensity，MRAでは右ICAの狭小化を認めています（図2 A-C）．IMP-SPECTでは右大脳半球で若干の血管反応性の低下を認めました．右総頸動脈（CCA）撮影では，ICAのlong segmentの高度狭窄を認め，ICAは狭窄部末梢で細くなり，流れは遅く，ICA末梢部は眼動脈（OphA）から逆行性に，またartery of foramen rotundumの外頸動脈（ECA）系から描出されていました（図3 A-D）．現在，クロピドグレル，アスピリンを服用しています．

このような患者が頸動脈ステント留置術（CAS）目的に紹介されて来たわけですが，どのように治療計画を立てるか，考えてみましょう．

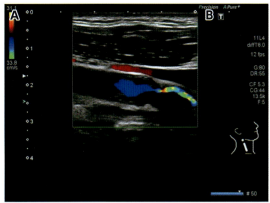
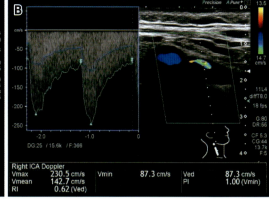

図1 頚動脈エコー
A：長軸断でICAの高度狭窄を認める．
B：狭窄部で高速度血流を認める．

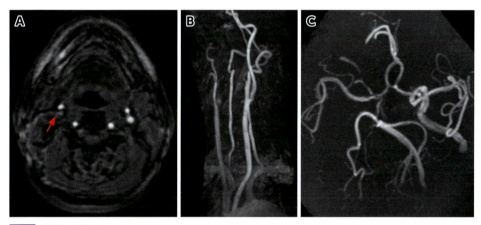

図2 MRI，MRA
A：TOF image原画像axial view．狭窄部のプラークはiso-intensityを示す（矢印）．
B：頚動脈MRA．右ICAの描出は不良．
C：頭蓋内動脈MRA．右ICAの描出は不良だが，MCA領域は側副血行路により描出されている．

1. Lesion crossingが困難な場合の"次の一手"

A研修医 病態は仮性閉塞で，MRIではTOF image原画像でiso-intensity，頚動脈エコーではlow echogenicでプラーク量も多いので，PercuSurge guardwire（PS，日本メドトロニック）を用いたdistal protectionでステント留置を行いたいと思います．

B専門医 狭窄は非常に細く長い病変です．Lesion crossing時にプラークを飛ばす危険性を考えると，flow reversalを併用したほうが安全ではないでしょうか？ それと，ICAがcollapseしている場合，PSを何ミリに拡張すればいいのかが不明です．

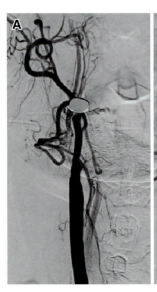
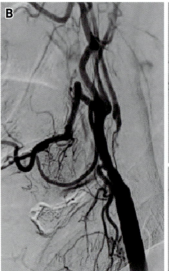
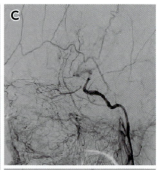
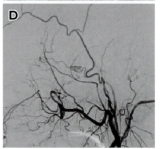

図3 右頚動脈撮影
A：右CCA撮影正面像．ICAの高度狭窄とその末梢の狭窄を認める．
B：右CCA撮影側面像．ICAの高度狭窄とその末梢の狭窄を認める．
C：右CCA撮影側面像．ICAの描出は遅延している．
D：右CCA撮影側面像．ECA，OphAより逆行性にICAのC3，4部が描出される．

狭窄のある状態での末梢のICA径に合わせてバルーンを拡張させていると，狭窄が解除され，ICAが拡張すると，当初のバルーン径では，十分閉塞できずにデブリスが末梢に流れてしまう可能性があります．

C指導医 そうですね．仮性閉塞の場合，狭窄部を拡張すると末梢のICAが完全に拡張するパターンと，狭窄を解除しても末梢部がすぐに拡張しない場合があります．前者の場合，末梢のICAの血管径に合わせてPSを拡張した場合に，PTA／ステントで狭窄を解除することによりICA末梢が拡張し，PSで閉塞できていない場合が考えられます．狭窄解除後の血管径の拡張を予想して大きく膨らませると，拡張部でバルーンによる解離を生じることもあるので注意が必要です．では，通常の方法でlesion crossingがうまくいかない場合，"次の一手"としてはどんな方法があるでしょうか？

B専門医 一つは，PSのサポート力を強くするという意味で，4F〔Tempo 4（Cardinal Health Japan）など〕のカテーテルを用いてPSを通過させる方法，屈曲病変ではbuddy wireを通して，血管を少し伸ばして，PSを並走させる，あるいは通常のガイドワイヤー（GW）を用いて2mm程度のバルーンでpre-pre dilatationをしてからPSを通す方法があると思います．

C指導医 そのとおりですね．では，PSあるいはlesion crossing用のワイヤーが真腔ではなく，偽腔に入ってしまった場合はどうすればいいでしょうか？

A研修医 偽腔にGWが入ったのか真腔なのか，簡単にわかる方法があるのでしょうか？

C指導医 いい質問です．狭窄部が短い場合は，狭窄を越えてGWが末梢に入るとGWの先端が自由にくるくる回るので，真腔に入ったことは容易にわかります．しかし，今回のように狭窄が高度でしかも長い場合は，GWを押したときの抵抗以外は，真腔か偽腔かは，なかなかわかりにくいです．ただ，狭窄を越えた時点でGWを回してみると，真腔だとGWがくるくる自由に回転しながら末梢に進んでゆくけれども，偽腔だと，真腔の周りをゆっくりと回りながら（spiral dissection）進んでゆくのが特徴です．もちろん，仮性閉塞や完全閉塞ではGWが途中で偽腔に入り，最後に真腔に抜けるパターンもあるけれども，その場合はそのまま治療を継続してしまえばいい．ではB先生，GWが偽腔に入っているのがわかった場合はどうすればよいでしょうか？

B専門医 いったん偽腔を作ってしまうと，GWは引き抜いても，また偽腔に入るので，偽腔に入ったGWはそのまま残しておいて，別のGWで真腔を探します．

C指導医 そのとおり．正解です．

B専門医 今回はlesion crossが難しそうなので，Optimo 9F（東海メディカルプロダクツ）とPSを用いたflow reversal法併用下に，PSをdistal protection deviceとして用い，適宜flow reverse，distal protectionを併用しながら，CASを行います．病変は真っすぐでプラーク性状はlow echoですが，TOF image原画像ではiso-intensityなので少し硬い可能性もあるので，PRECISE stent（Cardinal Health Japan）を使いたいと思います．仮性閉塞で安静時に血流低下はなく，反応性も若干落ちている程度なので，閉塞に対するトレランスはあり，hyperperfusionに関してもさほど心配する必要はないと思います．Distal protectionとして用いるPSは最初に4mmで拡張させ，PTA／ステント留置後にflow reversal下にdistal balloonを解除し，末梢のバルーンによるprotectionが効いているかを確認します．

C指導医 では，その予定で治療を始めましょう．

2．プラーク突出の場合の"次の一手"

B専門医 Distal protection用のPSは狭窄部で若干抵抗がありましたが，比較的容易に末梢まで通過しました（図4A）．では，バルーンを4mmで拡張し，flow reverseも効かせた状態で，前拡張は3.0×40mmのバルーンで拡張し（図4B），その後，PRECISE 8×40mmを留置し，後拡張を3.5×30mmで行いました（図4C）．

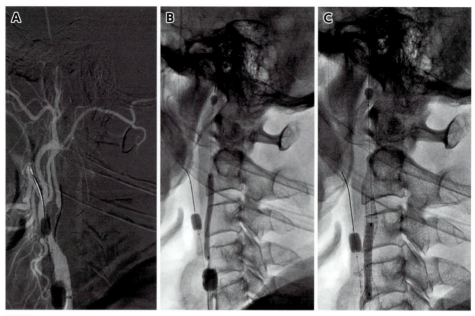

図4 右CCA撮影
A：CCA，ECAはバルーンで閉塞され，PS先端部が狭窄部を通過している．
B：PSはICA末梢で拡張され，前拡張用バルーンでPTAを行っている．
C：ステント留置後後拡張が行われている．

今から，吸引カテをdistal balloon直下に置いて吸引カテから吸引します．血液の中にはデブリスはほとんどありません．

C指導医 では，吸引カテから逆行性の造影を行い，ステント内に血栓がないか確認してください．

A研修医 ステントは十分拡張しています．血栓の付着もなさそうです．

B専門医 正面像で外側に欠損部分があるように見えます（図5A）．

C指導医 確かに．側面像でも線状の陰影欠損がありますね（図5B）．Distal balloonを解除して5-10分ほどflow reverseを続けて，再度病変部を確認してください．

A研修医 先生，flow reverse下で親カテから造影しましたが，陰性欠損部に変化ありません．

C指導医 では，プロテクションをすべて解除して，3D-RAで陰影欠損部を確認してみましょう（図5C）．

B専門医 結構，プラーク突出がありますね．50％程度の狭窄が残っているので，ステントをもう一枚重ねてはどうでしょうか？

C指導医 では，どんなステントを，どう重ねますか？

B専門医 Carotid Wallstent（ボストン・サイエンティフィック ジャパン）の長めのものをPRECISEの末梢から近位側にかけて置きたいと思います．

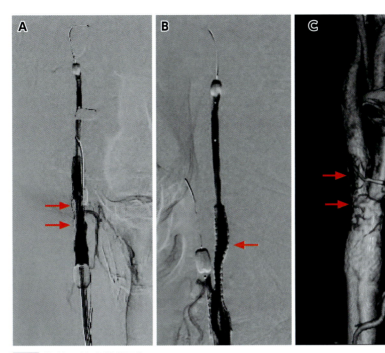

図5 後拡張後血管撮影
A：ICA逆行性撮影正面像．矢印部にプラークの突出を認める．
B：ICA逆行性撮影側面像．矢印部にプラークの突出を認める．
C：右CCA 3D-RA．矢印部にプラークの突出を認める．

C指導医 今回は，**突出したプラークを押しつぶすというのではなく，プラークの上面にステントを重ねるという形でWallstentを置きましょう**．ではA先生，Wallstentの欠点は何でしょうか？

A研修医 確か，直線化と，狭い部分に置くとステントの断端が開かないコーニングというのがあったと思います．

C指導医 そうですね．今回は，直線化の部分がPRECISE stentの間に空間を作り，その間にプラークが収まるという感じでステントを置いてみましょう．ただ，末梢側はPRECISEの少し末梢から置き，近位側はPRECISEの近位端より十分CCA側まで置きましょう．近位側がPRECISE内で終わってしまうとステントの中枢側の拡張が不十分となり，次のデバイスの挿入に非常に苦労することになりますから注意しましょう．ではA先生，distal balloonを再度拡張させてから，Wallstent 10×31mmを置いてみてください．

A研修医 ステント先端がコーニングしており，十分開きません．ステントは留置できまし

プラーク突出でWallstentを用いる場合，中枢側は最初のステントの近位まで置く．

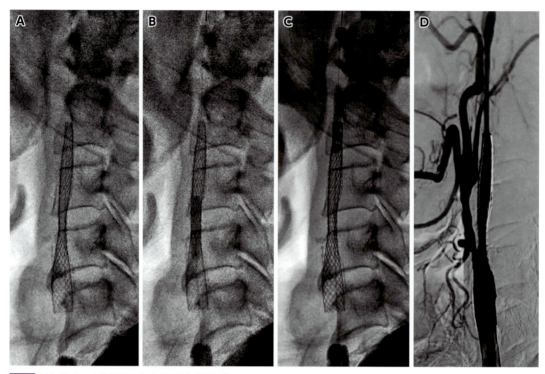

図6 Wallstent留置後の血管変化側面像
A：プラーク突出部と，ステント先端部にステントの狭窄を認める．
B：プラーク突出部にPTAを施行．
C：ステント先端部にPTAを施行．
D：最終血管撮影．ステントは十分に拡張し，プラークの突出は認められなくなっている．

たが，デリバリーシース先端がステントに引っかかり抜けません．どうしましょう？

B専門医 リトリーバルシースをリシースしてみてください．そうしてゆっくり引っ張ると抜けるはずです．

A研修医 今度は，うまく抜けました．でも，先端部は，まだ拡張が悪い感じです（図6A）．

C指導医 プラーク突出のある狭窄部でもWallstentの拡張が悪いので，先ほど使ったPTAバルーンで後拡張しましょう（図6B）．その後，ステント先端部も軽く広げておきましょう（図6C）．

B専門医 吸引カテでもう一度血液を吸引して，バルーン直下から逆行性造影をします．今度はプラークの突出はほとんどわからなくなりました．

C指導医 いいですね．では，最後に確認の撮影を行って，デバイスを抜去し，手技を終了してください（図6D）．

B専門医 ありがとうございました．C先生，総括をお願いします．

・使用デバイス一覧・

- Optimo 9F 90cm（左CCA）
- PercuSurge guardwire（左ECA）

前拡張
- Sterling PTA バルーン 3.0 × 40
- PRECISE 8 × 40

後拡張
- Sterling 3.5 × 30
- Carotid Wallstent 10 × 31
- Sterling 3.5 × 20

☞ Master's Comment

　今回の症例は仮性閉塞で，狭窄部も長く，プラーク量も多くてCASの中ではかなり難易度の高い症例です．まず，このような症例でのlesion crossingのさまざまな方法をマスターしてください．また，PSによるdistal protectionを行う場合は，血液吸引後，必ず逆行性造影を行い，ステント部に問題が生じていないか確認してから，バルーンの解除を行うことが重要です．

　次に，プラークのステント内突出への対応ですが，50％以上の狭窄が残る場合は，stent in stentで対応しています．プラーク内突出にも2つのパターンがあって，ステント自体がプラーク内に入り込んでゆくタイプ（Open cell stentによく見られる）とプラークがステントストラットから真腔内に突出するタイプがあります（厳密には前者と鑑別は難しいのですが，こちらは血栓の付着の可能性もあります）．前者は，治療しないか，するとすればopen cell stentを重ねて置くことが多いのですが，後者の場合はWallstentを用います．ただ，あえてopen cell stentを用いて大きなバルーンでPTAを行い，プラークを破砕，吸引し積極的にプラークをつぶしてしまうという方法もありますが，お勧めではありません．

　Wallstentは，プラークの抑え込みということに関しては有効なのですが，使用にあたってはいくつかのPitfallがあります．直線化，コーニング，長期でのステントの迷入などです．特に，近位側でコーニングが起こった場合は，次の治療が非常に困難になります．末梢でのコーニングはリシース，PTAなどでリカバリー可能です．Wallstentは，長さの選択に迷ったら長めのステントを選択しておくのが無難でしょう．

5章 頚動脈狭窄症（CAS）　難易度 ★★☆

3 高位内頚動脈狭窄病変末梢に高度の屈曲を伴った症例におけるCAS

寺田 友昭[1]，長久 公彦[2]
1）昭和大学藤が丘病院脳神経外科
2）長久病院脳神経外科

　次の一手（表技・裏技）

1. 高位内頚動脈で狭窄末梢に高度の屈曲を伴う病変は，ステントを適切な位置に導入できない可能性が高いということを認識しておくことが重要．

2. 屈曲を少しでも伸展させるためには，頚部の伸展は有効である．

3. ステントデリバリーシステムの先端をカットすれば，ステントを数ミリ末梢まで進めることができる．

4. その他にも，硬いワイヤーで血管を伸ばす，ステントを少し曲げてみるなどの方法もあるが，あまり期待できない．

5. 屈曲が低位（C4以下）であれば，屈曲は硬いワイヤーを挿入することで伸展させることは可能である．その場合，ステント留置後のステント先端部のkinkに注意する必要がある．

☛ 症例紹介

　症例は83歳女性，minor strokeで発症した左頚部内頚動脈（ICA）の高度屈曲病変の患者さんです．ICA狭窄末梢部の径は5.2 mm，総頚動脈（CCA）径は7.8 mm，狭窄部の径は1 mm程度です．狭窄末梢に小さな石灰化病変を認めます（図1）．

1．術前検討

C 指導医　A先生，血管撮影所見から，今回CASを行うにあたり何が問題となるでしょうか？
A 研修医　分岐に高度の狭窄があることと，その先2 cmほどで強く屈曲しているので，protection deviceの挿入が困難ではないかと考えます．

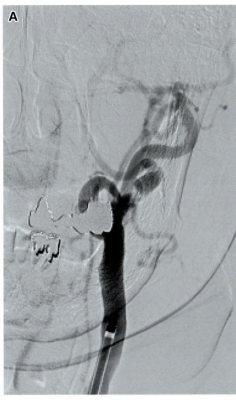
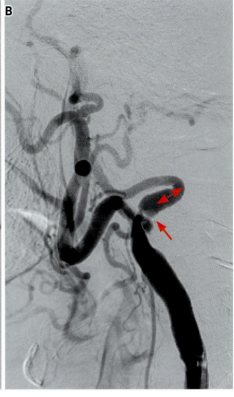

図1 左CCA撮影（A：側面，B：正面）

C2レベルで，石灰化を伴うICAの高度狭窄病変を認める．ICA分岐より約2cm程度末梢に高度屈曲病変を認める．また，狭窄部の末梢に石灰化病変を認める（矢印）．石灰化病変末梢から屈曲の中心部までの距離は約11mm（両矢印）であった．

C 指導医　では，どんなprotectionを考えますか？

A 研修医　Flow reversalなら狭窄末梢にデバイスを挿入する必要がないので，このような症例では有効ではないでしょうか．もし末梢に挿入するなら，PercuSurge guardwire（PS，日本メドトロニック）がよいと思います．

C 指導医　その理由は何でしょうか？

A 研修医　FilterWire（ボストン・サイエンティフィック ジャパン）などを用いたときに，retrieval sheathが屈曲部を通過せず，回収できなくなる可能性があるからです．バルーンの場合は最悪，deflateすれば回収は可能です．

C 指導医　B先生，どうですか？

B 専門医　CCAからの分岐角度が強いので，病変部の通過が難しいと思います．PSを使う場合には，場合によっては，4FのTempo 4（Cardinal Health Japan）で狭窄のほうにカテ先を向けておけばPSが通過しやすいと思います．それと，側面像で狭窄の少し末梢の造影が不良です．おそらく石灰化病変がこの部にあるのだ

ろうと思います．したがって，ステントは狭窄ぎりぎりではなく，この石灰化病変の末梢から置く必要があると思います．

C指導医 そうですね．確かに狭窄の末梢に石灰化病変がありますから，その末梢からステントを置く必要がありますね．では，どんなステントを置きますか？

A研修医 石灰化があり，屈曲していますからPRECISE（Cardinal Health Japan）かProtege（日本メドトロニック）を選択したいと思います．

C指導医 ステント留置に際して，何か問題があるでしょうか？

B専門医 末梢の屈曲が強いので，この部分を伸ばしてやる必要があると思います．Buddy wire techniqueで屈曲の末梢まで硬いワイヤーを通してやると，キンクするかもしれませんが，血管は真っすぐになるように思います．

C指導医 先生の言う通り，C4，5のレベルであれば，その方法で屈曲を伸ばすことは可能です．ただ，今回の病変はC2レベルで，ICAの末梢は頚動脈管で固定されているので，血管が伸びてくれません．私も過去に1,300件程度のCASの指導をしてきましたが，過去にこのような症例が2例あり，ステント留置に難渋しました．

A研修医 その症例はどうしたのですか？

2．頚部伸展

C指導医 それは先生方に考えてもらいたいのですが，まず物理的に屈曲を解除する方法を考えてみましょう．

A研修医 物理的にですか？

B専門医 頚部を伸展するということでしょうか？

C指導医 そうです．B先生，やってみてください．

B専門医 伸展させてみます．血管撮影で確認します．

A研修医 確かに，末梢の屈曲は少し解除されていますね（図2）．これぐらいだと，ステントは末梢に通りますか？

C指導医 おそらく無理だろうと思います．B先生，ステントを狭窄末梢の石灰化病変の先端3mm程度のところから展開すると，ICA末梢の屈曲部のセンターからの距離は何ミリになりますか？

B専門医 3Dで計測してみます．概算で11mm程度かと思います．

C指導医 では，PRECISEの先端チップからステントの末梢マーカーまでの距離はどれくらいですか．

B専門医 確か15mm程度だったと思います．

C指導医 そうすると，ステントはマーカーバンドから1-2mm近位で展開が始まりますから，

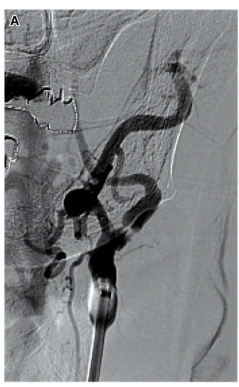
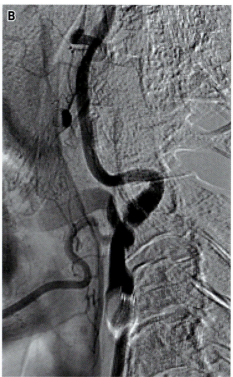

図2 頸部伸展後，左CCA撮影（A：側面，B：正面）
側面像で屈曲が少し改善されているのがわかる．

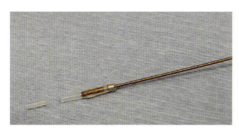

図3 ステント留置後のデリバリーシステムとカットした先端チップ
チップ先端部約5mmがカットされている．

病変を十分カバーできなくなりますね．どうしますか？

A研修医 　ステントを少し曲げてやるとどうでしょうか．

C指導医 　確かに，石灰化病変でステントが通過しないときに試みたことはありますが，今回の病変ではあまり役に立たないように思います．

B専門医 　先端のチップを切るというのはどうでしょうか？

C指導医 　勧められる方法ではありませんが，今回はそれがベストだと思います．もちろん，屈曲末梢までステントが入るようならそれに越したことはありません．ステントが先端チップから16mmの位置で展開した場合，ステントの先端チップを5mmカットしておくと，ちょうど屈曲から11mmの部分で展開が始まること

になりますね（図3）．ステントを少し押し込みながら展開するとさらに1-2mm程度末梢から展開できると思うので，こうしておけば，ぎりぎり置きたいところに留置できると思います．

A研修医　わかりました．

Tips　ステントデリバリーシステムの先端をカットすれば，ステントを数ミリ末梢まで進めることができる．

3. 治療開始

A研修医　では，そのような方針で治療を開始したいと思います．親カテはflow reversalも考えて9Fバルーンカテーテル（BC，Optimo〔東海メディカルプロダクツ〕）をCCAに留置し，PSを狭窄末梢に挿入してみます．屈曲を越えないようなら，flow reversalを用いて前拡張，ステント留置を行います．前拡張は4.0mm×30mmのPTA BC（Sterling〔日本ストライカー〕）で行い，その後ステント（PRECISE 8×40mm）を狭窄末梢の石灰化病変を少し越えた部分から留置し，拡張が良好なら後拡張は行わずに終了したいと思います．

C指導医　では，その方針で行ってみてください．

B専門医　まず，Optimo 9Fを左CCAに挿入します．挿入できたらバルーンを拡張して，親カテ末梢から造影剤を注入して，流れの方向を見てみます．

A研修医　B先生，これは何を見ているのでしょうか？

B専門医　CCAをバルーンで閉塞した場合，ICAから外頚動脈（ECA）に血液が流れるパターン，ECAからICAに血液が流れるパターン，どちらとも言えないという3つのパターンがあります．ICAからECAへの血流が確認できる場合は，CCAをバルーンで止めただけでも，デブリスは内頚からCCAに流れるので，これだけでもprotectionになるわけです．ただ，あとの2つの場合はprotectionとしては役に立ちません．このような場合はきっちりとECAもバルーンで閉塞し，CCAの親カテの中枢側を静脈にシャントしてやらないと，flow reversalにはならないわけです．

A研修医　なるほど．CCAをバルーンで閉塞するだけでは，protectionとして役に立っているとは言いきれないわけですね？

C指導医　その通りです．CCAにバルーンをおいて血流パターンを確認してはじめて，protectionとして成り立っているかどうかがわかるわけです．今回はprotectionになっていませんから，ICA末梢にPSを挿入して，distal protectionで手技を

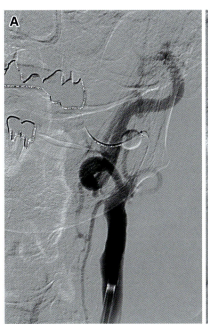
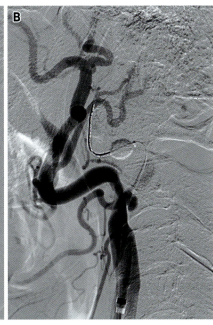

図4 PSでICA閉塞後の左CCA撮影（A：側面，B：正面）

PSが屈曲病変の末梢まで挿入されている．

A研修医　行ってみましょう．
A研修医　PS先端を強く曲げて，狭窄部からその末梢の屈曲を越えてICA末梢までPSを挿入してみます．狭窄は通過しましたが，屈曲部分をバルーンが通過しません．押すと，親カテが下がってきます．どうしましょう．
B専門医　CCAのバルーンを拡張して，カテのサポートを強くしてPSを挿入してみましょう．
A研修医　今度は親カテが落ちずに，PSのバルーンが屈曲を通過しました．PSのバルーンを拡張し，トレランスを確認します．2分の閉塞では，虚血症状は出現しないようです（図4）．PSのバルーンを解除します．
B専門医　では，再度PSのバルーンを拡張し，前拡張，ステント留置を行います．PRECISEの先端のチップは5mm程度カットしておきます．機材をすべて準備してから治療に入ります．A先生，よいですか？
A研修医　大丈夫です．では，PSのバルーンを閉塞します．続いて，PTAバルーンを挿入します．やはり，PTAバルーンの先端チップは屈曲を越えません．ステントでこの屈曲を越えることは無理だと思います．
B専門医　では，加圧します．2気圧でバルーンのへこみがとれました．12気圧まで拡張します（図5）．徐脈，低血圧はありません．同圧で30秒維持し，バルーンをデフレートします．
A研修医　BCを抜いて，ステントを挿入します．やはり，屈曲の部分で先端が引っかかりますね．

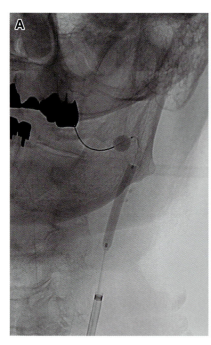
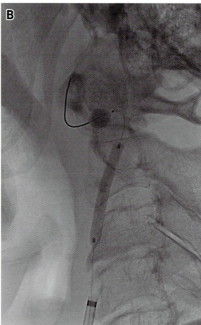

図5 バルーン拡張時の頚部単純撮影（A：側面，B：正面）

PTAバルーンで病変部の拡張を行っている．バルーンチップ先端は屈曲を越えていない．

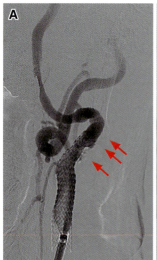
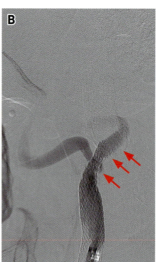
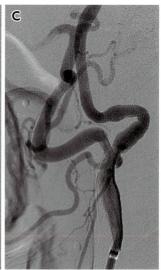

図6 ステント留置後左CCA撮影（A：正面総像，B：動脈相早期側画像，C：側面像）

ステントは狭窄部末梢の石灰化病変を越えて挿入され，病変を十分にカバーしており，血管との圧着も良好である．

B専門医 親カテから造影して，ステントの位置を確認してください．

A研修医 バルーンで末梢を閉塞させていますから，ICAには造影剤は入っていかないのではないですか？

B専門医 分岐部の位置が確認できれば，ステントの先端がどのあたりかを確認できます．

A研修医	なるほど．ステント先端は狭窄，その末梢の石灰化病変を少し越えています．
B専門医	A先生，ではステントを末梢に押しながらシースを引いてステントを拡張してください．
C指導医	本来，ステントを押して展開すると，ステントがジャンプして遠位にずれて問題が生じるのですが，今回は屈曲が強く，普通に留置するとステントが近位にずれてきやすいので，押して展開してください．
A研修医	わかりました．最後まで展開します．展開できたので，ステントのデリバリーシステムを抜きます．B先生，PSの吸引カテをお願いします．
B専門医	吸引カテは屈曲部まで入りました．2回吸引します．血液内には，ほとんどデブリスは入っていません．逆行性造影をして，PSのバルーンを解除します．
A研修医	血管撮影を行います．ステントは予定の位置に留置できています．拡張も良好です（図6）．脳血管にも塞栓はありません．患者さんも問題ありません．血圧低下，徐脈もありません．
C指導医	では，穿刺部はアンジオシール（テルモ）で閉鎖し，手技を終了しましょう．

・ 使 用 デ バ イ ス 一 覧 ・

- Optimo 9F 90cm
- Carotid Guardwire 300cm
- Sterling PTA バルーン 4.0 × 30
- PRECISE 8 × 40（先端 5mm カット）

☛ Master's Comment

　高位内頚動脈の狭窄末梢部での屈曲病変ガイドワイヤーなどを挿入しても，内頚動脈末梢部が頚動脈管で固定されているため，血管を伸展させることは難しく，その結果としてステントを病変部まで挿入できないという事態が生じるということを認識しておくことが重要です．

　血管を少しでも伸展させるためには，頚部の伸展による血管の伸展を試み，ステントがより末梢まで導入できるように工夫する必要があります．それ以外の方法としては，硬いワイヤーを通して血管を伸展させる方法，ステントを少し曲げて末梢に進める方法もありますが，あまり期待できません．

　大切なことは，このようなことが起きるということを治療前に認識しておき，ステントが挿入可能かどうかを十分に検討しておくことです．数ミリの距離であれば，ステントのデリバリーシステムの先端チップをカットすることにより対応可能なことが多いです．最後の一手として覚えておいて損はないでしょう．

5章 頸動脈狭窄症（CAS） 難易度 ★★☆

4 High cervical ICA dissection の1例

WEB

寺田 友昭[1]，藤本 剛士[2]，恩田 清[3]
1) 昭和大学藤が丘病院脳神経外科
2) 宇都宮記念病院脳神経外科
3) 新潟脳外科病院脳神経外科

 次の一手（表技・裏技）

1. 内頸動脈解離で病変が高位に及ぶ場合は，通常の頸動脈用ステントでは，病変全体をカバーできないので，適宜 petrous portion 近傍におけるステントを選択しよう．

2. 冠動脈用ステント（petrous portion の屈曲部でも留置可能），腎動脈用ステント，Enterprise 2, Wingspan, Neuroform などが使用可能．ただ，滑落，迷入などもあり得るので，近位側は，通常の頸動脈ステントで固定しておいたほうが無難．

3. Neuroform, Enterprise 2 などを留置した場合は，拡張力が弱いので適宜 PTA を追加する必要があるが，ステント末梢端での PTA は新たな解離を起こす可能性があるので，注意が必要．

症例紹介

今回の症例は，44歳男性．左眼の一過性黒内障，右上下肢の脱力で発症した，左高位内頸動脈（ICA）解離の症例です．左ICA撮影で，左ICAは椎体C1-2部から壁不正を認め，頸動脈管入口部近位で高度のテーパー状の狭窄を認めます（図1）．MRIでは，脳梗塞巣は認められませんが，一過性脳虚血発作（TIA）が2回出現しています．

1. 所見・診断・治療適応

C指導医 さて，A先生，血管撮影所見から，診断は何でしょうか？

A研修医 壁不整を伴うICA高位のテーパー状の狭窄で，最も狭窄の強い部分はダブルコンツールを示しています．患者の年齢，血管撮影所見から，血管解離を考えます．

C指導医 そうですね．ではB先生，解離の原因は何でしょうか？

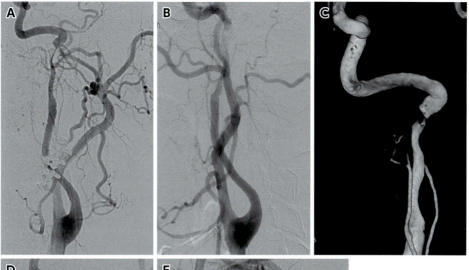
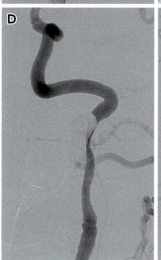
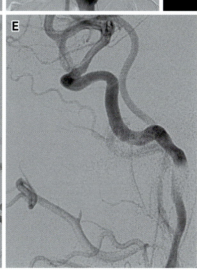

図1 左CCA，ICA撮影

A：CCA撮影正面像．分岐部から2，3cm上方のICAが壁不整となり，頚動脈管入口部手前で高度のテーパー状の狭窄を示している．
B：CCA撮影側面像．ICA遠位端より壁不整な狭窄を認め，頚動脈管入口部手前で高度の狭窄を示している．
C：ICAの3D-RAを示す．
D：ICA撮影正面像．
E：ICA撮影側面像．

B専門医　解離の原因としては，外傷，医原性，特発性などがありますが，今回の症例では外傷の既往もありませんので，特発性ということになると思います．また，発生部位に関しても，頚動脈分岐部に多いのですが，ICAが頚動脈管で固定され，C1の横突起で圧迫を受けやすい高位ICAも解離の好発部位と思います．

C指導医　その通りです．では，治療適応に関してはどうでしょうか？

B専門医　頚動脈解離は，抗凝固療法で観察していると自然治癒が結構みられるので，保存的治療を行うのが一般的と思われます．しかし，症候性のものや，hemodynamic compromiseのあるような症例では治療対象になるかと思います．

C指導医　A先生，ではこの症例で治療を行うとすれば，どのような方法で治療を行いますか？

A研修医　解離部全体をステントでカバーすればよいと思います．ただ，頚動脈管の部分からきっちりステント留置を行う必要があるので，頚動脈用のステントで病変部を

完全にカバーできるかは疑問です.

B 専門医 私も同感です. 頚動脈用のステントを押し上げれば, ぎりぎり留置できるかどうかという場所のように思います.

C 指導医 では, 頚動脈用のステントで末梢部がカバーできない場合にはどうしますか?

A 研修医 冠動脈用のステントなら, 十分解離部の末梢から置けると思います.

B 専門医 適応外使用になりますが, Wingspan (日本ストライカー) が使えれば, 十分末梢がカバーできると思います. あと, Neuroform (日本ストライカー), Enterprise (ジョンソン・エンド・ジョンソン) なども使用可能と思います.

C 指導医 そうですね. あと, 腎動脈用のExpress (ボストン・サイエンティフィック ジャパン) なども使えるかと思います. プロテクションはどうしますか?

A 研修医 解離病変で, 血栓はついていないと思うので, プロテクションは必要ないと思います.

B 専門医 一般的には必要ないと思いますが, <mark>不測の事態も考えて, 可能ならプロテクションを行っておいたほうが無難</mark>と思います. 幸い, 頚動脈分岐部には病変はないので, 8F のバルーン付きガイディングカテーテル (BGC, Optimo) をICA起始部に留置し, 必要ならflow reversalでプロテクションを行うというのはどうでしょうか?

C 指導医 私もB先生の意見に賛成です. ではBGC 8F をICA起始部に置き, 頚動脈用のステントで病変部がカバーできるか試してみましょう. これでカバーできれば問題ないし, 末梢がカバーできない場合は, Enterprise 2 (E2, ジョンソン・エンド・ジョンソン) 39mmを末梢から置きましょう. ただ, このステントを頚部ICAに置くには少し拡張力が弱く, 長期的に滑落, 迷入などの可能性もあるので, ステント近位部には頚動脈用ステントをオーバーラップさせて留置しましょう.

2. 実際の治療

A 研修医 では, 手技を始めます. 右大腿動脈に8F シースを挿入し, 8F BGCを左ICA起始部に留置します. ロードマッピングを行い, 血管内超音波 (IVUS) と0.014inchガイドワイヤー (GW) で病変部の通過と病変部の観察を行います. GWは容易に狭窄部を通過しました. GWも自由に末梢の正常部で動くので, 真腔に入っていると思います. IVUSで観察します. IVUSは頚動脈管の部分で引っかかり, petrous portionまで挿入できません. この部分の屈曲は結構強そうです. IVUSが上らないので頚動脈用ステントも上がらないように思います.

C 指導医 そうですね. おそらく, 末梢の正常部までPRECISE (Cardinal Health Japan) は入らないと思いますが, とりあえず上げてみましょう.

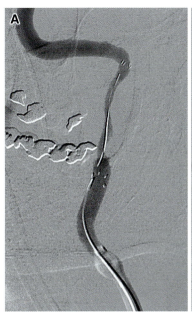
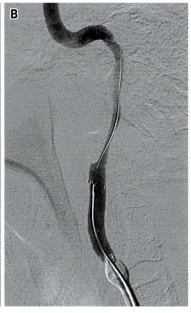

図2 Enterprise 2留置後の左ICA撮影

A：正面像，B：側面像．高度な狭窄は解除されているが，ステント自体の拡張は不良．

A研修医　結構強く押しているのですが，やはりpetrous portionの曲がりは越えませんね．ここで展開すると，病変の末梢部はカバーできないと思います．

C指導医　PRECISEのみでは無理なようですね．

B専門医　では予定通り，E2 39mmを置いてみます．確かにこれだと1本で病変の全長をカバーできるように思います．

C指導医　E2はフルに拡張して5mmありますから，サイズ的には問題ないでしょう．拡張力が弱いので，場合によっては後拡張が必要になるかもしれませんね．ただ，1本で病変全長をカバーできるのは魅力的ですね．

B専門医　では，E2を置いてみます．Prowler Select Plus（ジョンソン・エンド・ジョンソン）を出してください．Petrous portion末梢までProwler Select Plusを誘導します．E2をProwlerの中に入れていきます．

C指導医　では，頚動脈管のすぐ下方の病変部の末梢の正常部からステントを展開してください．

B専門医　展開します．

A研修医　末梢は十分開きましたが，途中の拡張が不十分なように思います（図2）．でも，血管撮影では，頭蓋内動脈がきれいに描出されるようになってきました．

B専門医　拡張不十分な部分はどうすればよいですか？

C指導医　おそらく，偽腔内の血栓のために拡張不十分になっていると思います．経皮的血管形成術（PTA）で拡張させましょう．

A研修医　PTAバルーンはSterling（ボストン・サイエンティフィック ジャパン）4×

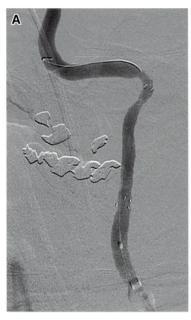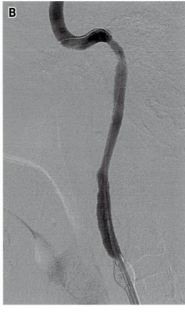

図3 ステント内PTA後の左ICA撮影

A：正面像，B：側面像．ステント留置部で良好な拡張が得られているが，ステント末梢側には少し狭窄が残っている．

40mmでいいですか？

C指導医 大丈夫です．PTAを行ってください．

A研修医 それほど加圧しなくても，簡単に拡張しました．ただ，petrous portionの屈曲部で少し拡張が悪いように思うのですが（図3）．

C指導医 そうですね．血管がステントで直線化されたことにより，屈曲部が少しkinkしたような感じがありますね．とりあえず，E2の近位に先ほどのPRECISE 7×40mmを置いて，E2を固定しておきましょう．その後．Petrous portion部の狭窄をPTAしましょう．

A研修医 なるほど．こうしておくと，E2が滑落するようなことはないですね．では，PRECISEをE2にオーバーラップさせて留置します．うまくできました．PRECISEは留置するだけで血管が拡張しました（図4）．やはり，radial forceの違いなのですね．次は，petrous portionのPTAですね．バルーンは何を使いますか？

B専門医 動脈硬化性病変ではないので，ある程度長さのあるcompliant balloonでもよいのではないでしょうか．Scepter C（テルモ）4×15mmでどうでしょうか？

C指導医 いいと思います．ただ<mark>ステントの遠位端でPTAを行う場合，過拡張を行ってはいけません</mark>．

A研修医 どうしてですか？

B専門医 <mark>ステントの遠位端で新たな解離を起こすことがある</mark>からです．ここで解離が起こると，解離は末梢側に進展していくので注意が必要ということです．これは，ステント治療を行う場合，常識として知っておく必要があります．

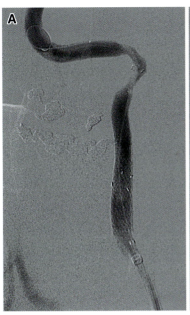
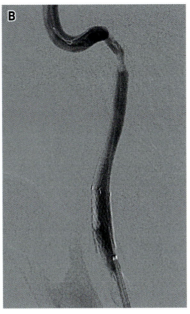

図4 PRECISE留置後左ICA撮影

A：正面像，B：側面像．PRECISEステント留置部でさらに血管が拡張しているが，ステント末梢側には少し狭窄が残っている．

A研修医　なるほど，そうだったんですね．では，ステント内を誘導してScepter Cでpetrous portionの狭窄部を拡張します．バルーンは誘導できました．控えめにPTAします．バルーンの拡張は良好です．血管撮影を行います．末梢側での解離はなさそうです．

B専門医　きれいに拡張しましたね．ステント末梢の狭窄は，ステント留置により偽腔内の血腫が移動したのでしょうか？

C指導医　いや，やはりkinkが主な原因だと思います．血腫の移動という可能性は，否定はできませんが，病態から考えるとその可能性は低いように思います．

A研修医　最後の血管造影です（図5）．

B専門医　きれいに拡張しましたね．本日はこれで終了です．

　ステント末梢端でのPTAは新たな解離を起こす可能性があるので，注意が必要．

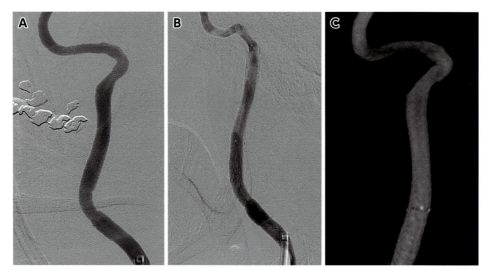

図5 最終PTA後左ICA撮影
A：正面像，B：側面像．新たな解離の出現なく，良好な拡張が得られている（C）．

・使用デバイス一覧・

- 8F Optimo
- Carotid Guardwire 300cm
- PRECISE 7×40
- Enterprise 2 39mm
- Prowler Select Plus
- Sterling 4×40
- Scepter C 4×15

Master's Comment

　内頚動脈解離は，稀ならず経験する病変です．特に，内頚動脈分岐部かpetrous portion近傍に好発します．内頚動脈分岐部のものはさほど難しくはありませんが，petrous portionを越えてステントを置かなければならない場合には，ステントの選択などで迷うことがあります．私も以前は冠動脈用のステントを用いていましたが，今はWingspanやEnterprise 2などの自己拡張型のほうが使用しやすいと思います．
　治療の原則は，すべての解離病変に共通ですが，①確実に真腔を捉えること，②ステントは病変の近位側から末梢まで確実にカバーすることです．通常の頚動脈用のステントであればステントの拡張力だけで十分な拡張が得られますが，頭蓋内用のステントの場合はradial forceが弱いので後拡張が必要なこともあります．

あ と が き

　『脳神経外科速報』誌での「次の一手」連載時は読者の先生方から，「これは寺田先生だからできる治療なので，真似すべきではない」「寺田先生のボヤキみたいなコメントが良い」「読んでいて"目からうろこ"のような方法がある」など，さまざまなご批判，励ましの言葉をいただきました．このシリーズでは，自分が過去30年以上にわたり経験してきたことを症例を通して伝えてきたつもりです．ただ，若手の先生や副編集者から，「このままだとエキスパートにしか分からない」という指摘を受け，津本智幸先生にシェーマをいくつか作成してもらうとともに図の解説を分かりやすく修正していただきました．初学者にもそれなりに理解してもらえる内容に仕上がったと思っています．

　終わりにあたり，血管内治療を行う上で私が常に考えている，大切なポイントをまとめると以下のようになるかと思います．

①**原点に戻って考えること**：治療の適応，選択において悩んだときはまず原点に戻って考えること，大原則は，「自分の行う治療が，患者さんのためになっているかどうか？」ということです．

②**最後は基本手技**：血管内治療の基本は，「カテーテルを自分の思っている位置に留置できること！」に尽きます．動脈瘤のコイル塞栓では瘤の長軸に向かって安定してマイクロカテーテルが留置できること，シャント疾患の治療においても，シャントを確実に閉塞できるポイントまでカテーテルが挿入できることです．これができていれば，コイルの特性，塞栓物質の特性，ステントの特性などはすぐに身につけられると思います．もちろん，読影がちゃんとできているということは，それ以前の問題です．

③**適材，適所**：開頭術と血管内治療の違うところは，デバイスの特性が治療の成否を左右するという点です．ステントを例にとってみても，flow diversion効果を期待したいのか，血管の分岐角度を変えてinflow zoneをずらしたいのか，あるいは瘤内にストラットをherniateさせて分枝を守りたいのかなど，それぞれのステントの特性を熟知した上での使い分けが必要です．

④**臨機応変**：誰しも自分の得意とする治療手技を持っていますが，すべての症例に応用できるものではありません．一つのことにとらわれず，新たな治療法，新たなデバイスを常に取り入れられるフレキシブルな気持ちと，それらを取り入れようとする不断の努力が大切です．

⑤**合併症**：合併症に対応するためには，術前の準備，起こり得る合併症の予測とその対応法の検討に尽きると思います．しかし，どんなに考えていても予想できない想定外の合併症が，時に発生することがあります．そのときは，失うことを恐れず，勇気を持って対応する強い気持ちが大切です．

⑥**我事において後悔せず**：後悔しないよう術前の準備を十分行い，自分の技量，疾患の難易度を熟考した上で治療に踏み切る心構えが大切です．

稿を終えるにあたり，和歌山県立医科大学入局時からご指導いただいたオーベンの森脇 宏先生はじめ，西口 孝先生，林 靖二先生，駒井則彦先生，国立循環器病センター（現・国立循環器病研究センター）時代に血管内治療への道を示していただいた唐澤 淳先生，菊池晴彦先生，そして今年釣行中に亡くなった恩師の Grant B. Hieshima 先生，支えていただいた私の先輩，同僚，後輩たち，および，長い間出版に協力していただいたメディカ出版編集局の方々に心より感謝いたします．

寺田 友昭

WEB動画の視聴方法

本書の動画マークのついている項目は，メディカ出版のWEBサイトにて手術動画を視聴できます．以下の手順にて本書専用のWEBページにアクセスしてください．

1 メディカ出版ホームページにアクセスしてください．
https://www.medica.co.jp/

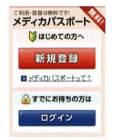

2 ログインします．
※メディカパスポートを取得されていない方は，「はじめての方へ / 新規登録」（登録無料）からお進みください．

3 『脳神経血管内治療 次の一手』の紹介ページ（https://www.medica.co.jp/catalog/book/7745）を開き，右記のバナーをクリックします（URLを入力していただくか，キーワード検索で商品名を検索し，本書紹介ページを開いてください）．

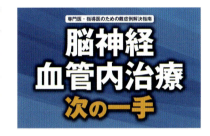

ロック解除キー

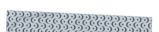

4 「動画ライブラリ」ページに移動します．見たい動画の「ロック解除キー入力」ボタンを押すと，ロック解除キーの入力画面が出ます．
右の銀色の部分をコインなどの金属で削ると，ロック解除キーが出てきます．入力画面にロック解除キーを入力して，送信ボタンを押してください．本書の動画コンテンツのロックが解除されます（ロック解除キーボタンはログイン時のみ表示されます）．

※ WEBサイトのロック解除キーは本書発行日（最新のもの）より3年間有効です．
　有効期間終了後，本サービスは読者に通知なく休止もしくは廃止する場合があります．
※ PC（Windows / Macintosh），スマートフォン・タブレット端末（iOS / Android）で閲覧いただけます．
※ 推奨環境の詳細につきましては，弊社WEBサイト「よくあるご質問」ページをご参照ください．
※ 本動画に音声は含まれていません．

索 引

数字

3D-RA **165, 222**

A-E

A1 動脈瘤 **55, 56**
Acom **141**
　―― AN（動脈瘤）　**72, 115, 117**
adjuvant technique **16, 17**
anterior condylar confluent dAVF **213**
ascending pharyngeal artery **164**
AVM **152, 240**
　―― の破裂　**248**
BA **87**
　―― AN（動脈瘤）　**23**
balloon anchoring（technique）**40, 43**
basal vein of Rosenthal **176, 190**
buddy wire（technique）**289, 300**
CAG **247**
Carnelian（HF, MARVEL S）**233, 267**
Carotid Wallstent **294**
CAS **282, 283**
CCF **153, 162**
Cerulean DD6 **17, 18, 25, 33, 75, 97,**
108, 111, 143, 196
CHIKAI（14, EX10）**34, 52, 75, 91, 95,**
120, 146, 187, 217, 244, 253, 286
coil anchoring（technique）**40, 43**
Crossing Y **99**
CS **153, 162**
dangerous anastomosis **222**
dangerous drainage **185, 187**
dAVF **152**
direct CCF **175**
distal access catheter（DAC）**12, 33,**
243
double catheter technique **42**
down the barrel view **134**
Echelon **187**
ED COIL **37, 59, 67, 108, 146, 159, 235**
Embosphere **198, 222, 226**

Enterprise（1, 2）**72, 90, 121, 134,**
143, 308
ENVOY **127, 157, 187, 198, 206**
Excelsior 1018 **44, 168**
Excelsior SL-10 **28, 33, 52, 59, 66, 68,**
75, 91, 117, 127, 134, 143, 157,
167, 178, 198, 217, 222
　――と Headway の使い分け　**117**
Excelsior XT **138**

F-J

facial vein **153**
flip turn technique **35, 42, 268**
flow reversal（法）**284, 285, 289**
FUBUKI **17, 18, 24, 75, 129, 178,**
187, 196, 198, 244, 276
fusiform aneurysm **133**
GDC（10, 18, 360）**20, 45, 59, 67, 68**
GT Wire **168, 196**
half T ステント **13, 74, 83, 99**
Headway（17, 21）**33, 44, 91, 92,**
111, 196, 286
high cervical ICA dissection **306**
hot air gun による shaping **19**
HydroSoft **218**
HyperForm **62, 66, 68, 144**
HyperGlide **57, 59, 60**
HyperSoft（ER/3D）**53, 111**
iatrogenic AV shunt **265**
ICA **14, 31, 106, 263, 283, 298**
　―― paraclinoid AN　**31**
　―― -PC　**41, 96, 133**
inferior petrosal sinus（IPS）**153, 166, 182**
inferolateral trunk **260, 263**
isolated sinus **152, 193**
jail technique **29, 108, 143**
JB2 **158**

K-O

kissing Y **99**

ledge (effect) **13, 17, 115, 121**
lesion crossing **282, 283, 286**
loop technique **48**
LVIS (Blue, Jr) **72, 110, 111**
Marathon **43, 48, 95, 206, 223, 232, 243, 276**
Marksman **121**
MCA **251**
—— AN **14**
meningohypophyseal trunk **153, 164, 260, 263**
MMA **204, 220, 250, 255, 264**
multiple stent technique **13**
NBCA **130, 216, 235, 263, 264, 277**
NeuroEBU **25, 26, 27**
Neuroform (Atlas, EZ) **13, 28, 72, 74, 98, 108, 121, 127, 138**
nidus **240**
non-sinus type dAVF **152**
Onyx **240, 243, 253, 196, 204, 216**
Optimo **293, 302, 308**
Orbit Galaxy (Complex, Fill) **20, 35, 44, 67, 127, 143, 218**

P-T

PCA **87, 251**
Pcom **40, 87, 96**
Penumbra **150**
PercuSurge **285, 299**
PICA **79, 124**
—— involved type **124**
pig tail 状 **33, 75, 92**
Pipeline **77**
plug **243**
—— and push **198, 243, 250, 252**
posterior temporal artery **251, 253**
PRECISE **293, 300, 302**
pressure cooker technique **198, 244, 252**
Protege **287, 300**

Prowler Select Plus **91, 121, 134, 143, 309**
PTA **55, 58, 61, 62, 232, 309**
root exit zone **80**
round up technique **260, 272, 275**
Scepter (C, XC) **13, 33, 108, 111, 127, 178, 206, 244, 310**
semi-jail technique **28, 29**
sheep technique **12, 48, 90, 115**
SHOURYU **52, 203, 205**
Shuttle Sheath **17, 24, 143**
simple push **243, 250, 252**
sliding technique **14, 17, 18**
SMART COIL **159, 218**
sphenoparietal sinus **164, 176, 182**
SS **193, 213**
stent anchoring technique **40, 48**
stent-jack technique **127**
Sterling **302, 309**
S 状静脈洞 **193, 213**
T ステント **13**
TACTICS **24, 157, 222**
TAE **197, 198**
Tangent **120**
Target (XL) **35, 44, 84, 92, 105, 179, 218**
Tempo 4 **178, 217, 285, 292, 299**
temporo-occipital artery **251, 254**
TENROU (10, 1014) **43, 48, 92, 95, 198, 232, 276**
t-PA **147**
transcell 法 **25, 111**
transvenous route **153**
Traxcess **66, 95, 118**
TS **193**
—— -SS **193**
TVE **163, 185**
T ステント **96, 99**

U-Z

uncal vein **176**

VA　**23, 79**
　── -PICA AN　**79**
VAG　**244, 247**
vein of Galen　**190**
vein of Labbe　**193, 199, 204, 241**
Y ステント　**13, 74, 99**

あ行

アクセス困難　**14, 23**
アクセスルート　**16**
アンジオシール　**305**
ウロキナーゼ　**147**
液体塞栓物質　**216, 222**
横静脈洞　**193**
　──－S状静脈洞硬膜動静脈シャント
　193, 203
親カテーテル　**12, 282**

か行

外頚動脈　**285, 290**
外傷性 CCF　**174, 175**
外転神経麻痺　**174, 185**
開頭術　**13**
ガイドワイヤー　**12, 13**
海綿静脈洞　**153, 162**
　──部硬膜動静脈シャント　**175, 185**
解離　**138, 306**
　──性椎骨動脈瘤　**124**
過拡張　**58, 63**
下錐体静脈洞　**185**
仮性閉塞　**289, 292, 297**
カテーテル交換　**12**
眼動脈　**272, 290**
顔面けいれん　**79**
顔面神経　**80**
偽腔　**287, 289, 293**
急性期破裂脳動脈瘤　**64, 71**
屈曲　**14**
経顔面静脈ルート　**153**
経静脈的塞栓術　**185**

頚動脈狭窄症　**282**
頚動脈ステント留置術　**283**
経動脈的アプローチ　**152, 194**
経皮的血管形成術　**55, 232, 309**
血管穿孔　**220**
血管破裂　**58, 63**
血管攣縮　**18**
　──予防　**14**
血栓塞栓性合併症　**13, 141, 147**
血栓の形成　**147**
コイル回収　**119**
降圧　**144**
高位内頚動脈　**298**
後下小脳動脈　**79, 124**
後交通動脈　**40, 87, 96**
後大脳動脈　**87, 251**
高度屈曲　**289, 298**
硬膜動静脈瘻（シャント）　**152, 163**

さ行

再出血　**124, 128**
再破裂　**124**
シェーピングテクニック　**12**
システムプッシュ　**82, 111**
シャント疾患　**152**
シャントポイント　**152, 163, 169**
出血性合併症　**13**
術前塞栓術　**250**
術中破裂　**13, 107, 141**
上錐体静脈洞　**177, 186**
小児脳動静脈奇形　**250**
小脳橋角部髄膜腫　**261**
勝負血管　**250, 255**
静脈還流パターン　**163**
静脈洞開存　**203**
水頭症　**220**
髄膜腫　**220, 260, 261**
ステント　**12, 13**
　──テクニック　**99**
　──内血栓症　**137**
　──の使い分け　**77**

──併用コイル塞栓術　12, 17, 32, 72, 74, 124, 141
スパスム　55, 58
──血管　58
スライディング法　17
正常の血管径　63
脊髄硬膜動静脈シャント　229
脊髄静脈　230
舌下神経麻痺　215, 216
穿孔　13, 225, 265
前交通動脈瘤　72, 115, 141
前頭蓋底　272
──－篩骨洞内悪性腫瘍　272
総頚動脈　285, 298
ソフトプラーク　284

た行

蛇行　14
多発性脳動脈瘤　116
ダブルカテーテル（法／テクニック）　17, 42, 65, 68, 69
血豆状動脈瘤　106
中硬膜動静脈シャント　220, 225
中硬膜動脈　185, 204, 220, 250, 260, 264, 265
中大脳動脈　251
──瘤　14
椎骨動脈　23, 79
──fusiform aneurysm　133
──解離　138
──－後下小脳動脈分岐部動脈瘤　79
椎骨脳底動脈　60
動脈瘤破裂　141
読影　152, 240

な行

内頚静脈　178, 186, 194, 206
内頚動脈　14, 31, 106, 213, 263, 266, 283, 290, 298
──狭窄症　283, 289

──－後交通動脈分岐部動脈瘤　41, 96, 133
──高度狭窄　290
──傍前床突起部動脈瘤　31
ナックルワイヤーテクニック　255
脳血管攣縮　55
脳腫瘍　260
──塞栓術　220
脳底動脈　87
──－上小脳動脈分岐部動脈瘤　49
──先端部動脈瘤　23, 87
──瘤　23
脳動静脈奇形　240
脳皮質静脈　162

は行

バルーンカテーテル　12, 65, 68, 244, 285
バルーンによる血流遮断　13
バルーン併用コイル塞栓術　32
バルーンリモデリング　13, 17, 33
破裂　13, 241
──解離性椎骨動脈瘤　124
──脳動脈瘤　55, 64
ファスジル塩酸塩　55, 62
副硬膜動脈　185, 264
プラーク突出　290, 294
傍前床突起部動脈瘤　31

ま・ら・わ行

マイクロカテーテル　12, 243
──にコイルが残存　118
──の形状　16, 19
──のシェーピング　12
マイクロスネア　118
網膜中心動脈　274
粒子塞栓物質　262
流出静脈　152, 240
流入動脈　152, 240
ワーキングアングル　16, 188
ワイヤープッシュ　82

本書は小社発行の雑誌『脳神経外科速報』第25巻5号～第28巻12号「脳神経血管内治療 次の一手」を
まとめて大幅に加筆修正し，単行本化したものです.

脳神経血管内治療 次の一手
－専門医・指導医のための難症例解決指南／34本のWEB動画付き

2019年12月10日発行　第1版第1刷

編　集　寺田 友昭

副編集　津本 智幸・松本 浩明・増尾 修・
　　　　奥村 浩隆

発行者　長谷川 素美
発行所　株式会社メディカ出版
　　　　〒532-8588
　　　　大阪市淀川区宮原3-4-30
　　　　ニッセイ新大阪ビル16F
　　　　https://www.medica.co.jp/
編集担当　岡 哲也
組　版　イボルブデザインワーク
装　幀　イボルブデザインワーク
本文イラスト　谷村 圭吾
印刷・製本　株式会社廣済堂

© Tomoaki TERADA, 2019

本書の複製権・翻訳権・翻案権・上映権・譲渡権・公衆送信権（送信可能化権を含む）は、（株）メディカ出版が
保有します。

ISBN978-4-8404-7178-7　　　　　　　　　　　　　Printed and bound in Japan

当社出版物に関する各種お問い合わせ先（受付時間：平日9：00～17：00）
●編集内容については、編集局 06-6398-5048
●ご注文・不良品（乱丁・落丁）については、お客様センター 0120-276-591
●付属のCD-ROM、DVD、ダウンロードの動作不具合などについては、デジタル助っ人サービス 0120-276-592